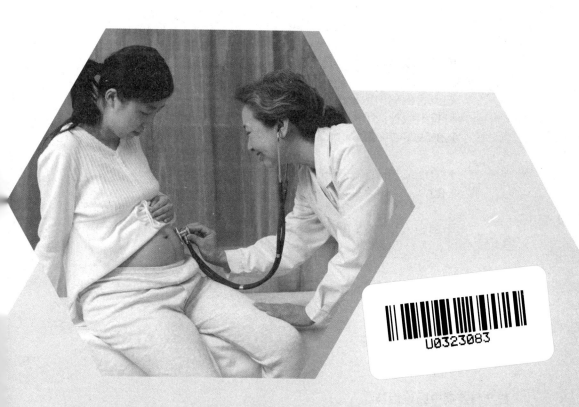

妇产科疾病
中医诊治精要

主 编 陈冬红

FUCHANKE JIBING
ZHONGYI ZHENZHI
JINGYAO

云南出版集团公司
云南科技出版社

图书在版编目（CIP）数据

妇产科疾病中医诊治精要 / 陈冬红主编. -- 昆明：
云南科技出版社，2018.8
ISBN 978-7-5587-1662-1

Ⅰ.①妇… Ⅱ.①陈… Ⅲ.①妇产科病—中医治疗法
Ⅳ.①R271

中国版本图书馆CIP数据核字(2018)第201545号

妇产科疾病中医诊治精要
陈冬红　主编

责任编辑：王　韬
封面设计：品雅传媒
责任校对：张舒园
责任印制：翟　苑

书　　号：ISBN 978-7-5587-1662-1
印　　刷：济南大地图文快印有限公司
开　　本：787毫米×1092毫米　1/16
印　　张：10
字　　数：253千字
版　　次：2018年8月第1版　2018年8月第1次印刷
定　　价：88.00元

出版发行：云南出版集团公司　云南科技出版社
地　　址：昆明市环城西路609号
网　　址：http://www.ynkjph.com/
电　　话：0871-64190889

前　言

中医学有着数千年的历史，是中国人民长期同疾病做斗争的丰富经验总结，是我国卫生事业的重要组成部分。中医治疗以整体观念和辨证论治为特点，治疗中突出个体化、治疗方法人性化、干预手段多样化、用药天然化，并且遵循以人为本的原则，所以中医在防病治病、养生保健、疑难杂病等方面有广阔的发展前景。利用现代科技挖掘传统中医药的精华，不断完善、创新，发扬光大，是现代中医学面临的挑战和机遇。

本书主要阐述了妇产疾病的中医诊治方法，首先阐述了中医妇科的概论、中医辨证概要等基础内容；然后详细讲述了妇科疾病及妊娠疾病与产后疾病的中医诊治方法。本书注重传承，亦着眼于创新，指出诊疗要点，切合临床实用。希望本书能为一线医务工作者处理相关问题提供参考，也可作为医学院校学生和基层医生学习之用。

在编写过程中，虽力求做到写作方式和文笔风格的一致，但由于作者较多，加之医学发展快速，因此难免会有不足之处，期望读者见谅，并予以批评指正，也欢迎各位同道医师在使用本书的过程中不断提出宝贵的建议，谢谢。

编　者
2018 年 8 月

目 录

第一章 中医妇产科概论

第一节 中医学女性特有器官名称及其临床意义

中医学对人体的认识建立在"有诸内必形诸外"的生理观之上，重视人体内形于外的动态观察。早在 2 000 多年前的《黄帝内经》中便有解剖的记载，如《灵枢·经水》篇："若夫八尺之士，皮肉在此，外可度量切循而得之，其死可解剖而视之，其脏之坚脆，腑之大小，谷之多少，脉之长短，血之清浊，气之多少……皆有大数"。《灵枢·骨度》篇详述了人的头围、胸围、腰围的尺寸，以及头面、颈项、胸腹、四肢等各部位的长短、大小和宽窄。可见中医学很早已有人体解剖的实践和记录。对于女性的解剖特点，《黄帝内经》已有"女子胞"、"胞脉"、"胞络"、"奇恒之腑"等女性生殖器官名称，历代医籍对女性特有器官已作了详细的记述。

一、中医学女性生殖器官名称

（一）子宫

子宫又称"女子胞"、"胞"、"子脏"、"子处"、"胞脏"、"胎脏"、"血脏"、"胞宫"等。

女子胞之名最早由《素问·五脏别论》提出："脑、髓、骨、脉、胆、女子胞，此六者，地气之所生也，皆藏于阴而象于地，故藏而不泻，名曰奇恒之府。"

子宫之名首见于《神农本草经·紫石英》条，谓紫石英主治"女子风寒在子宫，绝孕十年无子"。《金匮要略》称子宫为"子脏"，《诸病源候论》称"胞脏"，《太平惠民和剂局方》称"血脏"，《医贯》谓"子宫即血室也"。

对子宫的形态、位置、功能历代医籍皆有所述，如《格致余论·受胎论》载有："阴阳交媾，胎孕乃凝，所藏之处，名曰子宫，一系在下，上有两歧，一达于左，一达于右"。明代张景岳《景岳全书·妇人规·子嗣类》引丹溪之言时补充了"中分为二，形如合钵"的描述。《类经附翼·求正录》记有："夫所谓子户者，即子宫也，……俗名子肠，居直肠之前、膀胱之后，当关元气海之间"。中医古籍所描述的子宫形态与现代解剖学所认识的子宫基本一致。

子宫的主要功能是行月经和孕育胎儿，但须在肾气全盛、天癸泌至、冲任通盛的生理条件下才能行使其功能。《类经·藏象类》提出："女子之胞，子宫是也，亦以出纳精气而成胎孕者为奇。"受孕的子宫不再行经，随胎儿的生长，子宫亦相应增大。临产时子宫有规律地收缩与舒张，以使产门开大而分娩。产后经生理调整，约在产后 40 余天子宫缩复如孕前状态（或稍大于孕前），以后行经的功能亦渐恢复。由于子宫具有这些特殊功能，故称为

1

"奇恒之腑"。子宫属奇恒之腑，不与脏腑表里相配，其形状似腑又似脏；而功能既可藏蓄阴精，孕育胎儿，近似脏"藏精气而不泻"的功能；又可排出月经，娩出胎儿，排出胎衣、余血和浊液，分泌排泄生理性带下，又类似腑"传化物而不藏"的功能，故而具有脏和腑的双重功能。子宫的"藏"与"泄"，必须相辅相成，有节有制，周期循环，才能保持子宫行月经和孕育胎儿的正常功能。

子宫与脏腑通过经络和奇经发生直接或间接的联系，功能上关系密切。

子宫与肾：两者之间有经络上和生殖上的直接联系，关系最为密切。《素问·奇病论》曰："胞络者，系于肾。"子宫通过胞络与肾直接相联系。肾为先天之本，元气之根，主藏精气，为人体生长发育和生殖的本原；精为化血之源，是月经、胎孕的物质基础。女子发育到一定时期后，肾气旺盛，天癸成熟，才促成子宫有行经、孕育的生理活动。

子宫与肝：肝之经脉与任脉交会于曲骨穴，与督脉会于巅顶，而任督二脉皆起于子宫，故肝通过任督二脉与子宫间接联系。肝藏血，主疏泄，司血海。对调节子宫主月经和受孕功能有重要影响。

子宫与脾：脾之经脉与任脉交会于中极穴，又散于舌，间接与子宫相联系。脾统血，主运化，为后天之本，气血生化之源。故脾所生所统之血，直接为子宫的行经、胎孕提供了物质基础。

子宫与胃：足阳明胃经之脉"下夹脐，入气街中"，而"冲脉起于气冲，并足阳明之经，夹脐上行"，故"冲脉隶于阳明"。且胃之经脉与任脉交会于承浆穴，冲任二脉皆起于子宫，故胃经与子宫间接相联系。脾与胃相表里，同为后天之本，气血生化之源。胃为水谷之海，主受纳腐熟，又为多气多血之腑。胃的气血旺盛，冲脉血海之血充盛，才能保证子宫生理功能的正常。

子宫与心：子宫与心在经络上有直接联属的关系。《素问·评热病论》曰："胞脉者属心而络于胞中。"心主神明和血脉，因此，子宫的功能正常与否与心的功能直接相关。

子宫与肺：子宫与肺在经络上呈间接联系。肺经经脉入肺后，由肺布出络于咽喉，与任脉于咽喉处相交会，而任脉起于子宫。肺主一身之气，有"朝百脉"、"通调水道"、输布精微的作用，机体内的精、血、津、液皆赖肺气敷布。

（二）胞脉、胞络

附于子宫的脉络称胞脉、胞络。子宫出纳精气，孕育胞胎，行使月经，以及子宫与他脏他经的联系，无不赖胞脉、胞络传注。

胞脉：《素问·评热病论》曰："月事不来者胞脉闭也。胞脉者属心而络于胞中，今气上迫肺，心气不得下通，故月事不来也"。胞脉为隶属于胞宫的血脉。胞脉的功能是汇聚脏腑阴血下注子宫，维持子宫的行月经和主孕育的生理功能。

胞络：《素问·奇病论》曰："胞络者系于肾"。《诸病源候论·阴挺出下脱候》云："胞络伤损，子脏虚冷气下冲，则令阴挺出，谓之下脱。"胞络具有维系子宫正常位置和生理功能的作用，使子宫与足少阴肾经相联系。罗元恺先生认为"中医所言之肾，除泌尿系统外，主要是综合指生殖器及功能。女子重要的生殖器官为子宫，故联系子宫的组织为胞络"。

冲、任、督三脉皆起源于子宫，与胞脉、胞络相联属，通过五脏六腑、十二正经、奇经八脉连成网络，在肾气主导、天癸作用下，共司女性特有的生理功能。

胞中：有指为子宫内，也有认为是概指子宫所在的位置（盆腔部位）。

（三）子门

《类经·疾病类》："子门，即子宫之门。"即子宫颈之外口。如《灵枢·水胀》载有："石瘕生于胞中，寒气客于子门。"

（四）阴道

阴道一词，最早见于《诸病源候论》："五脏六腑津气流行阴道"、"产后阴道肿痛候"。阴道是行月经、泌带液、男女构精的通道，也是胎儿娩出的必经之路，亦称产道，又名子肠。

（五）子肠

子肠，概指子宫及阴道。《女科辑要》称；"子宫脱出又名子肠不收。"

（六）阴门

阴门，亦称产门、儿门，即阴道口。古又分称胞门、龙门、玉门。《诸病源候论·带下候》说："已产属胞门，未产属龙门，未嫁属玉门。"

（七）阴户

阴户，指妇女外阴。《诸病源候论·八瘕候》有"四边"之名；《校注妇人良方》有"阴户"之称。

（八）阴器

阴器，泛指外生殖器官。《素问·热论》："厥阴脉循阴器而络于肝。"

（九）毛际

毛际，指外阴阴毛丛生之处。《素问·骨空论》："任脉者，起于中极之下，以上毛际，循腹里，上关元。"

（十）交骨

交骨，一指耻骨联合处；二指骶骨关节部。

（十一）乳房

乳房，乃女性重要器官，为第二性征之一，中医学认为阳明胃经经乳房而过，故称"乳房属胃"；肝经循乳头，属肝；乳头周围有乳晕。发育正常的乳房，便能行使泌乳功能。

二、中医学生殖器官名称的临床意义

以上所述，女性特有器官的名称，具有一定的临床意义。能够加强中医理论的临床指导作用，有利于中医妇科临床教学实践，促进中医妇科科学研究，充分发挥中医妇科的临床辨证治疗优势，进一步继承发展中医妇科学。

随着西医学解剖生理学的发展，疾病分类更多，定位更加明确。如结合西医学疾病诊断、定位、定性，辨病与辨证相结合，将提高中医药治疗妇科疑难疾病，如子宫肌瘤、子宫内膜异位症、子宫腺肌病、卵巢肿瘤的治疗效果，促进中医妇科在教学、医疗和科学研究方面的全面发展。

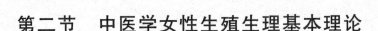

第二节　中医学女性生殖生理基本理论

在中医学女性生理基本理论中已经涉及有关生殖生理问题，近代中医学术界根据《黄帝内经》和历代的有关著述，比较集中地认为肾气、天癸、冲任、子宫之间的关系构成了中医学的女性生殖轴理论，全国著名中医妇科专家罗元恺先生曾提出"肾气盛→天癸至→任通冲盛→月经→受精妊娠"和"肾气衰→任虚冲少→天癸竭→绝经→无生育"的两个表达式，概括了妇女生长发育、生殖以至衰老的生理过程，并强调冲任在妇科的重要性。认为无论脏腑及血气的异常，其结果必导致冲任失调，或者间接损伤冲任，进而影响到子宫的正常功能，于是产生经、带、胎、产诸疾，此是妇科病的病机依据。然而编者认为，中医学的生殖轴中对天癸的作用，认识尚有不到位之处，在理论与实践上对天癸的应用，常以肾取而代之。事实上，天癸问题历来都有所论述，在生殖问题上天癸学说更具有针对性，应当拾义而发扬之。因此，本节讨论中医妇产科与生殖生理的问题，从肾气、天癸、冲任、子宫轴分别而又相关地进行论述，更有天癸撷拾之意，同时与现代生殖生理学做认识上的联系，以利探索中医学生殖轴的生理病理，从而发展中医学的生殖生理学。

一、肾气与生殖

研究生殖生理中肾气的问题，首先应理解肾与肾气。根据古医籍以及编者的认识，肾的涵义较广，既指实质器官，又包括了其多方面的功能。它包含了肾阴、肾阳、肾气、肾间动气、天癸的实质与功能，其间又各有物质与功能的表达。肾之阴阳，相互为用，动态平衡，在生殖生理的调节方面，起着主导作用，故言"肾主生殖"。

肾藏精，精化气，精气即肾气。肾气是在肾的阴阳互根气化中所表达的一种精微物质，是肾阳蒸腾肾阴过程中气化的一种精气，是动态的阴阳平和之气；故言肾气即精气，寓元阴元阳，主宰人的生长、发育、衰老和生殖，"肾气虚，肾精不能化气以养身形"。肾气由肾封藏与施泄，肾主生殖主要由肾气来实现。肾气盛，天癸才能泌之有律，冲任才能盛通，月经才能依时而下，才能具有生殖能力。肾气虚，天癸竭，月经绝止，生殖能力亦下降、消失。可见肾气与生殖的密切关系。

肾在主导生殖功能方面的主要作用是基于肾藏精的功能。一精是生殖所需的原始物质。《灵枢·决气》谓："两神相搏，合而成形，常先身生，是谓精。"精是生命的始原，来源于父母，所谓"人之未生，此气蕴于父母，谓之先天之气"，是古代遗传学的观点。《难经》提出"命门"说，即如《医贯》描述的："……周流于五脏六腑之间而不息，名曰相火。其左旁有一小窍，乃真水也，亦无形，上行夹脊至脑中，为髓海，泌其津液，……内注五脏六腑……潜行于周身"。这是古人经长期实践观察认为有一种无形的真水夹脊上行至脑，又潜行全身，并有周流于脏腑间的相火与之相配而行其生理功能，与现代所描述的内分泌激素的功能有相似之处。可以说这是中医学最早的"内分泌"认识的萌芽。

肾还有主骨、生髓的功能。《黄帝内经》谓："肾生骨髓"，"脑为髓之海，……髓海有余，则轻劲有力"，"肾者作强之官，伎巧出焉"。肾的精气充盛，则精力健旺，头脑灵活，动作协调。肾虚则腰膝酸软，眩晕耳鸣，健忘失眠。如老年性痴呆、骨质疏松等症均为老年期肾气衰竭之表现。可见，肾的功能还包括了神经系统和神经－内分泌的部分作用。

中西医结合专家沈自尹先生从事肾的研究数十年，近来提出了肾虚的主要发病定位在下丘脑的观点，认为补肾可能对神经内分泌免疫网络进行整体的综合调节。

二、天癸与生殖

"天癸"是一个比较特别的中医学词汇，最早见于《素问·上古天真论》。前贤命名"天癸"，未作明确的定义解释，后世医家对此亦见解纷纭，时至今日知其重要，但仍无明确定论，故有必要溯源穷流。

（一）历代医家对天癸的理解

1. 肾间动气说 《金匮要略》说："先天天癸，谓肾间之动气"；《医学入门》："人两肾之间，白膜之内，一点动气，大如箸头"，即肾间动气。

2. 天真气降说 《妇人良方大全》说："所谓天真之气，癸谓壬癸之水，壬为阳水，癸为阴水，女子阴类，冲为血海，任主胞胎，二脉流通，经血渐盈，应时而下，天真气降，故曰天癸。"

3. 元阴、元精说 张景岳在《景岳全书》中说："元阴者即无形之水，以长以立，天癸是也，强弱系之，故亦曰元精"，又说："天癸者，天一所生之真水，在人身是谓元阴"。在《类经·藏象类》又详细地作了阐释："天癸者，言天一之阴气耳，气化为水，因名天癸，……其在人身，是为元阴，亦曰元气，人之未生，则此气蕴于父母，是为先天之元气。……第气之初生，真阴甚微，及其既盛，精血乃王，故女必二七，男必二八而后天癸至。天癸既至，在女子则月事以时下，在男子则精气溢泻，盖必阴气足而后精血化耳。"张氏特别指出："天癸之义，诸家俱即以精血为解，然详玩本篇谓女子二七天癸至，月事以时下，男子二八天癸至，精气溢泻，是皆天癸在先，而后精血继之。分明先至后至，各有其义，焉得谓天癸即精血，精血即天癸"，但他又说："肾气，即天癸也"。依其说理，则肾气在先而后天癸至，故张氏之说亦不足以说明原意。

4. 男精女血说 《保命·歌括》认为："在男子为精，在女子则为血，皆曰天癸。"《黄帝内经素问直解》亦说："天癸者，男精女血，天一所生之癸水也。"

5. 女精说 《沈氏女科》说："天癸是女精，由任脉而来，月事是经血，由太冲而来。"

6. 非血非精说 《沈氏女科辑要》王孟英按语认为："血与精之外，另有一物谓天癸者。"

7. 真精、肾水、阴精说 《沈氏女科辑要笺正》说："癸水为肾脏真阴"，"谓天癸者，指肾水本体而言，……肾为水脏，天一生水，故谓肾水为天癸。"马玄台注释《内经》说："天癸者，阴精也，盖肾属水，癸亦属水，由先天之气蓄极而生，故谓阴精为天癸也"。

8. 月经之源说 《医宗金鉴》 认为：天癸，月经之源。

有学者认为，各家理解虽不一致，但共同认为天癸与肾相联属。根据《黄帝内经》原文理解，先有肾气盛，而后天癸至，可见天癸非肾气本体，也不属男女构孕之精，更非月经或精血之异名，从先贤命名分析，所以取名曰天癸，即在其源于肾（肾为先天、主水）而又有别于肾之意。

（二）近代学者对天癸的理解

罗元恺先生认为："天癸是肉眼看不见而在体内客观存在的一种物质，其作用关系到人体的生长发育、体质的强弱和生殖能力的有无。因此，天癸相当于垂体、卵巢或睾丸的内分泌素"；杨欣《天癸的实质初探》一文认为："天癸的职能与现代医学的下丘脑－垂体－性腺轴大致相当"；秦晓晨《天癸实质初探》则认为天癸"具有促进性腺发育成熟的类激素效应，包含着现代医学的神经、内分泌等多种调节机能"；金栋《天癸新识》认为天癸当为头脑中水液之类的物质，与西医的6种促性腺释放激素和垂体分泌的促性腺激素相似。

有学者认为，由于中西医的理论体系迥异，所论内容不易对号入座，但做认识上的思维联系，则有益于认识的深化。天癸，是古人长期动态观察人体生理现象所推断出的先天存在的物质，即"人之未生，则此气蕴于父母……人之既生，则此气化于吾身"（《类经·藏象类》）。可见，天癸产生于先天，并受肾气盛衰支配，随肾气的生理消长变化而变化。肾气初盛天癸亦微，肾气既盛，天癸蓄极而泌，肾气渐衰，天癸亦渐竭。天癸在一定年龄盛泌，促使任脉通，太冲脉盛，调节月经依时来潮，表示已具有生育能力；又在一定年龄时期，随着肾气的渐衰，天癸亦渐竭止，月经亦不再潮至，生育能力亦衰退。可见天癸的作用与生殖生理有密切关系。《黄帝内经素问集注》提出：男子天癸溢于冲任，充肤热肉而生髭须。女子天癸溢于冲任，充肤热肉为经行而妊子。可知，天癸是由肾所藏泄的一类真精，它来源于先天之肾气，有赖后天水谷之精气的滋养，具有促进人体生长发育和生殖功能的作用，其至竭与生殖功能相始终。所以，可以说肾主生殖主要由天癸来表达。参借现代生殖医学的某些理论，与之相互沟通，印证临床，对发展中医天癸学说将增添新意。

三、冲任二脉与生殖

冲任二脉在生理方面的主要作用是：在肾的主导和天癸的作用下，"二脉相资"，灌注气血以传输肾气、携带天癸，联系诸经构成生理网络，使生殖轴发挥作用。

四、子宫与生殖

子宫是生殖生理环节中的一个效应器官。从某种意义上讲，中医学比之西医学更为注重子宫。早在2 000年以前则称之为"女子胞"，属奇恒之腑，主月经与孕育，具有藏与泄的特点。其藏泄规律由肾气、天癸、冲任所主。《血证论》指出："天癸者，谓先天肾中之动气，化生癸水。至者，谓至于胞中也。水为阳气所化，阳倡而阴必随之。血者阴也，冲任主之，故应癸水，而即输血于胞中，血之应水而下。"说明了子宫在生殖生理中的作用。

五、肾－天癸－冲任－子宫生殖轴

以上所述，不难看出，肾气、天癸、冲任、子宫在解剖生理上的密切关系，以及它们在女性生殖生理中相连成轴的关系，形成了"肾－天癸－冲任－子宫"的中医学女性生殖轴概念。这与西医学的"下丘脑－垂体－性器官（卵巢）"的生殖轴理论有相通之处。

罗元恺先生发表的《肾气、天癸、冲任的探讨和对妇科的关系》一文指出："肾气－天癸－冲任－子宫构成一个轴，成为妇女性周期调节的核心"。有的中医、中西医结合研究者在这方面也进行了探讨，如唐吉父、李超荆等先生提出"肾主生殖"的观点；沈自尹先生提出"肾的功能定位于下丘脑"的观点。陈友强研究"天癸灸抗衰老作用的临床观察"，结果表明本法缓解衰老症状显著优于对照组，具有提高血清超氧化物歧化酶（SOD）活性，降低血清过氧化脂质（LPO）水平，改善雌二醇、睾酮（E2/T）及锌铜比值（Zn/Cu）效果。魏守宽等《从血液流变学探讨天癸学说之科学性》一文中介绍，对 2 067 名男性分别根据天癸学说年龄分组进行血液流变学检查，该实验证明天癸学说年龄分组法基本符合人体生理功能的阶段性变化，有一定的科学依据。血液流变学有关指标的规律性变化与天癸的盛衰有关系。俞瑾先生根据中医学的阴阳五行理论和全身性的辨证论治方法，通过中西医结合研究发现中医补肾为主治疗围绝经期综合征，有调控神经内分泌免疫代谢网络的作用。刘敏如先生根据中医肾－天癸－冲任－子宫女性生殖轴的观点，研究补肾药对女性生殖轴的影响。通过多年的持续研究基本说明以补肾为主或佐以调肝、扶脾、活血治疗女性生殖轴失调所致的月经失调、不孕、更年期综合征等确有疗效；并由时丹等通过实验研究表明，补肾为主的方药，有不同程度增加阴道角化细胞指数和子宫指数，调整血中性激素水平，促进卵泡生长，增强细胞凋亡抑制基因（Bcl－2）表达，促进卵巢血管生成，扩张血管腔，减低硬化管壁厚度，增加血管内皮生长因子（VEGF），增加血管雌激素受体（ER），改善血液流变性，升高超氧化物歧化酶（SOD），降低丙二醛（MDA），正向调节卵巢卵泡 ER、促卵泡生成素受体（FSHR）、垂体 ER、下丘脑 ER、FSHR 的作用。由此，可以初步说明中医生殖轴的研究意义和这一理论的基本确立。因此，本书编者根据有关研究，首次将"中医学女性生殖生理基本观"，列入本书，并在病机、治法以及有关病种中体现其指导意义。关于肾－天癸－冲任－胞宫生殖轴的提出与研究，可说是中医妇产科基础理论方面的突破性发展，但仍然是个雏形，尚有必要从中医理论与临床方面不断积累研究数据来说明其调控机制，形成中医学女性生殖生理的新理论。

六、生理带下与生殖

见本章"带下生理"。

七、气血与生殖

气血在女性生殖的各个环节中具有营脏腑、灌冲任、携天癸、化月经、养胞胎、生乳汁、资津液等功能，女性生殖功能的成熟无不赖气血营灌。

八、他脏与生殖

脏腑是女性生殖活动的生理基础，以肾为主导的生殖活动中脏腑的相关作用对女性生殖亦具重要作用。其中，肝藏血，主疏泄，调节血量，肝肾协调，藏泄有常，参与生殖周期；脾胃后天之本，血气生化之源，脾统血主运化，脾气健运，则血循脉道，冲脉血盛，以资生殖生化；心主血，其充在脉，肺主气，为动力之用，肺气宣达，心气通顺，则胞脉功能正常。

九、月经与生殖

见本章"月经生理"。

综上，脏腑之精华，藏受于肾，肾之阴阳蒸腾肾气，化生天癸，气血又携之入冲任胞宫而行其生殖之职能。

关于中医生殖生理观的认识和研究，虽然为数不多，但已能够说明是中医妇科学最近20年来有所突破的研究，有必要继续深入下去，特别对天癸学说和中医生殖学说的研究，更具发展肾主生殖的理论与临床意义。

补肾药物调节神经、内分泌、免疫网络的研究，补肾气、资天癸、调冲任对促排卵、防治流产、治疗不孕、调整卵巢功能、防治围绝经期疾病等的研究，针刺促排卵对脑啡肽释放的影响，女性的生育节律的研究等，均是运用中医学生殖理论和参考现代相关知识和手段研究的课题。

西医学的生殖生理学中，内分泌学发展较快，在19世纪后半叶，内分泌学已成为一门临床学；至20世纪初，开始利用动物做研究，是实验内分泌学的发端，从而逐渐发现并提纯出各种激素，如雌激素、雄激素、孕激素和绒毛膜促性腺激素等，均在20—30年代被纯化并确定其化学结构。

在20世纪50年代，随着放射免疫法的创立，多肽激素的研究逐渐明朗，合成了加压素和催产素。1963年，Scharver夫妇提出神经内分泌学说，认为内分泌和神经系统有密切联系，从此下丘脑激素开始引人注意。下丘脑及神经细胞分泌的激素不仅可以控制调节垂体的激素，还可以上行对大脑发挥作用。1971年发现下丘脑能合成促性腺激素释放激素（Gn-RH），有调节垂体前叶释放黄体生成素（LH）和卵泡刺激素（FSH）的作用。激素的上行作用也受到重视，已证实雌激素在大脑的受体，可以肯定性行为就是性激素对大脑发生作用的结果。

1977年，Besedovsky提出神经－内分泌－免疫调节网络学说。阐述神经、内分泌与免疫的双向联系。许多研究表明，免疫细胞不但有神经肽类受体，还能合成一些神经肽。被统称为"免疫递质"或"免疫反应性激素"的神经肽、神经递质、垂体激素、细胞因子等生物活性分子，可作用到神经和内分泌系统，起着反馈性调节作用。神经内分泌细胞和免疫细胞通过各种激素和受体进行传递和相互作用，构成双向联系的网络。神经内分泌系统的肽类激素影响着免疫反应，免疫系统的激素样产物也影响着神经内分泌细胞的功能活动。

21世纪之初，医学及其相关学科的发展，使对女性生殖生理功能及其调控有了更深入的认识，并将进一步研究激素与受体、性腺轴的神经支配、生殖生理与免疫学和遗传学的关系等，从而在妇产科疾病的发病机制、诊断和治疗上取得新的进展，有关研究将对促进中医学对生殖生理观的发展有所裨益。

第三节　月经生理

月经是有规律的周期性的子宫排血现象。月经之规律，一是指女性的一生中，在相对的年龄阶段表现为月经应时而来，至时而去，正如《内经》所言：女子二七"月事以时下"，七七"地道不通"。在初潮与绝经之间的35年左右，月经由初潮，至有规律来潮，又在一定年龄阶段自然绝止，反映了女性一生由发育到成熟，从成熟到衰退的整个生殖生理过程；二是指月经的周期性，即在女性月经来潮的年龄阶段中，正常情况下（除特殊生理如妊娠、哺乳等），月经总是按月来潮具有周期性和规律性，故古医籍中称为"月水"、"信水"、"月汛"、"月事"、"经水"，说明其如"月之盈亏，潮之朝夕"经常不变。

一、月经的生理现象

女子一生中的第一次子宫排血现象，称初潮。初潮时间的早迟，受种族、气候、地域、遗传、营养等诸多因素影响；与社会环境、文化教育也有一定的联系。一般初潮的年龄在13~14岁，变异范围在11~18岁。近年来随着社会物质文明和精神文明程度的大大提高，儿童的生理、心理发育加快，城市女孩的初潮年龄有11、12岁提前的趋势。有研究表明，月经初潮年龄与遗传、经济水平、营养状况及地理环境有关，如地理因素中的经度、纬度、海拔高度，经济因素中的人均GDP值、城镇居民人均年收入，对月经初潮年龄的早晚均有一定的影响。若16岁后尚未初潮，而第二性征已发育成熟者，或年龄超过14岁、第二性征未发育者，则应进行必要的健康咨询或诊治。由于近年月经初潮年龄提前，国外有建议将上述两个年龄段分别提前1年。初潮的1~3年中，由于卵巢的周期节律尚未完全稳定，故月经可能不完全呈现周期性。

妇女一生中的最后一次行经，停闭1年以上，称绝经。年龄一般在45~55岁。绝经的早迟，与月经初潮年龄，生育状况，内科疾病如高血压、冠心病、糖尿病、肝病、肾病及甲状腺功能亢进等及生活习惯有关。尤其是绝经年龄近年出现提前的倾向，提示可能与现代生活的快节奏、高度紧张、持续性精神压力有一定联系。绝经表明女性生育能力的衰退，但并不说明女性在其后的年代中，就绝对无生理性的子宫排血。一般而言，在绝经前3~5年，妇女的月经周期发生变化。如周期延长，经期缩短，经量减少，渐至闭经；也有在绝经前月经规律来潮而突然闭经不再潮者。另外，长效避孕药使用不当，导致一些妇女早绝经，则显得更为直接。

从前次月经的第一天，到这次月经的前一天，是一个月经周期。一般情况一个周期的时间是28天左右。我国幅员辽阔，气候冷暖、日照长短差异较大，如Harlow的研究显示：21~41岁的妇女中，40%~60%的月经周期为26~30天。一般仍将月经周期的正常范围定为23~35天。至于月经周期究竟应该是二十几天还是三十几天，当以个体的一贯规律为标准。正如中医文献中记载的，有月经惯常两月一至者，称为"并月"；三月一至者，称为"居经"或"季经"；一年一行者，称为"避年"；终生不行经而能受孕者，称为"暗经"，后面两种情况当然十分罕见，抑或属于返祖现象。居经的最早记载见于晋·王叔和《脉经》，其载曰："……少阴脉微而迟，微则无精，迟则阴中寒，涩则血不来，此为居经，三月一来。"认为居经属于病态。后世《医宗金鉴·妇科心法要诀》指出："女子月经一月一行者，其常也。或先或后，乃其病也。然亦有月经两月一至者，谓之并月者；三月一行者，谓之居经者；有一年一行者，谓之避年；有终生不行而依然能孕育，谓之暗经者。此所禀之不同，而亦非病，不须治也"。由此可见，这类月经的特殊现象应根据具体情况而论，以鉴别其属病理性或生理性。

经血来潮第1天，称周期第1天。行经时间为3~5天，不超过7天。经期的第2天出血最多，一般为本次行经总量的70%，第2、3天的出血为月经总量的90%左右。经期过短不足2天且量也偏少，则当考虑有无病变。若行经时间过长，7天仍不能净，应检查是否属病理情况。现临床多见于放置宫内节育器后出现的不良反应，其表现为经量增多、经期延长或少量点滴出血，一般不需处理，3~6个月后多可逐渐恢复。

一次行经的子宫排血量，是月经的经量。确定经量的多少，曾有不少的方法。如：妇女自述，纸垫估计，经血血红蛋白测定以及碱性正铁血红蛋白比色法等。从临床实际出发，经量的多少主要参考用纸的多少。一般认为用纸（市售普通卫生巾）2 包左右为正常，超过 3 包或不及半包，多有异常。若估计每次行经出血的毫升数，约为 50～80ml，也有少至 30ml 或多达 100ml 者。经血的颜色似静脉血之色。行经之初稍淡或黯，继之变红加深，经将净时复为淡红色。经质即为血液之质，稠稀适中，不凝固，亦不似水。内中可夹少许细碎血块或黏液。经血有轻微之血腥气味。

下一次月经来潮前的第 14 天左右，是谓"真机"、"的候"、"氤氲"（排卵期），为男女媾精，受精成孕的最佳时机。如《证治准绳·女科·胎前门》云："凡妇人一月经行一度，必有一日氤氲之候，于一时辰间……此候也……顺而施之，则成胎矣。"

月经是女性生殖生理功能正常与否的外在表现，而生殖活动又是女性脏腑、经络、气血活动整体中的一个重要部分。因此，月经与女性的整体状况有不可分割的联系。如个别妇女虽已经妊娠，但在早孕期仍按月有少量行经，是谓"激经"，又称为"盛胎"或"垢胎"。部分妇女在行经的过程中，由于经血排出，冲任气血变化急骤，气血易随之波动；行经之前，冲脉血气充盛，气机易失条达，部分妇女可出现情绪易波动和一些轻微的症状，如腰骶微胀、小腹轻度不适及乳房微胀等，因程度较轻，一般不作病论。

二、月经产生的机制

月经的主要成分是血，而血又赖气之统摄、运行与调节。天癸的泌至赖气血运送而发挥其效能，冲任需要气血充盈乃能蓄溢有常，胞宫受气血灌注才能行月经。可见，"女子以血为先天"，通过气血的作用和变化直接与月经的产生和调节有关。而气血的化源和调节又有赖于脏腑，气血的运输和灌输又依靠经络。因此月经的产生须以脏腑功能正常、气血调匀、经脉流通为其生理基础。然而在月经初潮之前和绝经之后，健康妇女的脏腑、经络、气血仍然进行着协调的生理活动，何以无月经，说明在脏腑、经络、气血生理基础的前提下，尚有主导月经产生的又一生理环节存在，这就是女性生殖轴，即肾－天癸－冲任－胞宫。

（一）脏腑、天癸、气血、经络是产生月经的生理基础

1. 脏腑与月经　脏腑是生命活动的中心，是月经产生的基础。五脏的生理功能是化生和贮藏精、气、血、津液，六腑的功能是受纳和传化水谷，脏腑互为表里。脏腑中肾藏精、脾统血、肝藏血、心主血、肺主气，与月经的产生关系密切。

（1）肾：月经的产生以肾为主导。肾藏精，主生殖。精，是禀受于父母的生命物质与后天水谷精微相融合而形成的一种精华物质。《素问·金匮真言论》曰："精者，身之本也。"《素问·上古天真论》曰："肾者，主水，受五脏六腑之精而藏之。"《素问·六节藏象论》有曰："肾者主蛰，封藏之本，精之处也。"肾藏精，是指肾具有生成、贮藏和疏泄精气的功能。

肾为天癸之源：肾气盛，天癸至，月事以时下；肾气衰，天癸竭，则月经断绝。在特定的年龄阶段内，肾气初盛，天癸尚微；肾气既盛，天癸蓄极泌至，月事以时下。此后，随肾气的充盛，每天天癸泌至，呈现出消长盈亏的月节律，经调而子嗣；其后又随肾气的虚衰，天癸亦渐竭，经断无子。可见肾为天癸之源。

肾为冲任之本：冲为血海，广聚脏腑之血，使子宫满盈，任脉为阴脉之海，使所司之精、血、津液充沛。任通冲盛，月事以时下，若任虚冲衰则经断而无子，故冲任二脉直接关

系月经的潮与止。肾经与冲脉下行支相并，与任脉交会于关元，冲任的通盛以肾气盛为前提，故冲任之本在于肾。

肾为气血之根：血是月经的物质基础，气为血之帅，血为气之母，然"血之源头在于肾"，气血久虚，常需补肾益精以生血。《冯氏锦囊秘录》说："气之根，肾中之真阳也；血之根，肾中之真阴也。"阐明了肾有阴阳二气，为气血之根。

肾为胞宫相系：胞宫司月经，肾与胞宫相系。《素问·奇病论》云："胞络者，系于肾。"《难经》曰："命门者女子以系胞。"肾与胞宫相系，肾司开阖，亦主子宫的藏泄有常。

肾与脑髓相通：肾主骨生髓通脑，脑为元神之府，主宰人体的一切生命活动，月经的产生，亦离不开脑的调节。

肾为五脏阴阳之本：肾气调节机体的代谢和生理功能活动，是通过肾中阴阳来实现的。《景岳全书·命门》说："命门为精血之海，为元气之根。五脏之阴气，非此不能滋；五脏之阳气，非此不能发。"《医贯》指出："五脏之真，惟肾为根。"说明肾在机体中的重要作用和与他脏的关系。肾阴阳平衡协调，才能维持机体生理正常。

肾通过多渠道、多层次、多位点对月经的产生发挥主导作用，所以《傅青主女科》谓"经本于肾"，"经水出诸肾。"

（2）肝：肝为藏血之脏，司血海，主疏泄，喜条达，恶抑郁。肝脏具有贮藏血液和调节血流的作用。《素问·五脏生成篇》王冰注曰："肝藏血，心行之，人动则血运于诸经，人静则血归于肝脏，何也？肝主血海故也。"《仁斋直指方·妇人论》指出："血藏于肝，流注子脏。"全身各部化生之血，除营养周身外，其余部分，在女子则下注血海，定期藏泄而为月经，故有"女子以肝为先天"之说（《临证指南医案·调经》）。肝之藏血作用又取决于肝的疏泄功能，肝气喜条达而恶抑郁，肝气畅达则血脉流通，经候如常。如肝气失于疏泄，则影响肝之藏血功能，而导致月经异常。《孟河费氏医案·妇人》指出："男以肾为先天，女以肝为先天。盖缘肝为血海，又当冲脉，故由为女科所重。"《洄溪脉学·冲阳太溪二脉论》中也指出："如妇人则又独重太冲者，太冲应肝，肝者，东方木也，生物之始。又妇人主血，而肝为血海，此脉不衰，则生生之机犹可望也。"值得提出的是，肝在调节月经的过程中，与心、肾等脏是密切配合的。如心主血，推动血液运行，心的气血充足，肝血才能旺盛，并输注于胞宫而为月经。如《世医得效方·济阴论》明确了心、肝在妇女经、孕生理中的协同作用，其指出："盖妇人以血为本，心生血，肝行血，荣卫四体，如环无端，灌溉百脉，余者为月候，以时而行，若水溢自流，不自如觉，如钎疢不作，而气血充盛有子矣。"肝肾同居下焦，乙癸同源，为子母之脏。肾主闭藏，与肝主疏泄一藏一泄，两者相互配合，精血才能溢泄有度，以维持月经的正常周期。正如《血证论·脏腑病机论》所说："肝属木，木气冲和调达，不致遏郁，则血脉得畅。"

（3）脾（胃）：脾胃为后天之本，气血生化之源。脾胃与月经的关系密切，《灵枢·营卫生会》云："中焦亦并胃中，出上焦之后，此所受气者，泌糟粕，蒸津液，化其精微，上注于肺脉，乃化而为血，以奉生身，莫贵于此"。《太平圣惠方·平脉法》亦云："夫脾受水谷之精，化为气血，以养脏腑，灌溉身形。"脾主运化水谷精微，胃主受纳腐熟水谷，两者相互配合，共同完成饮食物的消化吸收过程，以化生气血，供养周身，并维持月经的正常排泄。血液是月经的物质基础，气血充足，月经才能以时而下，而气血的化生则主要靠脾胃的功能，正如《女科经纶·卷上》所载："妇人经血与乳，俱由脾胃所生"。《经脉别论》云：

"饮食入胃，其清纯精液之气，归于心，入于肺，化赤而为血"。血有余，则注于冲任而为经水。经水者，阴水也。阴必从阳，故其色赤，禀火之色也。脾统血，主中气，其气主升，气能摄血。脾气健旺则血循常道，脾气虚弱，失其统摄之权，则血不循常道而外溢，脾与胃相表里，同为生化之源。胃为水谷之海，乃多气多血之腑，足阳明胃经下行与冲脉会与气街，而冲脉隶于阳明，若脾胃功能正常，则气血充足，太冲脉盛，血海满溢，经候如常。

（4）心：心主血脉，为五脏六腑之大主，心通过胞脉与胞宫相联系，心气具有推动血液在经脉中运行的作用，若心气旺盛，则血脉流通，血液正常输泄于胞宫，以使月经按时来潮。《太平圣惠方》指出："夫心主于血，合于小肠。小肠者，通于胞门子脏，故手少阴、太阳之经以为表里，其经血上为乳汁，下为月水。"《仁斋直指方·妇人论》中亦有相似论述："血藏于肝，流注子脏，而主其血者在心，上为乳汁，下为月水，合精而为胞胎。"《血证论·阴阳水火气血论》从心主火，心血与阴血互济角度论述了心与妇女月经、孕育之间的密切关系，其指出："火者，心之所主，化生血液，以濡周身，火为阳而生血之阴，即赖阴血以养火，故火不上炎而血液下注，内藏于肝，寄居血海，由冲任带三脉行达周身，以温养肢体。男子则血之转输无从觇验，女子则血之转输月事时下。血下注于血海之中，心火随之下济，故血盛而火不亢烈，是以男子无病，而女子受胎也。"以上论述从不同角度说明心与妇女月经生理之间的内在关系。

（5）肺：《素问·五脏生成论》曰："诸气者皆属于肺。"《素问·经脉别论》亦云："肺朝百脉。"《太平圣惠方·卷六》中指出："夫肺居膈上，与心脏相近，心主于血，肺主于气，气血相随，循环表里。"肺主气，朝百脉，在月经过程中也发挥一定的作用。血非气不行，若肺的功能正常，则气帅血行，血溢胞宫，以维持月经正常排泄。但从总体而论，肺与月经的关系不如其他四脏密切。

（6）脑为元神之府，主宰全身各部，肾主髓，脑为髓之海，肾脑相通，在生殖生理活动中相互作用，维持阴阳的动态平衡，使月经依时潮止。

（7）子宫是奇恒之腑，子宫类脏，而能纳藏经血；子宫类腑，而能溢泄经血。子宫能藏能泄又与肾、冲任直接络属，使藏泄有时，故子宫为女性司月经之特有器官。

2. 天癸与月经　"天癸"一词首见于《黄帝内经·素问·上古天真论》，"女子七岁，肾气盛，齿更发长；二七而天癸至，任脉通，太冲脉盛，月事以时下，故有子……七七，任脉虚，太冲脉衰少，天癸竭，地道不通，故形坏而无子也。丈夫八岁，肾气实，发长齿更；二八，肾气盛，天癸至，精气溢泻，阴阳和，故能有子……七八，肝气衰，筋不能动，天癸竭，精少，肾脏衰，形体皆极；八八，则齿发去"。天癸，男女皆有，是肾精肾气充盛到一定程度时体内出现的具有促进人体生长、发育和生殖的一种精微物质。天癸来源于先天，为先天之阴精，藏于肾，受后天水谷精气的滋养而逐渐趋于成熟泌至，此后又随肾气的虚衰而竭止。如马玄台注释《素问》是说："天癸者，阴精也。盖肾属水，由先天之气蓄极而生，故谓阴精为天癸也。"《景岳全书·阴阳篇》说："元阴者，即无形之水，以长以立，天癸是也，强弱系之。"又在《类经》中指出"天癸者，言天一之阴气耳，气化为水，名曰天癸……其在人身，是为元阴，亦曰元气……第气之初生，真阴甚微，及其既盛，精血乃旺，故女必二七，男必二八而后天癸至。天癸既至，在女子则月事以时下，在男子则精气溢泻，盖必阴气足而精血化耳。"说明天癸源于先天，藏之于肾，在肾气旺盛时期，肾中真阴不断充实，在后天水谷之精的滋养下化生并成熟泌至。对妇女来说，"天癸至"，则"月事以时下，故有子"，"天癸竭，地道不通，故形坏而无子也"，说明它使任脉所司的精血津液旺盛、充沛、通达，并使冲脉在其作用下，广聚脏腑之血而血盛，冲任二脉相资，血海满盈，月经来潮。《血证论》曰："故行经也，必天癸之水至于胞中，而后冲任之血应之，以至胞中，于是月事乃下。""七七"之年后，又随肾气的虚衰而天癸竭，导致经断，形坏而无子。故天癸主宰月经的潮与止。天癸是"肾主生殖"的精微物质与功能的统一体。

3. 气血与月经　妇女以血为基本，月经的主要成分是血。气为血之帅，血为气之母，血赖气的升降出入运动而周流。气既是具有营养作用的精微物质，又是脏腑、经络功能活动的表现。血是濡养脏腑、经络的物质。气血均来源于脏腑。气血和调，经候如常。正如《景岳全书·妇人规》所云："经血为水谷之精气，和调于五脏，洒陈于六腑，乃能入于脉也。凡其源源而来，生化于脾，总统于心，藏受于肝，宣布于肺，施泄于肾，灌溉一身……妇人则上为乳汁，下归血海而为经脉。但使精气无损，情志调和，饮食得宜，则阳生阴长而百脉充实，又何不调之有。"气血"和调五脏，洒陈六腑"、"灌溉一身"，维系机体脏腑、经络的正常生理功能，也是脏腑、经络行使在月经产生中功能活动的基础，气与血相依共为产生月经的生理基础。

4. 冲、任、督、带与月经　经络是运行全身气血，联络脏腑形体官窍，沟通上下内外，感应传导的通路系统。于妇女的生理、病理关系最大的是奇经八脉中的冲、任、督、带。其生理功能主要是通过起源、循行路线和各自的功能对十二经脉气血的运行起到蓄溢和调节的作用，并能联系子宫、脑、髓等奇恒之腑发挥作用。

冲、任、督三脉同起于胞中，一源三岐。带脉环腰一周，络胞而过。冲、任、督在下腹部的循行路线正是女性生殖器官的所在部位，其中冲、任二脉除能运行气血、输送精气、携带天癸外，并能蓄盈血海之血。冲任之血营养子宫、胞脉、胞络，以供产生经血之用。古有"冲为血海"，为"十二经之海"，广聚脏腑之血；"任主胞胎"，为"阴脉之海"，总司精、血、津、液等一身之阴；督脉贯脊属肾，肾督之阳气通于子宫，促进子宫成熟，为"阳脉之海"，总督一身阳气。任督相通，调节一身阴阳脉气的平衡协调；带脉约束诸经，有提携冲、任、督气血的作用，使经脉气血循行保持常度。

综上，概括了月经的产生是以脏腑、天癸、气血、经络为生理基础。

(二) 肾气盛、天癸至、任脉通、太冲脉盛是产生月经的主要环节

1. 肾气盛与月经　肾气是天癸之源，冲任之本。肾气全盛，天癸泌至，气血充旺，冲任流通，作用胞宫，月经始能潮至。"月经全借肾水施化"，"经水出诸肾"，月事以时下标志"肾气平均"。若女子逾期尚未初潮，或年岁未至而提前绝经，常为肾气不盛或肾气早衰的现象。故肾气盛是产生月经的根本。

2. "天癸至"与月经　天癸是与生长、发育、生殖密切相关的真精。月经依时潮止是生殖功能成熟的标志，所以，天癸是肾主生殖最直接的精微物质，其泌至的微盛直接关系到月经的产生与周期的调节。童幼时期天癸"甚微"，不能促使冲任二脉充盛，故无月经。青年及成年时期"及其既盛，精血乃旺"，月经始潮继而潮之有时。更年至老年，天癸行将竭止，冲任亦渐衰少，月经绝止，表现为"形坏"（面憔，发堕，生殖器官渐萎缩）而无子（生育能力丧失）。可知天癸在月经产生中具有重要作用。

3. "任通冲盛"与月经　肾气盛天癸至，冲任始通盛，冲任相资将化生月经之物质相资灌注于子宫，以备受胎之用，若未受孕则化月经由子宫排出。

冲、任二脉共司阴脉之海，蓄溢有常司理有节，则经血有周期而至。七七之后冲脉衰少，任脉虚，故月经停闭。

4. "子宫藏泄"与月经　子宫是女性特有的器官，发育成熟的子宫能泄能藏，子宫在非行经期行"脏"的作用，主藏精气，在行经期行"腑"的作用，主泄经血。这种藏而不泄和泄而不藏的周期，表现为子宫周期性排血，即月经。

综上所述，肾气盛、天癸至、任通冲盛、督带调约，协调作用于胞宫藏泄有度的生理过程。天癸有赖肾气盛而成熟泌至，冲任二脉有赖肾气盛而通盛，子宫有赖肾气盛而能藏泄。子宫是育子之宫，又是行经之宅。

三、月经周期节律与调节

月经是生殖周期的外在现象。多数妇女的月经一月为期，具有经常不变的时间生物节律。月经具有周期性、节律性，是女性生殖生理过程中肾阴阳消长、气血盈亏规律性变化的体现。

（一）月经周期形成的认识

（1）"应月"，这个众所周知的生理现象是如何形成的，古今中医学医籍未有明确的解释，多以"取类比象"说明其为自然现象。如认为月经周期的形成是"应月"，"天人相应"，人身的气血亦随周月的变化而变化，月经的周期是应月的结果，正如海潮受月之盈亏影响而有潮汐变化的现象一样。《素问·八正神明论》提到："月始生，则血气始精，卫气始行；月郭满，则血气实，肌肉坚；月郭空，则肌肉减，经络虚，卫气去……是以因天时而调血气也。"《景岳全书·妇人规》解释月经周期为："女体属阴，其气应月。月以三旬而一盈，经以三旬而一至，月月如期，经常不变，故谓之月经，又谓之月信。"皆认为月经周期的形成是大自然对人类长期影响的结果。

（2）源于先天，根据中医学"身之本，本于先天"的学说，也有认为月经周期源于先天。归纳前面两种认识，一是强调月经周期的形成是外源性的影响，一是认为由先天遗传，属内源性根据。可以说人体的生理节律的形成虽有外源性的影响，但必须通过内源性根据才能起作用。相同的外源条件，不同的内源依据可以形成不同的个体节律，如月经周期、初潮与绝经年龄并不是每个妇女都一样（但大多数是基本一致的）。所以，月经周期的形成，按照中医学的观点，从大的方面，可以说是先天内源依据和自然外源影响长期作用的结果，是体内各种生理规律和外界自然规律长期相互作用、制约和适应的结果。

（3）临床研究，近些年来，罗颂平、徐小林及孟琳升等通过流行病学方法，抽样式调查了妇女的月经潮汛与月相的关系。提示了月经来潮与月相晦朔期相对应的趋势，初步印证"月经应月"的合理内涵。瑞士人斯尼先生对 11 807 例妇女的观察，其中的部分妇女月经来潮时间在盈月，新月前夕为经期高峰，均再现了生理现象、生命活动有自身的节律性。由于生物长期置身于自然界的大环境中，与之不断磨合，不断适应，故某些生物节律往往与环境节律趋于一致。月经之潮汛与月相之圆缺在相当程度上的时间对应关系，也客观印证了"女体属阴，其气应月"之理。

（二）月经周期节律

在月经的产生过程中，随着阴阳的消长、气血盈亏的变化而有月经期、经后期、经间期、经前期的生理节律，从而构成了月经周期。现以 28 天为一周期加以说明。

1. 行经期（周期第 1～4 天） 此期表现为子宫排血，即月经。子宫血海由满而溢，泻而不藏排出经血，月经的来潮既是本次月经的结束，又是新周期开始的标志，呈现"重阳转阴"的特征。此时冲任、子宫的气血已由经前的充盈而逐渐空乏，气血相对不如平时的调匀，肾气、天癸的作用亦相对减弱。这种状态是易发生月经疾病的内在因素。

2. 经后期（周期第 5～13 天） 指月经干净后至经间期前，此期为经净之际，血海空乏，子宫气血亦欠充旺，消则长，旧去则新生，故此期为冲任，子宫气血复常阶段。肾气渐盛，气血渐调，血海渐充呈现阴长的动态变化。阴长，是指肾水、天癸、阴精、血气等渐复至盛，呈重阴状态。重阴是指月经周期的阴阳消长节律中的阴长高峰时期。

3. 经间期（周期第 14～15 天左右） 此期也称为"氤氲之时，"或是"的候"、"真机"期。此期正好为两次月经中间，故称经间期，是重阴转阳、阴盛阳动之际，正是种子之的候。《易经·易系辞》载有："天地氤氲，万物化纯，男女构精，万物化生。"《女科证治准绳·求子》引袁了凡语解为："天地生物，必有絪缊之时；万物生化，必有乐育之时……此天然之节候，生化之真机也……。凡妇人一月经行一度，必有一日氤氲之候，于一时辰间，气蒸而热……此的候也。"就是说，在月经周期中，有一日是天然的氤氲状态，此时阴生阳长，肾气冲盛，阳气发动，阴精施泻，乃种子之时候，此时交合则有受孕的可能。

4. 经前期（周期第 15～28 天） 此期为经间期之后，阴盛阳生渐至重阳。重阳是指月经周期阴阳消长节律中阳生的高峰时期，此时阴阳俱盛，以备种子育胎。在肾气主导下，肝调血量，脾施生化，心司胞脉，使冲任气血复盈，以能灌注胞中；胞宫受冲任相资，并得先天之肾精、后天之精血充养而气充血旺，为种子提供孕育环境。受孕以后，精血聚以养胎，月经停闭不潮。若未受孕，阳盛则开，去旧生新，血海由满而溢泻，月经来潮，又进入下一个月经周期。

月经周期中四时的循环往复，周而复始，形成了月经周期的月节律。阴阳有相互进退、生长收藏、终而复始、盈虚消长的变化规律。肾为阴阳之本，肾气在生理过程中有着由稚到盛至衰的变化。天癸亦随之而有由微至胜而泌而微以至衰竭的变化。在肾主导天癸的作用下，以及肝藏血、脾统血、肺主气帅血的共同作用下，冲任气血亦由盛而满（经前期）；由满而溢（行经期）；由溢而渐虚，由虚而渐复盛（经后期）；血旺气盛，阴生阳动，氤氲精泻（经间期）；继而血海复又满盈，子宫又受冲任相资灌注，以备受孕之需（经前期）。月经各期中阴阳转化及气血盈亏变化的规律，是指导调经的基础理论之一。

可见在月经周期中，肾气、天癸、冲任、胞宫、气血有着规律性的变化。正如《血证论·男女异同论》所说："夫新生旧除，天地自然之理，故月有盈亏，海有潮汐。女子之血，除旧生新，是满则溢、盈必亏之道。女子每月则行经一度，盖所以泻血之余也。"

（三）月经周期调节机制的基本模式

从月经周期形成的自然观结合中医学的肾气、天癸、脏腑、气血、经络等基本理论，目前对月经周期的调节机制有以下几种学术见解。

1. 天人相应说 《素问·八正神明论》认为月经的节律与月相盈亏的节律一致。妇女的性周期以月为节律，故明代李时珍、张介宾取类比象、以此推论月经调节为：上应月相，下应海潮，是天人相应的现象。

2. 阴阳消长、气血变化与月经周期节律 刘敏如教授提出了月经周期调节机制的基本模式，主要观点如下：

月经周期是女性生殖生理过程中阴阳消长、气血变化节律的体现。在月经的产生过程中，随着阴阳的消长、气血的盈亏变化而有月经期、经后期、经间期、经前期的生理节律，从而构成了月经周期。这是因为"阴阳有相互进退、生长收藏、终而复始、盈虚消长的变化规律"，在肾的主导与天癸的作用下，以及肝藏血、脾统血、心生血、肺主气帅血的共同作用下，冲任气血也由盛而满（经前期）；由满而溢（行经期）；由溢而渐虚，由虚而渐复盛（经后期）；血旺气盛，阴生阳动，氤氲精泄（经间期）；继而血海复又满盈，子宫又受冲任相资灌注，以备受孕之需（经前期）。月经周期中不同阶段的连续与再现，形成了月经周期的节律。

这一推论提出后，由张庆文等人进行了"月经周期气血盈亏变化节律"的观察。本着中医学之"血"与西医学的"血液"在物质意义上同为一物，中医学之"气"与西医学的"功能"在生命过程中涵义类同，实验选择了部分血液流变学、血流动力学、免疫学及血液方面的指标，作为观察气血变化的指标。实验观察对象为106名健康未婚女大学生，年龄为20±1岁，处于人生二十而"血气始盛"，女子三七而"肾气平均"的生理状态；月经周期为28±3天，记录了基础体温曲线36例典型双相33例，体现了经水"一月一行"。受试对象的生活、学习环境一致；数据处理同时采用数理统计和时间序列余弦法。因此，研究成果在一定程度上反映了月经周期中气血变化的近月节律及盈亏消长在不同时间段的趋势，亦基本印证了反映刘敏如教授推导的关于月经周期气血变化的模式。此外，也有观察者结合临床研究月经周期中的生物节律，如有关月经周期中"舌象"、"胆囊排空"、"唾液中性激素""行为活动的变化"、"基础体温的阴阳消长变化"、"生殖激素动态变化"等方面的观察报道。

月经节律不仅反映了性成熟的女性在一个周期中的阴阳气血消长过程，而且反映了生殖周期的建立、健全。

3. 肾气－天癸－冲任－胞宫轴说　月经周期的调节机制由肾气、天癸、冲任、胞宫所主。近年来，不少研究者从这一观点出发，提出肾能合成和分泌调节生殖功能的活性物质，也有从天癸的本质、意义与特点方面来论述其调节月经，从天癸之阴阳偏盛、阳偏盛、阴偏盛导致出现月经先期；天癸之阴阳偏虚、阳偏虚、阴偏虚出现月经后期；天癸之阴阳绝对平衡则使月经周期无法形成，失去其规律性，测量基础体温为单相，无高温相与低温相的交替出现，必然出现闭经；天癸之阴阳消长紊乱，使得阴阳消长不能保持相对平衡，失去其周期节律性，发生月经先后不定期。结合现代生殖生理学知识，从临床上反应肾气与天癸对生殖的调控作用，初步论证了中医肾气、天癸学说具有指导临床的意义，但尚有待进一步研究。

4. 脑－肾－天癸－冲任－胞宫轴说　"中医天癸古今论"者提出了："根据古今对天癸的认识及'脑为元神之府'和肾主髓通脑的理论，提出脑－肾－天癸－冲任－胞宫、睾丸（男）轴为性生殖功能调节系统"的新概念。

5. 心、肾、子宫轴的主调作用说　现代有学者根据长期的临床实践，以及推导阴阳运动的太极八卦理论认识而提出心、肾、子宫生理生殖轴。

上述学术观点，从不同的角度认识或阐述了月经周期性节律的形成，丰富和发展了妇科理论，其中肾－天癸－冲任－胞宫轴说，目前得到较普遍的认同。

四、月经理论的临床意义

月经产生机制的研究和月经周期节律的研究，具有临床指导意义。

如刘昭阳等对黄体功能不健全疾病的中医学病机研究，即根据肾气在月经产生中的主导作用与气血在月经周期中的盈亏律，用补肾填精法为主，治疗了59例黄体功能不健患者，同步观察血液学、血液流变学、红细胞免疫等8项指标与临床症状的关系。59例中，传统辨证属肾阴虚者42例，肾阳虚者10例，另有7例为肝郁证。8项指标均无近月节律。治疗后，临床症状显著改善（以肾阴虚型为典型），总有效率达86.4%，6项指标呈现近月节律（$P < 0.01$），说明了中医学月经产生重在"肾"和月经调节关乎"血气"在解决临床问题中的意义。

近年内有关中医药周期疗法使用广泛，周期疗法形成依据每个月经周期中，阴阳气血具规律性的消长变化。若这种消长节律发生变化，可导致月经的周期、经期或经量的异常。在调经的治法方面，也应遵循月经周期阴阳气血的消长规律，进行周期性的调理。

孙宁铨、夏桂成、罗元恺等专家对此均有论述。中西医结合妇科学专家孙宁铨也以肾气和气血的变化为指导，将月经周期分为经期、经后期、真机期、经前期。以肾气的阴阳转化为主要依据，以内分泌活动变化作为参考，提出了：周期的第4~14天为经后期，血海空虚，子宫内膜完成修复，增生变厚，故此期应当养阴调气血；周期的第14天左右，天癸至，卵泡成熟而排卵，基础体温上升，基础代谢旺盛，由阴转阳，故此期当因势利导，温阳通络，行气活血；排卵后至行经前的14天左右是经前期，肾阴充盛，转化为阳而发挥出阳的功能，子宫内膜持续增厚，腺体继续变长、弯曲，为受孕做准备，故此期应阴阳平补、气血双调；至行经期，血海盈满，在阳气推动下而泄，故主张通因通用，因势利导，采用行气活血调经法。

夏桂成先生提出"整个月经周期确是一个阴阳消长的过程"，并采用经后期养血以奠定物质基础，经间期调气活血以促进排卵，经前期温补肾阳以暖宫待孕，行经活血为主以清源洁流的法则，抓住了调治月经周期的主动权，治疗月经病取得了较好疗效。

类似的研究还有胥京生，也以肾气－天癸－冲任为轴心，以肾气为核心；在调整月经周期中以阴阳互根为原则；治疗月经病，经后期予促排卵泡汤补肾滋阴，经间期予促排卵汤补肾通络，经前期予促黄体汤温阳补肾，月经期予调经活血通经等。

现有各种各样的中周疗法的报道，在妇产科的运用越来越广泛，有研究者将文献资料做了检索，并对资料进行了统计分析，其中将分期、辨证、临床常使用的药物作了分析和统计，其主要治法为补肾和活血通经。不同医家在运用此法时选方用药又有所侧重，近年来中药人工周期疗法在选方用药上有了很大的发展和提高，可用于治疗月经病（如功血、闭经、多囊卵巢综合征等）、不孕症、习惯性流产、子宫内膜异位症等。现代研究也证实，补肾可以促进卵泡发育。在补肾的基础上用活血化瘀法以改善循环和微循环，增加血流量，提高排卵率。余运初发现补肾中药（巴戟天、菟丝子、肉苁蓉）能使实验的大白鼠增加垂体和卵巢的重量，提高垂体对下丘脑LH-RH的反应，分泌更多的黄体生成激素，提高卵巢HCG/LH受体功能，从而改善内在的神经内分泌调节机制。李炳如等提出补肾中药可能增强下丘脑－垂体－卵巢促黄体功能。廖玎玲证实中药人工周期法对下丘脑闭经妇女垂体促性腺激素起正反馈兴奋作用。林至君观察到活血化瘀能促进成熟卵泡排卵。中药人工周期疗法以整体观念为指导，以肾的阴阳转化为主要依据，通过辨证论治来调节全身脏腑阴阳气血的动态平衡，从而提高机体本身的调节能力，使内在因素能正常发挥作用。

综上所述，可以初步归纳为：月经的产生和周期的调节是以脏腑、经络、气血的协调作用为生理基础，以肾气－天癸－冲任－胞宫为月经产生与调节的轴心，以阴阳消长、血气盈亏的变化为月经节律的体现。这些认识、观点和研究成果，虽尚处于研究的初步阶段，但已经在传统的"取类比象"上进一步，发展了"辨证论治"的内容。

第四节　带下生理

带下一词，首见于《素问·骨空论》，有广义和狭义之分。广义带下病泛指经、带、胎、产、杂等一切妇科疾病，因其多发生带脉以下，故而称为带下。《金匮要略心典》曰："带下者，带脉之下，古人列经脉为病，凡三十六种，皆谓之带下病，非今人所谓赤白带下也。"因此古人称妇产科医生"带下医"；狭义带下是妇女阴道排出的一种质稀或黏稠的液体，如带绵绵而下。正如《女科证治约旨》所言："阴中有物淋漓而下，绵绵不断，即所谓带下也。"又有生理性和病理性之分。

生理性带下是指一定年龄阶段的健康女性阴道所溢出的一种色白或无色透明、无臭、黏而不稠、其量适度的阴液，俗称白带，即生理性带下。正如：《沈氏女科辑要》引王孟英所云："带下，女子生而即有，津津常润，本非病也。"本节主要针对生理带下进行阐述。

一、生理带下的产生

生理性带下是肾精下润之液，中医认为肾是水脏，液为肾精所化，润滑如膏，具有濡润、补益作用，流于阴道，充养和濡润阴道和外阴。《景岳全书》说："盖白带出于胞中，精之余也。"《血证论》说："而胞中之水清和，是以行经三日后，即有胞水……乃种子之的候，无病之月信也。"生理带下其性黏稠净洁乃属为液，与液的生化同源。《灵枢·五癃津液别》说："津液各走其道……其流而不行者为液。"妇女生理常态中，青春期前肾气未盛，天癸未至，带下量少；14岁左右，肾气初盛，天癸泌至，带下始见明显增加；青春期肾气平均，发育成熟，带下津津常润；经间期乃阴生阳动的絪缊的候，带下的色泽明净，量亦稍增；妊娠期阴精聚下，冲任充盛，带下质较稠厚。绝经以后肾气渐衰，真阴渐亏，天癸竭止，月经断绝，带下亦涸，阴中失润。这些生理现象说明带下的出现、泌淖与涸竭以及量、色、质的变化，如同肾气主司之月经一样，皆有其常度。《素问·逆调论》说："肾者，水脏，主津液"；《素问·骨空论》说："任脉为病，女子带下瘕聚"。脾主运化，行津液，布精微，脾气转输运化津液各走其道，液渗于前阴后窍，与精之余和合为液。故临床上治带下病多从脾从肾。由此说明，中医妇科学所称之生理性带下，来源于先天肾中精气及脾胃化生的水谷精微，禀肾之收藏、疏泄，脾气之转输、统摄，由任脉主司，受带脉约束。当肾气充沛，肾精盛实，天癸泌至，阴液源源淖泌于胞中、前阴，而成为生理性带下。其表现与月经周期有同步的效应，受阴阳消长转化的节律影响。

此外，带下的产生机制在中医学的典籍中已经明确，带下的产生与任、督、带等奇经的功能有直接关系。任脉在带下的产生上有重要作用，任脉主一身之阴精，凡人体精、血、津、液都由任脉总司。而任脉所司之精、血、津、液失去督脉的温化就要变为湿浊，任脉所主之阴精失去带脉的约束就要滑脱而下，成为病态。因此任脉化生生理带下这一功能又与督脉的温化、带脉的约束有关。由于生理性带下在月经初潮后明显出现，在绝经后明显减少，而且随着月经的周期性变化，带下的量也有周期性改变，因此带下的产生与肾气盛衰、天癸至竭、冲任督带功能正常与否有着重要而直接的关系。

根据月经产生机制的阐述，则生理性带下产生的机制可以认为是：在肾气旺盛的情况下，脏腑的精气在天癸作用下，通过任脉的化生功能及督脉的温化、带脉的约束作用，精液由阴道内分泌外流而成。

二、生理带下的作用

带下属阴液，"液者，所以灌精濡空窍者也"（《灵枢·口问》）。"五谷之津液，和合而为膏者，内渗于骨空，补益脑髓，而下流于阴股"（《灵枢·五癃津液别》），明确指出液之性稠滑如膏，具有濡润、补益的作用，流于阴股以充养、濡润前阴空窍。《血证论·崩带》提到：带下亦如无病之月信，泌之有信，如脾经土气冲和，则带脉宁洁，胞中之水清和，得肾中天癸之水，此乃种子之候。可见生理性带下于经间絪缊之期，阴盛而阳生之候，或经前冲任血海阴血盈满之时，或当妊娠阴血下聚冲任以养胎元之期，带下量可增多，色、质、气味无异常，提示出带下与生殖有关。

女子 14 岁左右，在肾气的推动下，天癸泌至，此时生理性带液产生并滋润营养阴窍、子门、子宫，使这些生殖器官逐渐发育成熟。根据女性生理解剖特点，子门连接阴道，通于阴门，故易受外邪侵袭。因为有生理性带液的滋润、支持保护，阴道、子门、子宫才具备抵御外邪的能力。正如《诸病源候论》曰："风邪乘虚入于胞中，损伤冲任之经，……致令胞络之间秽与血相连而下，冷则白，热则赤"，可见生理性带液是保证和维护阴道、子门、子宫抵御外邪的基础，失之则会导致病理性带下发生。

西医妇科学认为，生理状态白带包括来自大小阴唇、前庭大腺、宫颈腺体的渗出液；阴道黏膜的分泌物和阴道壁的漏出液；阴道脱落细胞、外阴的分泌物；少量为子宫内膜所分泌及输卵管液。其产生的量及成分受性激素（主要是雌激素）及性兴奋所调节。而阴道液的pH 又沿阴道长轴而有差异，下端 pH 为 $4 \sim 5$，上端 pH 为 $6 \sim 7$，宫颈 pH 为 $7 \sim 8$，并且 pH 在月经周期不同时期中有所变化。

具体而言，前庭大腺分泌一种无色清澈微酸的液体，维持前阴黏膜的湿润，性兴奋状态时，这种液体的分泌显著增加。阴道内常仅有 $0.5 \sim 1ml$ 稀糊样液体，它来自阴道壁毛细血管的血清漏出液，混有少量子宫内膜腺体及输卵管腺体的分泌物、脱落的阴道上皮细胞和少部分宫颈柱状细胞；宫颈腺体分泌宫颈黏液，外观极像鸡蛋清，也有蛋清一样的黏性，呈碱性。在排卵期宫颈黏液量增多且变得稀薄，从而使阴道液的酸度降低，有利于精子的存活及通过。普遍认为维持精子代谢活力的贮藏物包括宫颈黏液和子宫液。

子宫颈腺细胞所分泌的黏液的物理、化学性质，皆受雌激素的影响而有明显周期性变化。如果子宫颈环境适合，精子不但有机会可以通过子宫颈到达宫腔，而且还能自子宫黏液中摄取养分，增强其活动力，使精子能继续游入输卵管与卵子会合，这在受孕机制中极为重要。在排卵期因受雌激素的影响，蛋白溶解酶可以水解蛋白质中轴使上述纤维平行排列且使其间隙增宽，在黄体期黏液的纤维形成网状。在排卵期子宫颈黏液的水分、无机盐、碱、葡萄糖等含量都有增高，而白蛋白、油脂等降低，其他如钾、钙、镁、磷酸盐、硫酸盐和次碳酸盐等含量在黄体期有增高。同时，子宫颈黏液具有多种液流学特征，如黏度、液流、弹性、黏性等。在月经刚净时体内雌激素水平低，子宫颈内所含液体量很少，当雌激素不断增多，其含量也逐渐增多，并逐渐变薄而透明，黏性也逐渐增强，在排卵期达高峰，黏液量可增多 10 倍，拉丝度可长达 10cm 多。此时子宫颈口变圆而稍开大，如瞳孔样。在排卵以后，由于受孕激素的影响，子宫颈黏液量逐渐减少、变得稠厚而混浊，缺乏黏性，易断裂，养分减少。子宫颈内黏液，由于受雌激素的影响，可出现羊齿植物叶状结晶，这种结晶常在月经周期第 6~7 天时开始出现，到排卵期最为清晰而典型，分支特别多而密，排卵后结晶逐渐模糊，至月经周期第 22 天左右便完全消失，而相对地细胞型逐渐增多。所以，根据多次子宫颈黏液结晶的变化，结合宫颈黏液拉丝试验，了解卵巢功能，是一种简单易行的辅助诊断方法之一。子宫颈黏液的上述变化受卵巢激素的影响而呈周期性改变，这种改变，于排卵期有利于精子的穿透与供应精子游行的营养。

事实上，女性生殖道分泌物除了具有润滑和清洁防卫作用外，与生殖生理有密切的关系，主要是对精子获能有重要的作用。

所以，中医学称"带下精之余也"，"带脉宁洁，胞中之水清和，得肾中天癸之水，此乃种子之的候"，不无道理。

三、生理带下理论的临床意义

带下病是中医妇科学的一大门类疾病，但关于生理带下的理论问题，中医学阐释不多。本书根据中医学"液"的基本理论和临床论治的记述，以及《中医妇科学》初次提出的"带下生理"的有关论述，进而阐述生理带下理论，为带下病病因病机的阐释和辨证论治提供一定的理论依据，如脾气不运、湿注下焦（或湿蕴化热），肾气不固、精液下夺，均可导致带下病，临床治疗带下病多从脾从湿从肾论治，这些治疗思路均需生理理论的支持，所以，研究补遗带下生理的意义即在于此。

第五节　妊娠生理

一、中医学妊娠生理的基本理论

妊娠指胎儿在母体内生长发育的过程，是妇女繁衍后代的生理功能，中医学总称为"嗣育"。"嗣"是指子孙后代，"育"指生育。男女适龄成婚，阴阳交配受孕而成胎。从受孕至胎儿发育成熟，胎儿胎衣（胎盘和胎膜）娩出称为妊娠，历时 10 个妊娠月俗称"怀孕"，《黄帝内经》称"妊子"、"怀子"、"有子"、"重身"，有些医书简称"孕"、"妊"、"娠"。如《左传》载有"后婚方娠"，《周易》有"妇三岁不孕"的记载，《金匮要略》称"妊娠"，《说文解字》，解释为："妊，孕也"，"娠，身动也。"

早在公元前 11 世纪的《易经》中即有"天地絪缊，万物化淳，男女构精，万物化生"之言，提出了生命是由男女构精而成，此为生殖生理最早的理论基础。此处所述之精，可理解为卵子的受精。《黄帝内经》中记有"故生之来谓之精，两精相搏谓之神"，前面所提的精，可理解为演化为新生的原始生命物质；后面的精指男女双方生殖之精。男妇两性的生殖之精的相结合成胎，胚胎形成后不断发育变化成形神俱备的胎儿。《灵枢·决气》提出了男女需肾气盛天癸至，女子任通冲盛日月事以时下，男子精气溢泄，阴阳相合才能成孕的理论。

妊娠诊断的最早论述，在《素问·阴阳别论》中载有"阴搏阳别谓之有子"，《素问·平人气象论》记有"妇人手少阴脉动甚者，妊子也"。

北齐徐之才所著《十月养胎方》记载了胎儿逐月发育情况。隋代《诸病源候论》也有胎儿发育的记载，唐代《千金要方》对妇科疾病的认识有很大发展，其在3卷妇人方中，首先论述求子，并提出需要设立妇科专科来进行研究。其后第一部产科专著《经效产宝》（公元852年）问世，为以后产科学的发展奠定了基础。明代即有预产期的计算方法，李梴《医学入门》中记有"气血充实，则可保十月分娩，……凡二十七日即成一月之数。"按李氏的计算测为270天，与西医学计算的280天相近，且孕期实际也不一定为280天，提前或延后10天左右亦属正常范围。至于预产期的预算，均以末次月经的第1天算起（因受精时间无明显标志），以月份加9（或减3）日期加7计算，如以农历计算则日期加14天即是。

历代医著不少篇章专立有"求嗣"、"种子"、"胎教"等，其中许多观点与现代医学的优生、围生期保健相吻合。

（一）受孕条件

中医学对受孕的研究在"求嗣"、"种子"等内容中有详细记载，如《褚氏遗书》中记有"合男女必当其年，男虽十六而精通，必三十娶，女虽十四而天癸至，必二十而嫁，皆欲阴阳实而交合，则交而孕，孕而育，育而有子，坚壮强寿。今未笄之女，天癸始至，已近男色，阴气早泄，未完而伤，未实而动，是以交而不孕，孕而不育，育而子脆不寿。"《妇人大全良方·求嗣门》指出："凡欲求子，当先察夫妇有无劳伤痼疾，而依方调治，体内外平和，则有子矣。"《广嗣纪安择配篇》提出"螺"、"纹"、"鼓"、"角"、"脉"为"五不女"；即指生殖器官先天发育畸形，因不能交合受孕，故不宜婚配。《万氏女科·种子章》中亦提到：欲种子成孕，贵在有时，男方宜清心寡欲以养其精，女方则须平心定气以养其血，若气候反常，或情志有伤，或醉饱劳倦等，则不宜同房以种子。说明明代就对外界和内在因素对妊娠的不良影响有所了解。《大生要旨》中载有"凡妇人一月行经一度，必有一日絪缊之候，于一时辰间……此的候也，于此时顺而施之，则成胎矣。"此处的絪缊、的候相当于现代医学的排卵期，是受孕之良机。

受孕的首要条件是肾气盛，如《傅青主女科·妊娠》云："夫妇人受妊，本于肾气之旺也"，《医学衷中参西录·治女科学》也云："男女生育皆赖肾气作强……肾旺自能萌胎也"。

受孕须具备以下几个条件：

1. 阴阳完实　男女双方必当成熟年龄，发育健全，男精实（精液检查结果正常），女经调（月经正常，有排卵）。

2. 阴阳合和　男女无痼疾劳伤损精，无生殖器官畸形或梗阻，无碍交合构精，且交合须于絪缊的候期，方能成孕。

3. 两精相搏，种子胞宫　男女生殖之精搏合成精（受精卵）并能种植于发育良好的胞宫内，且赖肾气、天癸、冲任、气血的资养方能成胎。

（二）受孕机制

受孕是妊娠的开始，男女成熟的生殖之精相结合，孕育于子宫腔内，即可成孕。《类经·藏象类》说："两精者，阴阳之精也，搏，交结也……凡万物生成之道，莫不阴阳交而后神明见，故人之生也，必合阴阳之气，……有子之道必阴阳合，而后胎孕乃成。"基本概括了中医对受孕机制的认识。

（三）胎儿的发育

受孕之后，胎儿在母体胞宫内按序发育成长，经过 10 个妊娠月后，瓜熟蒂落而分娩。早在《灵枢·决气》中已指出："人始生，先成精，精成而脑髓生，骨为干，脉为营，筋为刚，肉为墙，皮肤坚而毛发长。"此处之精应理解为受精卵，此文即说明了胎儿的发育及主要解剖结构。《千金要方·养胎》引北齐·徐之才说："妊娠一月胚，二月始膏，三月始胞，四月形体成，五月能动，六月筋骨立，七月毛发生，八月脏腑具，九月谷气入胃，十月诸神备，日满而产矣。"这些按妊娠月计算胎龄的方法和对胎儿发育情况的观察与西医学基本一致，仅其中的内容稍有出入，但在当时条件下，已是很有成就的了。

妊娠生理是一复杂的生理过程，中医学妊娠生理观对指导妊娠病的论治具有临床意义，故有继承的必要。

（四）胎教

胎教是中医学妊期育胎、优生的措施，记载颇早。据考证在《周代列女传》中就有"太妊者，文王之母也，及其有娠，目不视恶色，耳不听淫声，口不出敖言"的记载。以后历代有关胎教的论述颇多。如《诸病源候论·妊娠候》载有"欲令子贤良盛德，则端心正坐，清虚和一，坐无邪席，立无偏倚，行无邪经，目无邪视，耳无邪听，口无邪言，心无邪念，无妄喜怒，无得思虑，食无到窬，无邪卧，无横足，思欲果瓜，味酸菹，好芬芳，恶见秽臭，是谓外象而变者也。"徐子才的足月养胎法中，对胎儿逐月的长养情况，母体十二经气血的盈亏以及孕妇的起居饮食、情志等，都提出了较具体的方法。《千金要方·养胎论》及《万氏女科·胎养》中都有类似的论述。《妇人良方大全》专立了胎教门，提到了求嗣已明，须知胎教，其核心在于探索孕期保健，以达到优生的目的。

二、妊娠期母体的变化

妊娠期为了适应胎儿生长发育的需要（在主要新增加的器官——胎盘所分泌的绒毛膜促性腺激素、胎盘生乳素及甾体激素中雌、孕激素的影响下），母体各系统会发生一系列适应性的生理变化。分娩后（随着胎盘的排出，这些激素在体内急剧减少并消失），由妊娠引起的各种变化亦于产后 2~6 周内逐渐恢复。对这些变化的了解，有助于科学地做好孕期保健，及时而有效地处理妊娠期孕妇所发生的异常，防止向病理方向转化。对有器质性疾病的孕妇能否胜任妊娠和如何监护，在了解了妊娠期母体生理变化的基础上可以作出正确估计及处理，防止病情恶化，确保母儿安全，同时也为正确处理分娩及产褥打下基础。

妊娠期母体的变化有以下几个方面：

1. 月经停闭　妊娠后，阴血下聚养胎，上循胃经以营乳，血海藏而不泄，故月经停止来潮。

2. 早孕反应　妊后血气聚下以养胎儿，"胞宫血聚气实"，然"胚之时""血气未用"

（《圣济总录》），"兼以血海停闭，经血不潮，是以冲任胞宫血气旺盛，冲气盛则易于上逆"，"子宫经络，络于胃口"（《医学入门》），冲脉与阳明会于气街，故上逆之冲气易循经犯胃，导致胃失和降，而出现恶心、晨吐等现象；随着气血下注，机体正气相对不足，则易出现倦怠、嗜睡现象；阴血相对不足则易生内热，是以有"胎前多热"之说。以上现象一般不影响孕妇的生活及工作，短期后自然消失，为正常生理现象。

3. 乳房变化　孕后感乳房发胀、刺痛、触痛，孕 8 周后乳房逐渐增大隆起，乳头乳晕着色加深，《生心宝录》载有："妇人乳头转黑，乳根增大，则是胎矣。"至妊娠 4、5 月后，自乳房可挤出少许乳汁，《医宗金鉴·妇科心法要诀》云："妇人经水不至……五个月后，以孕妇乳房辨之，若乳房升大而有乳者是孕"。

4. 脉象　孕后脉象亦有相应变化，多呈滑疾流利，按之应指，尤以尺脉较为有力；3、4 个月后，脉象较数。《素问·阴阳别论》记有"阴搏阳别，谓之有子"，王冰注释云"阴谓尺中也，搏谓搏触于手也。尺脉搏击，与寸脉殊别，阳气挺然，别有妊之脉也"。因肾主胞胎，妊娠之后，肾气充盛，故肾脉应指而有力。《脉经·平妊娠分别男女将产诸法》记有"尺中，肾脉也，尺中之脉按之不绝，法妊娠也。"这就明确指出尺脉属肾，妊娠则肾气旺盛，尺脉亦盛，故诊尺脉按之不绝，可作为妊娠诊断之参考。《胎产心法》记有"凡妇人怀孕，其血留气聚，胞宫内实，故尺阴之脉必滑数。"因孕妇的血脉需供养胎儿，血流量增加，故呈滑数之脉。但有少数体弱妇女，早孕滑脉不明显，故不能单凭脉象诊断妊娠。

妊娠中晚期，随着孕月递增，胎儿渐大，孕妇"腹中增一障碍则降之气必滞"（《沈氏妇科辑要笺正》），故在妊娠晚期孕妇易出现气机升降失调之证，同时"胎碍脏腑，又易致脏腑机括为之不灵"而见脏腑尤其脾、胃、肺、肾功能失常的表现。当此之时，若孕妇体质素弱或为情志、外邪所伤，则可诱发子晕、子肿、子嗽等妊娠病证。

随着胎儿的增长；胞宫逐渐增大，小腹逐渐膨胀，4～5 月后，孕妇自觉胎儿在胞宫内活动，孕 6 个月后宫底上升至脐以上，以后继续增大，近足月时稍有下降。

第二章 中医妇产科辨证概要

辨证论治是妇产科认识疾病和治疗疾病的基本方法。辨证是辨别各种疾病所反映的证候，论治是根据辨证的结果确定治疗原则和方法。辨证是否符合疾病的客观实际，又可以通过辨证后施行对证治疗的效果予以反证。所以辨证论治是认识和治疗疾病的思维方法，而辨证则是论治的先决条件。

在妇产科疾病的发生发展过程中，同一疾病，在其不同的病理阶段可以反映出不同证候，并随年龄、体质、性格、环境、生活习惯、诱发因素等之不同，和经期、孕期、产褥期、哺乳期、更年期、绝经期等不同的生理时期，亦可表现为不同的证候。因此，妇产科疾病的辨证必须结合望、闻、问、切四诊和妇女的生理病理特点，全面了解疾病在机体反映出的症状，才能正确地辨识证候。

第一节 辨证原则

疾病的辨证，必须遵循"谨守病机，各司其属"的原则，通过疾病的各种表现，结合病因病机进行归纳、分析，寻找证候的属性所在。

妇产科的辨证须遵循下列原则。

一、妇产科特性证候与共性证候相结合

由于经、带、胎、产四大类疾病及前阴病等是妇女特有的疾病，乳房病又多发生于女性，因此这些疾病的发生和发展一定会表现出与这些方面的病理改变相关的证候特性，所以辨证应重在辨析：①月经的期、量、色、质、气味和伴随月经而发生的症状；②带下的量、色、质、气味；③妊娠期母体的生理病理改变以及胎孕异常、胎儿存殁和发育等情况；④产时及产后母体的生理病理变化，产伤的恢复和乳汁的多少、有无；⑤前阴的肿瘤、瘙痒、干燥不适和横痃痈毒；⑥乳房的大小，有无肿痛结块、溢乳；⑦小腹疼痛及结块等情况。但是，经、带、胎、产等方面的异常往往是女性整体气血、脏腑及经络、津液病变的反映，所以还须同时结合全身情况进行辨证，才能抓住证的实质。

二、辨证与病机相结合

病机往往是证确立的依据，所以辨证时必须紧扣病机。例如绝经前后诸症，有月经不调、精神神经症状、心血管症状、泌尿道症状、皮肤以及生殖道症状等多系统、多脏器的临床表现，证候复杂多变，似无从着手辨证，若从绝经前后肾气渐衰而发病的主要机制进行分析，就可以归纳为月经不调、腰膝酸软为绝经前后诸症的基本证——肾虚证的表现，而偏肾

阴虚者以轰热汗出、心烦失眠、头晕目眩、阴部干涩、皮肤瘙痒、烦躁易怒为主症；偏肾阳虚者以恶风汗出、精神萎靡、心怯恐慌、水肿便溏为主症；肾阴阳俱虚者则两者兼而有之。这样，以肾虚为纲，偏阴虚、偏阳虚为目，证候便一目了然，而对其他兼症，就容易辨识了。

第二节　妇产科辨证

妇产科辨证，是以八纲辨证为指导，脏腑、气血、奇经辨证为基础，同时根据妇女生理病理特点进行全身证候（共性证候）辨证与妇产科特有证候（特性证候）辨证相结合的辨证方法。

一、妇产科常见证的辨证方法及要点

中医妇产科的辨证，必须通过疾病的证候分析，确定其证属寒性或热性，属虚证或实证，病在脏或在腑，病在气或在血等。辨别妇产科疾病的证候属性，是辨证的方法之一。

（一）妇产科病的脏腑辨证

脏腑辨证，是根据脏腑的生理功能、病理变化对疾病的证候进行分析、归纳的过程，以此判断病变的部位、性质、邪正盛衰，为治疗提供确切依据。妇产科疾病的发生与五脏功能失常关系至为密切。下面就妇产科常见病证的肾、肝、心、脾、肺辨证作一扼要的归纳。

1. 病在肾的辨证

（1）肾气虚证：特性证候：月经初潮较迟，经行先后不定，经量或多或少，经水妄行，量多如崩或淋漓不止，经色淡黯，经质稀薄，或经行推迟甚至经闭不通，孕后腰酸下坠或胎漏下血，甚或屡孕屡堕，产后小便频数与失禁、子宫脱垂等。

共性证候：面色晦黯，眼眶黧黑，头晕耳鸣，腰膝酸软，小便频数或尿失禁，舌淡红，苔薄白，脉沉细尺弱。

（2）肾阳虚证：特性证候：经行前后肢肿面浮，经期泄泻，白带清稀如水或如鸡蛋清样，子宫偏小，结婚多年不孕，孕后肢体水肿，胎水肿满或胎儿生长迟缓等。

共性证候：精神萎靡，腰脊酸楚，面色苍白，形寒肢冷，小便清长，夜尿频数，舌淡黯，苔白薄，脉迟两尺弱。

肾阳为人身之元阳，人体气血、脏腑、经络莫不赖此以温养，如肾阳虚衰不足以温煦脾土，则导致脾肾阳虚证；肾阳不足，膀胱失于温运，气化无权，可致膀胱失温证。这些证候在妇产科疾病中较常见。

1）脾肾阳虚证：特性证候：月经不调或崩中漏下，或经闭不来，经行泄泻，经行水肿，带下淋漓，妊娠肿胀等。

共性证候：面色苍白或晦黯，腰膝酸软，纳呆腹胀，大便溏薄，小便不利或夜尿频数，舌淡胖，苔白腻，脉沉缓弱。

2）膀胱失温证：特性证候：产后小便不通或频数与失禁，老年妇女小便频数，甚或、淋沥不禁。

共性证候：面色白，神疲畏寒，腰膝冷痛，腹冷便溏，舌淡红，苔薄白，脉沉细弱。

（3）肾阴虚证：特性证候：月经量少，甚则经闭不行，经间期出血，崩漏，带下，不孕等。

共性证候：腰膝酸痛或足跟痛，头晕耳鸣，五心烦热，咽干口燥，舌稍红而干或有裂纹，少苔或无苔或花剥苔，脉细数无力。

肾阴为人体阴液之源泉，肾阴维持肾的生理功能平衡之外，还滋养肝、肺、心之阴液。倘肾阴不足以涵木，则导致肝肾阴虚证；肾阴不足以养心，心火亢盛，则出现心肾不交证；肾阴不足以润养肺脏，又可出现肾虚肺燥证。以上各种证候均可在不同的妇产科疾病中出现。

1）肝肾阴虚证：特性证候：经行先后不定，量少淋漓，经色红而稠，经时发热，乳房胀痛，黄带或赤白带下，量少黏稠，孕后双目昏暗，视物不清，或妊娠腰骶酸痛，下肢搐搦，外阴斑白，干燥瘙痒或阴中灼热干涩，性交困难等。

共性证候：腰膝酸软，头晕目眩，烘热汗出，两目干涩，舌红，苔少而干，脉细弦。

2）心肾不交证：特性证候：绝经前后经候不匀，时来时止或停闭数月又复来潮，经水量多，色红而稠或量少不止，怔忡失眠，时时自汗盗汗，无故烦怒或恐慌，经期前后口舌糜烂，妊娠期间烦闷不安或心烦不寐，妊娠小便不利或淋漓涩痛，舌红或绛，少苔或无苔，脉细。

共性证候：腰酸膝软，五心烦热，心悸怔忡，健忘失眠，舌红少津，脉细数。

3）肾虚肺燥证：特性证候：经期吐血、衄血、血色鲜红而量少，妊娠期间咽燥声嘶，甚或失音，或咳嗽频频、日久不止，妊娠晚期或产后大便干燥难排。

共性证候：腰膝酸软，口燥咽干，干咳无痰，大便硬结，舌红，苔少，脉细。

（4）肾阴阳俱虚证：多为久病患者体质虚弱或更年期以后妇女。本证为肾阳虚证与肾阴虚证同时并见，辨证时可参考上述辨证方法。

2. 病在肝的辨证

（1）肝气郁结证：特性证候：经期推后或月经时早时迟，经量时多时少，行而不畅，经色黯红或有血块，经前乳房胀痛，小腹胀痛不舒，烦躁易怒，产后乳汁排出不畅或无乳，乳内结块疼痛等。

共性证候：精神抑郁或易怒，胸闷胁胀，舌黯，脉弦。

（2）肝经郁热证：特性证候：月经超前，淋漓日久，经血上溢自口鼻而出，血色深红而量多，经行双目干涩红赤，孕后心胸烦闷，坐卧不宁，经行或产后乳胀，乳汁自溢，或乳房痈肿等。

共性证候：精神烦躁或易怒，胸闷胁胀，口干口苦，舌红，苔黄，脉弦数。

（3）肝阳上亢证：特性证候：经期头痛、头痛目眩或脑转耳鸣，妊娠中、晚期头晕目眩，甚则头痛视蒙，心胸烦闷等。

共性证候：眩晕，耳鸣，耳聋，舌红，苔常或黄，脉弦数。

（4）肝风内动证：特性证候：妊娠晚期、临产时或分娩后，突然发作全身抽搐，牙关紧闭，甚则昏不知人等。

共性证候：头晕眼花，头痛，舌红，苔少，脉弦有力。

（5）肝经湿热证：特性证候：经行前后痤疮累累，小腹、外阴胀坠疼痛，黄带浓稠，量多味臭，阴部红肿瘙痒，黄水淋漓，不孕等。

共性证候：胁肋胀痛，皮肤风团疹点，瘙痒或黄水渗漉，面红唇赤，大便不调，小便短赤，舌红，苔黄腻，脉弦滑。

另外，妇女经前或孕后，肝气偏旺，若肝木乘脾，克侮胃气，则致肝胃不和证；肝经郁热，扰动心火，导致心肝火旺证。二证表现如下。

（1）肝胃不和证：特性证候：经前或经行期间，烦躁易怒，乳房胀痛，食欲不振，恶心欲吐，孕后呕恶，甚则食入即吐等。

共性证候：胃脘及两胁胀痛，呃逆嗳气，胸闷叹息，食后脘腹作胀，舌红，苔薄，脉弦滑。

（2）心肝火旺证：特性证候：月经先期或月经先后不定，经量增多，经色深红而稠，经行烦躁失眠或发狂，经后心烦不寐等。

共性证候：心胸烦热，面目红赤，头晕胀痛，口干口苦，小便黄，舌红，苔黄，脉弦数。

3. 病在心的辨证

（1）心气虚证：特性证候：经行错后或经闭不行，无故心中烦乱，悲伤欲哭或哭笑无常，呵欠频作，或经行情志异常等。

共性证候：心悸不寐，健忘失眠，面白自汗，舌淡，苔白，脉弱或数而无力。

（2）心血虚证：特性证候：经行前后精神恍惚，或惶惶不安，喃喃自语，失眠梦多，经量减少甚或闭经等。

共性证候：心悸怔忡，易惊健忘，面色淡黄，头晕目眩，舌淡红，苔薄白，脉细。

（3）心火旺证：特性证候：经行口舌生疮，糜烂肿痛，经行吐血、衄血，经行心烦失眠，妊娠小便淋痛等。

共性证候：面赤口渴，烦闷不寐，狂躁谵语，尿黄涩痛，大便干结，舌尖红或舌红，苔黄，脉数。

心的主要功能为主神明和主血脉，是调节人体气血、脏腑功能活动的重要枢纽。《黄帝内经》明言，心为君主之官，"主不明则十二官危"，故心病又可累及其他脏腑，导致妇产科疾病的发生。常见的有：

1）心肾不交证：见"病在肾的辨证"。

2）心脾两虚证：特性证候：月经过多，经色淡红，经质稀薄，崩中漏下或月经过少，闭经，产后血崩等。

共性证候：面色萎黄，神疲乏力，少气懒言，心悸健忘，失眠梦多，纳呆腹胀，大便溏薄，舌淡胖，苔白薄，脉细缓。

4. 病在脾的辨证

（1）脾虚血少证：特性证候：月经推迟，经量不多，经水稀薄而淡红，甚或经闭不行，行经之后头痛、身痛，或头晕心悸，妊娠之后，胎气不盛，胎儿生长缓慢，产后乳汁缺少等。

共性证候：面色萎黄，神疲肢倦，食少便溏，头晕心悸，舌淡红，苔薄，脉细缓。

（2）脾虚不摄证：特性证候：月经先期而至，经量增多，经期延长，甚或崩中漏下，绝经后经断复来，妊娠胎动下血，产后恶露过期不止或乳汁自出等。

共性证候：面色白，少气懒言，四肢倦怠，小腹空坠，舌淡白，苔薄白，脉沉缓无力。

（3）脾阳不振证：特性证候：月经过多或崩漏，经行泄泻，经行头面及肢体水肿。妊娠中、晚期水肿，或胎水肿满等。

共性证候：面色苍白，食少腹胀，四肢不温，腹痛喜暖，大便清稀，舌淡胖，苔白厚，脉濡细。

（4）脾虚胃弱证：特性证候：经行胸闷作呕，孕后恶心呕吐，乳头溢血或溢乳等。

共性证候：呃逆嗳气，食少便溏，恶心呕吐，舌淡红，苔薄白，脉缓弱。

（5）脾虚湿盛证：特性证候：经行大便溏薄、次数增加，经期或孕后头面、肢体肿胀，白带增多黏腻无臭等。

共性证候：肢体重着乏力，食后脘腹痞闷，大便溏薄，舌淡胖，苔白或白腻，脉缓滑或濡。

5. 病在肺的辨证

（1）肺气虚证：特性证候：妊娠后期，小便不通，产后大便不畅，努责难出或小便异常等。

共性证候：面色无华，气短声低，咳喘无力，舌淡红，苔薄白，脉虚弱。

（2）肺阴虚证：特性证候：经期吐血、衄血，血色红而量少；妊娠期间声嘶、咽燥，或久咳不愈，便秘。

共性证候：干咳无痰，小便黄少，大便干结，舌红，苔少，脉细数。

（二）妇产科病的气血辨证

气血失调是导致妇产科疾病的重要机制。因此气血辨证是妇产科常用的辨证方法。气血的失调在妇产科疾病发生的机制当中可有不同的变化，故证候的表现也随之不同。因此有病在气和病在血之分，病在气者，有气虚、气滞、气陷、气逆；病在血者，有血虚、血热、血寒、血瘀等。然"气为血帅，血为气母"，两者相互依存，相互制约；血病可以及气，气病又影响血的功能而致气血同病，如气滞血瘀、气虚血滞、血竭气脱、气陷血陷、气逆血逆等，临证时应结合气血病理特征和妇产科疾病的病理特点进行辨证。

1. 病在血的辨证

（1）血虚证：特性证候：经期错后，经水稀少，经色淡红，甚或经闭不行，经期或孕后皮肤瘾疹瘙痒，绝经前后皮肤感觉异常，妊娠期间头晕心悸，胎萎不长，产后腹痛绵绵或低热，头晕眩冒，下肢搐搦，乳汁稀少等。

共性证候：面色萎黄或淡白，头晕眼花，四肢麻痹，心悸失眠，舌淡白，苔薄，脉细。

（2）血热证：特性证候：月经先期，经期延长，崩中漏下，孕后胎漏下血或胎动不安，甚或胎死腹中、堕胎小产、产后恶露过期不止等。

共性证候：面赤或颧红、唇红，发热躁扰，口干，出血，舌红，苔黄，脉滑或细数。

（3）血寒证：特性证候：月经滞后，经量少，经色黯，有血块，经行不畅，甚或闭经，经来小腹冷痛，或婚后不孕、产后腹痛、身痛等。

共性证候：面色青白，形寒肢冷，腹痛喜暖，小便清长，大便不实，舌黯，苔白，脉沉紧或沉涩。

（4）血瘀证：特性证候：月经妄行，经血多少不定，多者如血崩或少量淋漓不断，经色黯红，血块多，经行腹痛拒按，瘀块排出腹痛得以减轻以至消失，或死胎不下，异位妊娠，产后腹痛，恶露不绝，子宫内膜异位症，子宫肌腺症，盆腔淤血症，慢性盆腔疼痛症、不孕，癥瘕等。

共性证候：痛有定处而拒按，或有瘀块，硬满或痛或不痛，皮肤瘀斑、瘀点，舌紫黯，有瘀点、瘀斑，苔薄白，脉弦或弦涩。

2. 病在气的辨证

（1）气虚证：特性证候：月经趋前，经血量多或经水延期不止，经色淡红而质稀，孕后胎动下坠，或妊娠后期，小便不通，产时阵痛微弱，产程延长而致难产，产后自汗，恶露不绝，产后排尿困难，子宫脱垂等。

共性证候：面色㿠白，头晕眼花，神疲乏力，少气懒言，自汗，舌淡白，苔薄，脉虚软。

（2）气滞证：特性证候：经前小腹、乳房胀痛或伴心烦易怒，肢体肿胀，经期延后，经量不多，行而不畅或伴瘀块等。

共性证候：腹部或胁肋胀闷疼痛，时轻时重，时作时止，舌苔或正常，脉弦。

气血同病者，按临床表现偏于气或偏于血，以及气血在发病中的主次先后，参考上述各证辨法。

（三）妇产科病的奇经辨证

奇经八脉尤其是冲、任、督、带四脉的病理变化可以反映妇产科疾病的病变所在。徐灵胎对奇经病变与妇产科疾病的关系作了高度概括的论述，认为"经带之疾，全属冲任"。因此，奇经病变常表现为妇产科的主要证候。

1. 冲任虚衰证　证见月经推迟而至，经色淡红，经量少或经闭不来，婚后不能怀孕，孕后胎漏或胎动不安等。

2. 冲任不固证　证见月经提早，经水量多，经期延长，甚或崩中漏下，流产、早产，产后恶露不绝，子宫脱垂等。

3. 冲脉气逆证　证见孕后恶心呕吐，经期吐血、衄血，经时头痛、眩晕等。

4. 寒滞冲任证　证见月经推迟，经水少而来之不畅，经色黯或有血块，经期腹痛，不孕，孕后腹痛，盆腔包块或痛或不痛等。

5. 热扰冲任证　证见经期提早或经乱，经色深红而量多，胎漏下血，血色深红，产后发热或恶露不绝等。

6. 湿热（热毒）蕴结任、带证　证见带下黄稠，阴中生疮，阴部肿痛，外阴瘙痒，盆腔炎症，产后发热等。

7. 督脉亏虚证　证见妊娠腰脊寒冷或腰酸背痛，脑空耳鸣，健忘，不孕等。

8. 瘀阻冲任证　证见经行先后不定，经血时多时少或崩中漏下，产后恶露量多如注或淋漓不断，经血紫黯有块，小腹或两少腹部疼痛固定不移，或经行腹痛，异位妊娠，产后腹痛，不孕，盆腔癥块等。

（四）妇产科病的感染邪毒辨证

近10多年来，随着社会流动人口增多，其中极少数的性传播疾病患者，成为传染源，使感染邪毒的妇产科疾病得以传播。产后痉病有因感染破伤风而致者，亦属感染邪毒病证范畴。

感染邪毒病证大多表现为湿热、湿毒实证，亦有表现虚实夹杂证候者。对此类疾病辨证时，要特别注意邪毒接触病史的询问和进行妇科检查和必要的实验室检查。常见证候有下列几种。

1. 湿证蕴结证　特性证候：带下增多，色黄绿如脓样或淡黄色如奶样，有泡沫，或色白如凝脂样，气味腐臭或腥臭，阴部潮红灼热伴瘙痒，或小便短赤涩痛或如脓水样、米泔样等。

共性证候：发热或不发热，脘腹满闷，恶心呕吐，口中黏腻，食欲不振，口干不欲饮水，大便不爽，舌红，苔黄腻，脉弦滑数。

2. 热毒壅盛证　特性证候：小腹灼热，疼痛拒按，盆腔肿块压痛，带下色黄、质稠，气味臭秽，月经量多或崩中漏下，夹有瘀块，产后恶露不止伴有臭气，阴部疮疹、菜花状和乳头状湿疣，皮肤杨梅样疹或腹股沟部硬结、浅盆状溃疡等。

共性证候：高热恶寒，甚或高热寒战，皮肤斑疹，口干渴饮，大便燥结，小便短赤，舌红或舌绛，苔黄燥，甚或起芒刺，脉滑数。

3. 正虚邪盛证　特性证候：月经稀少，经色黯红，阴部及口舌疮疹等。

共性证候：身体消瘦，精神倦怠，食少便溏，甚或腹泻反复发作，低热咳嗽，瘰疬累累，或癥瘕结块，舌淡黯，或有瘀点、瘀斑，苔腻或花剥，脉弦细涩。

4. 脾肺虚损证　特性证候：月经后期量少，经色淡红质稀，阴部疮疹，甚或形成溃疡，疮面黄水淋漓，不痛不痒等。

共性证候：羸瘦乏力，低热起伏，咳嗽痰少或干咳无痰，食欲不振，慢性腹泻，舌淡红，苔白，脉细缓。

由于这类病证的邪毒多由性接触传染而来，生殖器局部的证候尤要重视。当病势蔓延至全身，局部病变往往容易为全身证候所掩盖，因此，辨证时必须全面了解疾病发生和发展的全过程，才能正确辨证。

（五）三焦辨证

三焦，指上焦、中焦、下焦，常以此概括病之部位及传变。妇产科的临床中有时也采用三焦辨证。

病在下焦的辨证：

1. 下焦湿热证　特性证候：带下量多，色黄，或如脓，或夹血，有臭味，阴痒，阴疮，阴吹，崩漏，痛经，产后发热，恶露不绝，妊娠小便淋痛等，或兼见少腹疼痛作胀。

共性证候：困倦厌食，或大便溏，小便黄，苔黄厚腻，舌质红，脉滑。

2. 下焦虚寒证　特性证候：带下量多、质清，小腹空坠，痛经，不孕，月经过少，闭经。

共性证候：腰膝酸软，小便清长，四肢不温，舌质淡，苔薄白，脉沉弱。

（六）卫、气、营、血辨证

卫气营血辨证是温病的辨证方法，它以卫、气、营、血归类证候，认识病变之程度、深浅与传变。在妇产科临床中对一些急性感染的疾病有时亦采用这种辨证方法。如产后感染发热，证见恶寒、发热、苔薄白、脉浮者，病在卫分；证见壮热、烦渴、汗多、恶露臭秽、大便结燥、小腹疼痛、苔黄、脉洪大者，病在气分；证见高热不退、谵语、舌绛苔黄或黄腻、脉多数，病入营分；证见神昏谵语、皮下出血、高热而肢冷、面色发白、舌红绛、苔黄燥、脉数而微者，病入血分。

二、妇产科各类病的辨证要点

妇产科病分为月经、带下、妊娠、产后和杂病等五类，除杂病外，各类疾病均有其各自特殊的病理变化规律，在错综复杂的证情中，形成各类病的证候特征，这些特征性的证候，是指导临床辨证的重要依据之一。

（一）月经病辨证

月经病辨证是以月经周期、月经量、月经色、月经质和行经天数为主要的辨证依据，同时结合全身证候、舌、脉等综合分析。

月经病辨证要点：月经先期、量多、色红、质稠者，多属血热；月经先期、量多、淡红、质稀者，多属气虚；月经后期，量或多或少，经色黯红，质稠，或夹瘀块者，多属气滞；月经后期、量少、淡红、质稀，多属血虚；月经后期，量多或量少，淋漓日久，经色紫黯有块，多属血瘀；月经先后不定期，量或多或少，经色黯红，质稠，多属肝郁；月经先后无定期，量时多时少，经色淡黯，质稀薄，甚或如乌豆汁样，多属肾虚。

有些症状如小腹疼痛、乳房胀痛、头痛、吐血、衄血、口舌糜烂、水肿、泄泻、发热等，每于月经来潮同步出现，并且作为就诊的主要原因者，也属于月经病范畴。这些月经病的辨证当结合病因病机和全身证候进行。

有些月经病的发生与年龄有密切关系，如青春期功血多因肾气不足，绝经前后诸症以肾虚为主，这些月经病患者，年龄就是辨证的参考依据之一。

中西医结合的研究结果，创立了仿卵巢内分泌周期性变化的月经病辨证方法，临床也较常用。

（二）带下病辨证

带下病主要依据其量、色、质、气味，及有无伴发阴部红肿灼热、疼痛或瘙痒等症状进行辨证。

带下病辨证要点：带下量多，或量少绵绵不断，色白或淡黄，质黏腻，无臭气，多属脾虚；带下量多，清稀透明，甚或如水样，多属肾阳虚；带下或多或少，色黄或兼赤，质黏，伴阴户潮红灼热，多属肾阴虚；带下量多，色黄或如豆浆状有泡沫，气秽臭，或色黄绿如脓样，质稠，气腐臭，伴阴户红肿热痛或瘙痒，多属湿热；若带下连绵不断，黄水样，甚或五色杂见，如脓如血，气味恶臭难闻，多属热（湿）毒内结。

带下增多除上述辨证规律外，尚须根据带下发生的时间，以辨别生理性的增多，还是病理性增多。对伴有阴痒的带下病，应结合必要的检查以明确是否属性传播性疾病，及时有效地治疗和预防其复发，对制止这类疾病的传播十分重要。有些妇产科恶性肿瘤如输卵管癌、宫颈癌等的早期症状，也以白带增多的表现为主，此时若能提高警惕，进行相应的检查，早期发现，早期治疗，将大大提高治疗效果。

（三）妊娠病辨证

妊娠期疾病的辨证，必须紧密结合妊娠生理变化和病理特点进行，同时注意胎儿在宫内的情况和胎儿对母体的影响。

妊娠病辨证要点：妊娠以后，恶心呕吐，多属胃虚肝热；妊娠以后，腰酸膝软或腰痛下坠，或屡孕屡堕，多属肾虚；妊娠以后，腹痛下血，量少色淡，或孕后腹形小于妊娠月份，甚或胎死腹中、堕胎小产，多属气血虚弱；妊娠以后，肢体面目水肿或腹大于正常孕月，多属脾虚；妊娠期间，烦闷不安或心烦不眠，或干咳无痰，声音嘶哑，甚者不能出声，多属阴虚；妊娠中晚期、临产或产后，头晕目眩，心中烦闷，视物模糊，多属肝肾阴虚，若病情进一步发展而至突然昏仆不知人，颧红，呼吸声粗，四肢抽搐，多属肝风内动；妊娠过期不产，多属血瘀。

（四）产后病辨证

产后病辨证可根据恶露的量、色、质、气味，乳汁的有无、多少，腹痛的有无，汗液的多少，大小便是否通畅，有无发热等，并结合产后生理病理特点进行。

产后病辨证要点如下：

产后阴道大出血，或恶露过期不止，色淡红，质稀，无臭气，四肢搐搦或肢体麻痹、酸痛，乳汁漏出不止或乳汁稀少，大便难排，多属气血虚弱；产后胞衣不下，或恶露不绝，色黯红，有瘀块，腹痛，多属血瘀；产后阴道流血持续不止，色鲜红，或小便失禁，或子宫、阴道壁下坠，多属产伤；产后发热寒战，恶露臭秽，腹痛拒按，或四肢搐搦，角弓反张，牙关紧闭，多属感染邪毒。

产后感染邪毒发热，其临床表现及疾病演变过程可按卫、气、营、血辨证。

（五）杂病的辨病辨证

不属经、带、胎、产疾病，而又与妇女生理病理有关的病种，总称为妇科杂病类。包括的病种有不孕症、子宫脱垂、阴痒、阴蚀、阴吹、癥瘕、脏躁等，这些病种各具病理特点，因而临床表现各异，临证时须按其病种的概念、机制、临床表现特点进行辨病辨证。如不孕症，首先须排除男方原因，并配合有关检查，为原发不孕者，多属先天不足，冲任未通盛；属继发不孕者，多属冲任虚损，或冲任瘀滞。

三、辨病与辨证的关系

辨病和辨证都是妇产科识别疾病的方法，都是依据患者和医者直观感觉，即从望、闻、问、切四诊得来的疾病的表现，进行分析、归纳而成。病，是指某一种妇产科疾病的总体表现，它反映了疾病发生、发展全过程的基本特征，在没有干预因素的情况下，在一定时期内，这种基本特征是相对恒定的，是诊断妇产科疾病的主要依据。证，则是对疾病发展过程中某一病理阶段的病因、病机、病性、病势的概括，它受病因、气候、生活和工作环境以及患者的体质、性格、发病时所处的生理状况等诸多因素的影响，因此，证也是疾病病机在不同个体的特殊表现。辨证就是要辨认妇产科病的某一特殊病理过程，是辨病的深一层次，更能反映病的个体差异。一个病可以包含一个或一个以上的证；这种证从属于病，对其的辨别必须在辨病的前提下进行，治疗时若能针对疾病的特殊性，即证的表现，就能取得较好的治疗效果。例如：高晓哲等曾对457例产科门诊定期检查的孕产妇进行了中医辨证分型，以探讨整个孕期和产后期生理变化的中医证型分布，以及不同证型与妊娠高血压综合征发病之间的关系。他们将孕12周以内定为孕早期，孕26～30周为孕中期，孕36～40周为孕晚期，产后30天以内为产后期。根据中医辨证分为正常型、脾虚型、肝阴虚型、肝肾阴虚型和脾虚肝旺型等。结果显示：孕早期以正常型为主；孕中期和孕晚期，正常型比例减少，肝阴虚、肝肾阴虚和脾虚肝旺型比例增加；产后期随着分娩的结束，其证型回复到正常型，该组病例中发生妊娠高血压综合征者 168 例，发病率为 36.73%，其证型以脾虚、肝阴虚和脾虚肝旺型居多。本研究说明妊娠高血压综合征的发病和病情发展与妊娠期间机体的生理变化有非常密切的关系，也提示证与病有共同的病理基础，证从属于病的关系。

然而，临床的辨证时常会受到困扰，主要有下面两种情况：

（一）无证可辨

临床上可遇到某些患者，就诊时只诉述要求解决的病，再没有任何证的表达，望、闻、问、切四诊也无异常，医生就难于辨证。例如不孕患者，月经白带正常，又无其他症状，只凭四诊有时亦难于辨别此不孕症的病位和病性了。

（二）证的程度难分

中医辨证以直觉为主，病变程度多用文字形容，使辨证时用的颜色深浅、胀痛轻重、量的多少不易界定，如乳房胀痛的程度，用"胀痛"、"胀痛明显"、"胀痛剧烈"、"痛甚不可触衣"等不同的形容词加以表达，其中明显与剧烈，剧烈与痛甚之间缺乏定量的比较。

上述问题不只出现在中医临床，西医同样会遇到这些问题，他们也要借助 X 线、超声波、放射性同位素、纤维内镜等技术和实验检验，提高辨病的能力。中医妇产科在建国后得到了很大的发展，运用了现代化技术对辨病的方法和证的实质进行了广泛深入的研究，使病与证的内涵更加丰富，进一步提高了辨病与辨证水平。现代临床上多采用辨病的同时结合辨证。这样不但可以提高诊断的符合率，准确地辨证，又将提高临床辨证论治的水平和疗效。

四、辨病辨证与施治的关系

病、证或病证结合的辨识，其最终目的是为了制订治疗方案，对患者进行有效的施治。因此治疗效果的好坏，与辨病、辨证是否正确是分不开的，只有辨明疾病的病因、病位和病的属性，才能定出正确的治疗方案。中医妇产科临床上常用的方法有辨病论治、辨病与辨证结合论治两种。

（一）辨病论治

本法只辨病不作辨证分型而施以治疗。门建章根据《金匮要略·妇人杂病脉证并治》"妇人六十二种风及腹中血气刺痛，红蓝花酒主之"的启示，用红花、黄酒，浸泡后，滤渣，取药酒治疗痛经，取得满意的止痛效果。许曼理用温经散寒、活血止痛中药制成药散，于经前 3 天用黄酒拌药散成糊状敷脐中治疗痛经，也取得满意的疗效。这种不分证治疗的方法，多用于妇产科痛证、血证的止痛、止血治疗。

（二）辨病与辨证结合论治

本法可分为 3 种情况。

1. 中医辨病与辨证相结合治疗　这是运用传统的中医妇产科理论在辨中医病的基础上进行辨证分型施治的方法。裴笑梅报道了中药治疗崩漏 73 例，其中功能失调性子宫出血 67 例，子宫肌瘤 2 例，子宫内膜炎 4 例。按中医辨证分为血热、气虚、阴虚和血瘀 4 型，分别立方遣药予以治疗，疗效评定以恢复规则的阴道流血为指标，即以中医的疗效指标评定疗效。裴氏认为这种治法用治本病，近期疗效好而复发率高。其原因在于裴氏对崩漏的病名诊断是按传统习惯认识的，包括了卵巢功能失调和生殖道炎症、创伤、肿瘤等器质性病变所引起的子宫出血，因此，必须针对不同病因所导致的崩漏鉴别其属功能性或器质性病变，施以更有针对性的治疗，才能取得更好的远期疗效。

2. 西医辨病与中医辨证相结合治疗，以中医指标判定疗效　如杨瑞珊把西医功能失调性子宫出血从属于中医崩漏的范畴，进行分型论治，以止血为疗效的评定指标。功血的西医治疗以女性激素为主，但性激素的不良反应较大，中药治疗有较肯定的疗效而无明显的毒副反应，目前这种西医辨病与中医辨证结合论治的方法有扬中医之长，避西医之短的作用，是当今临床上常用的方法之一。

3. 西医辨病与中医辨病相结合治疗，以西医指标判定疗效　李超荆等通过中药治疗功能失调性子宫出血的研究观察发现，脾不摄血可以发生属于中医崩漏范畴的功血，用补脾中药调治可以使部分病例控制出血周期和出血量，但往往复发，卵巢功能也多未能恢复正常，根据《内经》"肾气盛……月事以时下"的理论，认为功血的中医辨病本在肾虚，改用补肾法治疗功血 100 例，结合卵巢功能测定作为辨病和疗效判定的客观指标。结果 100% 病例控制周期，72.8% 病例恢复了排卵而达到治愈。其他如子宫肌瘤的中医治疗，除辨证治疗之外，尚辨别瘤体体积治疗前后的变化，对与子宫肌瘤发病有关的内分泌、血液流变、微循环等的变化为指标进行定性定量的观察研究，使子宫肌瘤的辨证微观化，疗效的判定更具客观性。

随着病证结合研究的逐步深入，目前中医妇产科临床或科研较多地采用着中西医结合辨病与辨证相结合的治疗方法。此法既继承了传统的中医妇产科学术理论，又运用了西医学的新理论、新方法、新技术，使中医妇产科疾病的辨证论治更具客观化和微观化的表达，有利于对中医病证进一步的研究。

五、辨证诊断的成立与验证

妇产科疾病证的诊断主要是依据经、带、胎、产、乳和杂病等妇产科病证的特殊性表现，结合证的共性表现而作出的，有主证、兼证和复合证等不同。传统中医证的诊断以直觉资料为主，随着对证进行广泛和深入的研究，近年来运用多学科、多层次的研究方法，对证开展了定性与定量相结合、动物实验与临床研究相结合的研究，在证的实质和证的诊断方面取得了长足的进展，使辨证诊断增添了客观化指标。下面扼要介绍妇产科辨证诊断的一些情况。

（一）证的量化验证

临床上较多地采用计分法、量度法，对构成证的各个因素进行评分，然后界定一个分值作为辨证诊断成立的指标或疗效评定的量化依据。对与量变有关的证候，用直接或间接测量法以辨别证的轻重程度。如用酸性正铁血红素比色法、经血血红蛋白或血铁含量、放射性同位素 Fe 标记细胞或碱性正铁血红素比色法等测定经血量；用一定面积的材料制成月经血垫，以垫上浸润面积的范围估计月经血量或人工流产、正常分娩的失血量。刘士敬等人用多元线性逐步回归法，对崩漏脾气虚证（西医无排卵型功血）117 例进行了证的量化研究。从临床常用的 47 项诊断因素中，经逐步回归分析，筛选出对崩漏脾气虚证贡献度最大的 24 项，并经回归方程验证，与临床诊断总符合率达 88.09%，并对崩漏（西医功血）脾气虚证激素类等实验室指标 9 项因素进行分析，选出了对崩漏脾气虚证最大贡献度的 5 个因素，综合以上分析结果，制定了崩漏脾气虚证的量化诊断标准，既能根据中医临床辨证方法为主，又能结合西医临床常用的症状、体征和实验室检查，既体现了崩漏脾气虚证的辨证要求，又使该病证的诊断同时具有质的定性和定量的指标。这种设计对中医证的量化作出了良好开端，值得借鉴，今后当不断积累证的量化指标，使中医证有客观验证。

（二）证的诊断标准规范化

每个证总有一定的证候表现，对具体证候进行整理规范是辨证论治规范化的一个重要方面。"中医证候规范研究"课题组于 1986 年撰写并初审了 77 条脏腑证候的规范条例，如心阴虚、肝气郁结等。全国中西医结合虚证与老年病防治学术会议于 1982 年制定了中医虚证辨证参考标准，并于 1986 年作了第一次修订，其中包括了气、血、阴、阳的虚证和心、肺、脾、胃、肝、肾的虚证等，每证列出主证、次证表现若干条，定出具体的诊断标准。全国活血化瘀研究学术会议两次修订了血瘀证诊断标准，对血瘀证诊断的主要依据、其他依据、实验室依据和判断标准，以及血瘀证兼有其他证候的诊断，作了具体的规范。由卫生部制定颁布的《中药新药临床研究指导原则》中对脾虚证、肝郁脾虚证、肝胃不和证、寒湿困脾证、湿热蕴脾证、胃热证、胃阴虚证的诊断都订出了细致和详尽的指标。1994 年国家中医药管理局颁布了《中医病证诊断疗效标准》，其中列举了 33 种妇科病证的诊断依据、证候分类和疗效评定标准。1997 年国家中医药管理局医政司又组织编制了《中医临床诊疗术语》，对中医病、证、症状和病案作了规范，其中对证的规范，包括了证名规范、辨证要素的统一、证的诊断标准和辨证体系的建立等。这些证与病证的诊断标准已为妇产科临床研究广泛应用。

（三）证与自主神经功能

叶雪清等用自主神经（植物神经）平衡因子分析法对功血、继发性闭经和无排卵患者的中药治疗研究表明：八纲证候与自主神经系统功能有关，实热型表现为交感神经功能偏胜，而虚证型则副交感神经偏胜；又对妇科内分泌门诊中具有畏寒、头昏、便溏、乏力等阳虚证的患者 39 例，另 16 例为年龄相仿的健康妇女为对照，两组进行植物神经系统平衡因子分析法等多项指标测定，证实阳虚患者交感神经功能衰减，影响微血管袢数减少，流速减慢，袢间出血和渗出，正是这些改变引起临床上畏寒、手足冰冷、头昏、乏力、便溏等系列症状。李家邦等采用皮温测定、握力试验、局部皮肤划纹反射、太阳神经丛反射、眼心反射、体位变换试验等多项检查指标，结合自主神经功能障碍的主要症状等对 72 例辨证为肝郁脾虚患者（其中痛经者 34 例，慢性活动性肝炎 38 例）进行分析，并以 38 名健康者对照，结果显示 72 例中自主神经功能亢进者 68 例，占 94.4%，健康者仅占 7.9%，提示该综合指标能反映肝郁脾虚证的特征。危北海认为，肝主谋虑、藏魂，包括了大脑皮质和自主神经功能，肝阴虚多趋向皮质抑制过程减弱和交感神经功能偏亢。

（四）证与生殖内分泌

李超荆等对无排卵型功血的研究结果表明：肾阴虚证者雌激素水平偏高，肾阳虚证者雌激素水平偏低。叶雪清等对功能性子宫出血、继发性闭经和无排卵患者 58 例进行辨证治疗，发现辨证为虚热证与虚寒证者雌、雄激素水平均低于实热证，其中以虚寒证者的降低尤为明显，与实热证比较有显著性差异。崔文清通过基础体温曲线的观察，发现无排卵型不孕阴虚内热证者基础体温曲线呈单相偏高水平，而阳虚不足证者基础体温曲线却呈现单相偏低的变化。廖玎玲等对 100 例辨证为肾虚证的闭经、稀发月经妇女进行性腺功能变化观察，结果提示，肾阳虚、肾阴虚和无特殊见证组之间 24 小时尿中雌三醇（E_3）含量均值差异极显著（$P < 0.01$），E_3 均值水平依次为肾阴虚组＞无特殊见证组＞肾阳虚组，与李超荆等用阴道细胞涂片观察无排卵功血的结果相似。LHRH 垂体兴奋试验，肾阳虚与肾阴虚患者多数呈低差或延迟反应，无特殊见证组与正常月经比较无显著差异，说明导致月经障碍的"肾虚"与下丘脑功能紊乱有一定关系。史常旭等将 117 例多囊卵巢综合征患者辨证为痰湿证、肾虚证和肾虚痰湿证，各证型阴道细胞激情素水平测定的结果显示有差异，痰湿证患者的阴道细胞角化指数呈中等水平，而肾虚证患者呈低水平，提示了不同证有不同水平的雌激素表达。上述研究表明，生殖内分泌的变化与证有密切关系。

（五）证与免疫功能

章育正测定了多种虚证和实证患者免疫功能数百例，发现两者有一定差别，虚证患者 E－花环形成率、血清补体 C_3 含量、IgM、IgG 含量均较正常人明显降低，实证患者，E－花环形成率、血清补体 C_3 含量、IgG 含量与正常人比较无明显差异，且部分患者 IgM、IgG 含量及单核细胞吞噬功能有偏高现象。章氏认为中医的"精气"包括了西医有关免疫功能的内容，上述结果可以用"邪气盛则实，精气夺则虚"的中医理论予以阐明。有报道 90 例慢性肾炎肾病型属阳虚证者，在病情活动期有 81% 患者的 IgG 低于正常，中西医药合补肾中药治疗后，80% 症状完全缓解，IgG 全部上升，其中 50 例接近正常，22 例达到正常值，本研究通过中医辨论治疗的效果说明了 IgG 的变化反映了阳虚证的病变程度。由此可见，免疫功能的改变，是机体正气与邪气之间相互作用的结果。在疾病发生、发展或转化的演变过程中，正气与邪气的盛衰所导致的虚证、实证或虚实兼夹证，必须使免疫功能发生相应的变化，所以证与免疫功能存在着内在联系。

（六）证与血液流变学、甲皱微循环

刘平等对 99 例功血患者血液流变学的变化进行了观察，发现全血比黏度、红细胞压积随气血虚实不同而呈不同变化。辨证属气滞血瘀证的全血比黏度、全血还原比黏度、红细胞压积显著高于正常人组，气血两虚证或虚实兼夹证均较正常人组明显降低，而以气血两虚证的下降尤为明显，上述病例甲皱微循环检查结果，提示了功血患者的甲皱微循环均有异常变化。异形管袢增加，血细胞聚集，血流流态异常，血流速度减慢，管袢淤血等血液流变学的改变，可能是血气瘀滞的具体表现，而毛细血管开放减少、管袢轮廓模糊出现率增加等局部血流量减少的病理变化，可能是虚证的客观反映。有学者根据辨证论治原则，选择了符合肝郁脾虚证的胃及十二指肠溃疡、慢性胃炎等病，结合血液流变学和甲皱微循环检测进行证的研究，结果显示，肝郁者有血液流变学障碍，表现为全血比黏度与血浆比黏度增高，红细胞电泳时间延长，血沉降率加速。中医认为，肝藏血，主疏泄，即有调节血量和贮藏血液的功能，肝郁则气滞，气滞则血行不畅，即可出现微循环障碍。气虚血少，则毛细血管充盈不足，同样可以发生微循环障碍，但它表现为血流量减少的病理变化。妇产科病的虚证与实证多采用这一指标作为辨证的参考依据之一。

（七）证与环核苷酸

环核苷酸与生殖系统的密切关系早已受到重视，作为机体代谢的第二信使，参与机体的生化过程，对机体有着广泛的生物作用。其中环磷酸腺苷（cAMP）和环磷酸鸟苷（cGMP）是对生物细胞具有双向调节作用的一对拮抗物。一些实验证明，cAMP 可能参与单胺类递质释放促性腺激素释放激素而引起促性腺激素的分泌，从而影响着下丘脑-垂体-卵巢性腺轴的功能，也可能参与胚胎的着床过程。把 cAMP 和 cGMP 含量的变化或 cAMP/cGMP 比值的变化作为证的客观指标，国内的研究虽然有意见分歧，但不失为一种从分子生物学水平去研究证的方法，值得进一步探讨。有人对甲状腺功能亢进患者不同证候与 cAMP 含量之间的关系进行研究，将 70 例患者依症状不同分为阴虚心火旺、阴虚肝火旺、阴虚心肝火旺和阴虚火旺不明显等 4 个证，并设健康组对照。研究结果显示，阴虚火旺不明显的甲状腺功能亢进患者 cAMP 含量与健康组 cAMP 含量无明显差异，而阴虚火旺证甲状腺功能亢进患者 cAMP 含量则显著高于健康组和阴虚火旺不明显者。本研究表明同一疾病不同证的表达，具有不同的病理代谢基础。国内研究认为，阳虚证患者大多数 cAMP 水平较低，cGMP 水平偏高，cAMP/cGMP 比值偏低。为进一步探讨阳虚证与 cAMP 与 cGMP 之间的关系，李贵海运用阳虚小鼠动物模型（氢化可的松法）以温阳方剂——右归饮水煎服，测定实验动物环核苷酸含量，并与灌服生理盐水的动物模型对照。结果显示，温阳药使阳虚动物症状改善的同时，cAMP 含量较对照组明显升高，cGMP 明显下降。以上临床与实验研究结果，都提示了环核苷酸与证有密切关系。因此有学者提出，可以将血浆中环核苷酸量的变化作为阴虚证和阳虚证定性定量的客观指标之一。

此外，尚有利用盆腔血液图对妇产科的常见证进行研究的。如洪家铁等对痛经、不孕症患者进行盆腔血流图分析，发现血瘀证患者盆腔血流图的波幅值、血流灌注量较健康妇女降低，而流入时间指数、异常波形与两侧波幅差的出现率均较健康妇女明显增高，以上 5 项指标反映了痛经或不孕症患者盆腔的血液循环功能和血管功能状态，因此，盆腔血流图分析可作为血瘀证辅助诊断指标之一。

上述关于证的研究可以作为中医妇产科证的诊断依据，而临床研究和动物实验研究又为证的确定提供了一些目前较好的验证方法。近年来如子宫内膜异位症、输卵管阻塞不孕、多囊卵巢综合征等妇科病的动物模型，和阳虚、阴阳虚、脾虚、肝郁、血虚、血瘀等证的动物模型的建立，为中医妇产科病证研究提供了接近人体病理变化的病证模型，为辨证论治提供了科学的验证方法，使妇产科领域的研究更为广泛和深入，将证的研究推向更高的水平。

第三章 妇科疾病

第一节 功能失调性子宫出血

功能失调性子宫出血（简称功血），是指由于神经内分泌机制失常引起的异常子宫出血，需排除全身及内外生殖器官器质性病变存在，或指下丘脑-垂体-卵巢轴调节功能失常导致异常子宫出血，而非直接由全身及内外生殖器器质性病变引起的异常子宫出血。功血是妇科常见病，可发生于月经初潮至绝经间的任何年龄。临床主要表现为月经周期、经期、经量的异常，如月经周期长短不一、经期延长、经量过多或不规则阴道流血。临床分为无排卵性功血和排卵性功血两类，无排卵性功血约占80%，其中90%见于青春期和绝经前期，即生殖功能开始发育和衰退过程中生殖内分泌功能波动大的两个阶段，少数发生于生育期，如流产后、产后需要重新恢复排卵功能的阶段。无排卵性功血的特点为月经周期和月经量的异常，表现为月经周期紊乱、经期延长、经量多或淋漓不净。排卵性功血多见于育龄期妇女，常需与器质性病变相鉴别。其月经周期相对有规律，主要表现为月经周期缩短、经量异常增多、经期延长、经间期出血等。

功血属中医"崩漏"、"月经先期"、"月经过多"、"经期延长"、"经间期出血"范畴，排卵性功血和无排卵性功血均可伴见"不孕"。

一、病因病机

（一）中医

该病病因较为复杂，但可概括为虚、热、瘀三个方面；其主要发病机制是劳伤血气，脏腑损伤，血海蓄溢失常，冲任二脉不能约制经血，以致经血非时而下。常见有血热、肾虚、脾虚、血瘀等。

1. 血热　包括阴虚血热、阳盛实热、肝经郁热、湿热等。素体阴虚，或久病失血伤阴，阴虚内热，虚火内炽，扰动血海，加之阴虚失守，冲任失约，故经血非时妄行；失血则阴愈亏，冲任更伤，以致病情反复难愈。素体阳盛，感受热邪，或过服辛温香燥助阳之品，或素性抑郁，肝气郁久化火，或热伏冲任，扰动血海，迫血妄行。久居湿地，素体阳热，湿而化热，或过食湿热之品，湿热阻滞冲任，扰动血海而无以制约经血。

2. 肾虚　包括肾气虚、肾阴虚、肾阳虚等。少女禀赋不足，天癸初至，肾气稚弱，冲任未盛；育龄期因房劳多产伤肾，损伤冲任胞脉；绝经期天癸渐竭，肾气渐虚，封藏失司，冲任不固，不能调摄和约制经血。若房劳多产，经、乳数脱于血，肾阴亏损，则阴虚失守，虚火内生，扰动冲脉血海，迫血妄行。若体质虚寒，久病不愈，或过食寒凉耗阳之品，或房劳多产，伤及肾阳，阳虚火衰，胞宫失煦，不能制约经血。

3. **脾虚** 素体禀赋弱，忧思过度，或饮食劳倦损伤脾气，脾气亏虚，统摄无权，冲任失固，不能约制经血而成崩漏。如《妇科玉尺·崩漏》云："思虑伤脾，不能摄血，致令妄行"。

4. **血瘀** 情志所伤，肝气郁结，气滞血瘀；或经期、产后余血未尽又感受寒、热邪气，寒凝热灼而致血瘀，瘀阻冲任，旧血不去，新血难安。也有因元气虚弱，无力行血，血运迟缓，因虚而瘀或久漏成瘀者。

该病病因可概括为：热、虚、瘀，三者或单独成因，或复合成因，或互为因果，最终导致冲任损伤，不能制约经血。

（二）西医

正常月经周期的建立，有赖于下丘脑－垂体－卵巢－子宫之间的功能协调。正常月经的发生是基于排卵后黄体生命结束，雌激素和孕激素撤退，使子宫内膜功能层皱缩坏死而脱落出血。正常月经的周期、持续时间和血量，表现为明显的规律性和自限性。功血的发生是由于体内外多种因素如过度紧张、恐惧、忧伤、环境和气候骤变以及全身性疾病、营养不良、贫血及代谢紊乱等影响了下丘脑－垂体－卵巢轴的功能，而致异常子宫出血，分为无排卵性功血和有排卵性功血。

1. **无排卵性功血** 无排卵性功血主要发生于青春期和绝经过渡期，两者发病机制不完全相同。青春期功血患者，下丘脑－垂体－卵巢轴的调节功能尚未成熟，大脑中枢对雌激素的正反馈作用存在缺陷，此时垂体分泌促卵泡激素（FSH）呈持续低水平，促黄体素（LH）无高峰形成，导致卵巢不能排卵。绝经过渡期患者，由于卵巢功能衰退，对促性腺激素的反应下降，致使卵泡在发育过程中退化，因而不能发生排卵。各种原因引起的无排卵均可导致子宫内膜受单一雌激素刺激且无孕激素对抗而发生雌激素突破性出血或雌激素撤退性出血。雌激素突破出血有两种类型，低水平雌激素维持在阈值水平，可发生间断少量出血，内膜修复慢使出血时间延长；高水平雌激素且持续维持在有效浓度，则引起长时间闭经，因无孕激素参与，内膜无限制地增厚，却无致密坚固的间质支持，致使突破性出血，出血量多。雌激素撤退性出血表现在子宫内膜受雌激素作用持续增生，当雌激素短期内大幅度下降，子宫内膜缺少足量的雌激素作用，出现脱落、出血。

此外无排卵功血的出血还与子宫内膜剥脱出血的自限性机制缺陷有关，包括：①子宫内膜组织脆性增加；②子宫内膜剥脱不完整；③内膜血管结构与功能异常，小动脉螺旋化缺乏；④纤溶亢进和凝血功能异常；⑤子宫肌层合成前列环素增多，使血管扩张和抑制血小板凝集。

2. **排卵性功血** 排卵性功血多发生在育龄期，主要由于卵泡发育不良或下丘脑垂体功能不足，引起排卵后黄体功能不足，或黄体期缩短，或黄体萎缩不全，导致子宫内膜不规则出血。目前认为黄体功能不足的原因有：①卵泡期 FSH 缺乏，卵泡发育缓慢，雌激素分泌减少；②LH 不足，排卵后黄体发育不全，孕激素分泌减少；③LH/FSH 比率异常，使卵泡发育不良，排卵后黄体发育不全；④部分患者同时有血催乳素（PRL）水平升高；⑤生理因素如初潮、分娩及绝经前，性腺轴功能紊乱；⑥下丘脑－垂体－卵巢功能失调，或溶黄体机制失常，引起黄体萎缩不全。

二、临床表现

（一）症状

无排卵性功血最常见的症状是子宫不规则出血，其特点是月经周期紊乱，经期长短不一，经量时多时少，甚至大量出血。有时停经数周或数月后阴道流血，往往出血较多；有时开始即阴道不规则流血，量少淋漓不净。出血量多或时间长者可继发贫血，短期大量出血可导致休克。

排卵性功血月经症状：①黄体功能不足主要表现为月经周期明显缩短，月经频发。有的月经周期虽然在正常范围内，但卵泡期延长、黄体期缩短，可导致患者不易受孕或孕早期流产。或由于黄体过早衰退，不能支持子宫内膜，或子宫内膜反应不良，以至于经前数日即有少量出血，然后才有正常的月经来潮。②子宫内膜不规则脱落多见于育龄期妇女，表现为月经周期正常，但经期延长，可长达 9～10 天，且出血量多。症状以经期延长为主，可伴出血量多。

以上两种功血，若病程日久，或出血量多时可出现头晕、乏力、易疲倦、心慌、气短、水肿、食欲下降、失眠等虚弱症状。

（二）体征

妇科检查：子宫大小多属正常。

（三）常见并发症

1. 贫血　病程久、出血量多时出现贫血，表现为头晕、乏力、易疲倦、心慌、气短、水肿、食欲下降、失眠等。

2. 失血性休克　失血性休克可见于大出血的无排卵性功血患者，表现为意识障碍，面色苍白，四肢冷，皮肤湿冷，口唇青紫，脉搏细数，血压低。

3. 不孕　无排卵性功血患者小卵泡发育，但无卵泡成熟及排卵；排卵性功血患者黄体期孕激素分泌不足或黄体过早衰退，以致患者不易受孕。

4. 盆腔炎　功血患者出血时间过长，容易并发盆腔感染，而致盆腔炎。

三、实验室和其他辅助检查

（一）妊娠试验

有性生活者应行妊娠试验，排除妊娠及妊娠相关疾病。

（二）血液学检查

包括血常规、凝血功能、血清铁蛋白检查，必要时需行骨髓穿刺检查，排除血液系统疾病。轻度贫血者，血红蛋白 91～110g/L；中度贫血者，血红蛋白 61～90g/L；重度贫血者，血红蛋白 <60g/L。感染者，白细胞 $>10.0 \times 10^9$/L。

（三）激素测定

青春期无排卵性功血患者血中 FSH、LH 水平可稍低，血雌二醇（E_2）水平偏低或正常。绝经期无排卵性功血患者血 FSH、LH 可正常或稍高，血 E_2 水平可正常或稍高，血睾酮（T）水平可正常或略高。排卵性功血在 BBT 上升后第 7 天血中孕酮（P）水平偏低。测定血清催乳素水平及甲状腺功能排除其他内分泌疾病。

（四）B 型超声波

无排卵功血可见小卵泡发育，但无卵泡成熟及排卵；有排卵功血有卵泡发育，卵泡或成熟或不成熟，均有排卵。

（五）基础体温测定

无排卵性功血患者基础体温呈单相型曲线，提示无排卵；黄体功能不足的排卵性功血患者基础体温呈双相型者提示有排卵，但高温相持续小于 11 日；子宫内膜不规则脱落的排卵性功血患者基础体温高温相下降缓慢。

（六）阴道细胞学检查

无排卵功血表现为中、高度雌激素影响。

（七）宫颈黏液结晶检查

无排卵功血仅有羊齿植物状结晶，尤其是经前出现羊齿植物状结晶。有排卵功血经后为羊齿植物状结晶，排卵后及经前可见椭圆形结晶。

（八）诊断性刮宫

可了解子宫内膜有无病变，同时也可起到止血作用。年龄 > 35 岁，药物治疗无效或存在子宫内膜癌高危因素的异常子宫出血患者，应行诊断性刮宫，明确子宫内膜病变。不规则阴道流血或大量阴道出血时可随时行诊断性刮宫，诊断性刮宫时必须搔刮整个宫腔，尤其是两个宫角，并注意宫腔形态、大小，宫壁是否平滑，刮出物性质和数量。疑有子宫内膜癌时行分段诊断性刮宫。

（九）子宫内膜活检

为了解卵巢排卵情况及黄体功能，应在经前期或月经来潮 6 小时内刮宫；若怀疑子宫内膜脱落不全，则应在月经来潮第 5 日刮宫。

无排卵功血子宫内膜的病理改变：

1. 增殖期子宫内膜　见于月经周期后半期甚至月经来潮后，提示未排卵。

2. 子宫内膜增生症

（1）单纯性增生（旧称腺囊型增生）。

（2）复杂性增生（旧称腺瘤型增生）。

（3）不典型增生：为癌前期病变。癌变率为 10% ~ 15%，已不属于功血范畴。

3. 萎缩型子宫内膜　见于绝经期。

有排卵功血子宫内膜的病理改变：有排卵而黄体不健者分泌期子宫内膜落后于正常内膜 2 天以上，有排卵而黄体萎缩不全者月经来潮第 5 天子宫内膜仍有分泌相。

（十）宫腔镜检查

宫腔镜检查可提高宫腔病变如子宫内膜息肉、子宫黏膜下肌瘤、子宫内膜癌的诊断率。

（十一）腹腔镜检查

用以排除盆腔内器质性病变。

四、诊断要点

功血的诊断应采用排除法。主要依据病史、体格检查及辅助检查做出诊断。

（一）病史

详细询问患者的年龄、月经史、婚育史、避孕措施、激素类药物使用史，是否受环境和气候变化、精神紧张、劳累过度等因素的影响，或存在营养不良、代谢紊乱等因素。了解子宫出血的经过，如发病的时间，目前出血情况，出血前有无停经史及以往治疗经过（尤应注意以往内分泌治疗的情况），特别注意过去有无月经过多、月经频发、子宫不规则出血等病史。

（二）症状

1. 无排卵性功血月经表现

（1）月经过多：周期规则，但经量过多（>80ml）或经期延长（>7 天）。

（2）月经过频：周期规则，但短于 21 天。

（3）子宫不规则过多出血：周期不规则，经期延长，经量过多。

（4）子宫不规则出血：周期不规则，经期延长而经量正常。

2. 排卵性功血的月经异常表现　主要为月经周期缩短，有时月经周期虽在正常范围内，但卵泡期延长，黄体期缩短，以致患者不易受孕或在孕早期流产。或表现为月经周期正常，但经期延长，长达 9～10 天，且出血量多。

（三）体格检查

1. 一般情况　应注意患者的精神、营养、发育状况，有无贫血及其程度，第二性征、乳房的发育及毛发分布，有无泌乳等。

2. 妇科检查　子宫大小多属正常。

（四）辅助检查

1. 诊断性刮宫　结果显示分泌反应至少落后 2 天者，提示有黄体功能不足可能；在月经周期的第 5～6 天诊断性刮宫，显示子宫内膜仍呈分泌期反应，且与出血期及增生期内膜并存，提示有子宫内膜不规则脱落可能。

2. B 超　了解子宫大小、形状、子宫内膜厚度，宫腔内有无赘生物及血块等，有助于排除其他疾病；动态观察卵泡发育、优势卵泡大小及排卵情况。

3. 宫腔镜检查　可在宫腔镜直视下选择病变区进行活检，有助于诊断子宫内膜息肉、子宫黏膜下肌瘤及子宫内膜癌等宫腔内病变。

4. 凝血功能测定　通过血小板计数，出、凝血时间，凝血酶原时间等了解凝血功能。

5. 血红细胞计数及血红蛋白　了解贫血情况。

6. BBT 测定　无排卵性功能失调性子宫出血 BBT 呈单相型，黄体功能不足者 BBT 呈双相型，但黄体期不足 11 天；子宫内膜不规则脱落者 BBT 呈双相改变，但下降缓慢。

7. 宫颈黏液检查　经前宫颈黏液见羊齿植物状结晶，提示有雌激素作用但无排卵，见成排出现的椭圆体，提示有排卵。

8. 阴道脱落细胞涂片检查　一般表现为中、高度雌激素影响。

9. 女性生殖内分泌激素测定　血清孕酮为卵泡期低水平则提示无排卵；雌二醇可反映

体内雌激素水平；催乳素及甲状腺激素有助排除其他内分泌疾病；高雄激素应考虑多囊卵巢综合征。

五、鉴别诊断

必须排除由生殖器官病变或全身性疾病所引起的子宫出血，应注意与下列疾病相鉴别。

（一）病理妊娠或妊娠并发症

如流产、异位妊娠、滋养细胞疾病、产后子宫复旧不全、胎盘残留等，可通过 HCG 测定、B 型超声检查或诊断性刮宫等协助鉴别。

（二）生殖道感染

如急性或慢性子宫内膜炎、子宫肌炎等，妇科检查可有带下增多，或子宫附件压痛。

（三）生殖道肿瘤

如子宫内膜癌、子宫肌瘤、卵巢肿瘤等，通过 B 超或诊断性刮宫可鉴别。宫颈病变可通过妇科检查结合宫颈细胞学检查、宫颈活检等有助鉴别。

（四）全身性疾病

血液病通过血液及骨髓检查可诊断；肝功能损害通过 B 超及肝功能检查有助于鉴别。甲状腺功能亢进或低下通过检测甲状腺功能有助于鉴别。

（五）性激素类药物使用不规范

含孕激素的避孕器，如节育器、阴道环、皮下埋置剂，由于持续释放低剂量孕激素，可使子宫内膜不规则脱落，表现为阴道不规则出血。

（六）生殖道损伤

妇科检查可诊断。

六、治疗

功血的治疗应根据出血的缓急之势、出血时间的久暂、病人的年龄及体质情况等决定治疗方案。功血的一线治疗是药物治疗。出血期首先是止血，出血时间长者注意预防感染。根据青春期、育龄期、绝经期等不同阶段的特点，治疗目的之差异，进行个体化治疗。青春期及生育年龄无排卵性功血以止血、调整周期、促排卵为主；绝经过渡期功血以止血、调整周期、减少经量，防止子宫内膜病变为治疗原则。

出血期的治疗原则是急则治其标，缓则治其本，急缓指出血之势而言，对于异常出血，首当止血；非出血期的治疗，或调整月经周期至正常，或止血固冲。应结合病史，根据阴道出血期、量、色、质的变化及其全身证候辨明寒、热、虚、实；同时结合兼证及体质状况、舌脉特点，辨其病在何经何脏，或在气在血；患者的不同年龄阶段亦是功血辨证施治时的重要参考。血止后固本善后，即恢复正常的月经周期是治疗的关键，月经的调节是肾气－天癸－冲任－胞宫协调作用的结果。根据中医的基本理论辨证调经，采用中医药周期疗法，以恢复正常的月经周期。

（一）内治法

1. 辨证治疗

（1）治崩三法：根据病情三法可单独使用，也可相兼使用。

1）塞流：即是止血。暴崩之际，急当止血防脱，首选补气摄血法。或大补元气，摄血固脱，或回阳救逆，固脱止血。血势不减者，宜输血救急。血势渐缓应按不同证型塞流与澄源齐头并进，采用健脾益气止血，或养阴清热止血，或养血化瘀止血治法。出血暂停或已止，则谨守病机，行澄源结合复旧之法。

2）澄源：即正本清源，根据不同证型辨证论治。切忌不问原由，概投寒凉或温补之剂，专事止涩，致犯"虚虚实实"之戒。

3）复旧：即固本善后，调理恢复。但复旧并非全在补血，而应及时地调补肝肾、补益心脾以资血之源，安血之室，调经固本。视其病势，于善后方中寓治本之法。调经治本，其本在肾，故总宜填补肾精，补益肾气，固冲调经，使本固血充，则周期可望恢复正常。

（2）分型论治

1）无排卵性功血

①肾阳虚

证候特点：经血非时而下，淋漓不断，色淡质稀；面色晦黯，腰膝无力，畏寒肢冷，小便清长，水肿，眼眶黯，五更泄泻，精神萎靡，性欲减退；舌淡黯，苔白滑，脉沉迟无力或弱。

治法：温肾固冲，止血调经。

推荐方剂：右归丸（《景岳全书》），止血加赤石脂，补骨脂，炮姜，艾叶。

基本处方：鹿角胶 15g（烊化），熟制附子 9g，肉桂 6g（冲服），杜仲 15g，枸杞子 10g，菟丝子 15g，熟地黄 15g，山茱萸 12g，山药 10g，当归 10g，赤石脂 10g，补骨脂 10g，炮姜 9g，艾叶 10g。水煎服，每日 1 剂。

加减法：出血量多、色淡、无块者，加党参 20g、黄芪 20g、菟丝子 15g 以温肾止血。

②肾阴虚

证候特点：经血非时而下，量少淋漓或量多，色鲜红，质稍稠；头晕耳鸣，腰膝酸软，口干舌燥，尿黄便干，五心烦热，失眠健忘；舌质红，少苔，脉细数。

治法：滋肾益阴，固冲止血。

推荐方剂：左归丸（《景岳全书》）合二至丸（《医方集解》）。

基本处方：熟地黄 15g，鹿角胶 10g（烊化），龟甲胶 10g（烊化），枸杞子 10g，山茱萸 10g，菟丝子 12g，怀山药 10g，牛膝 10g，女贞子 10g，墨旱莲 10g。水煎服，每日 1 剂。

加减法：出血量多加仙鹤草 15g、乌贼骨 15g 以固涩止血；出血淋漓不断加生蒲黄 15g（包煎）、生三七粉 3g（冲服）以化瘀止血。

③脾虚

证候特点：经血非时而下，量多，色淡，质清稀，暴崩之后，经血淋漓；面色苍白，精神萎靡，气短乏力，语音低微，小腹空坠，食欲不振；面浮肢肿，手足不温，便溏；舌淡体胖，边有齿痕，苔薄白，脉缓弱。

治法：补气健脾，摄血固冲。

推荐方剂：固本止崩汤（《傅青主女科》）去当归，加五倍子，海螵蛸，煅龙骨，煅牡蛎。

基本处方：党参 15g，白术 15g，黄芪 15g，熟地黄 10g，炮姜 6g，五倍子 10g，海螵蛸 10g，煅龙骨 15g（先煎），煅牡蛎 15g（先煎）。水煎服，每日 1 剂。

加减法：兼血虚者，加制首乌 20g、白芍 15g 以养血止血；心悸失眠，加酸枣仁 15g、五味子 10g 以宁心安神。

④虚热

证候特点：经血非时而下，量少淋漓，或量多势急，色鲜红而质稠；伴见心烦失眠，面颊潮红，咽干口燥，潮热汗出，小便黄少，大便燥结；舌红，少苔，脉细数。

治法：养阴清热，固冲止血。

推荐方剂：保阴煎（《景岳全书》）加阿胶，海螵蛸，仙鹤草，藕节。

基本处方：生地黄 12g，熟地黄 12g，白芍 10g，山药 10g，续断 10g，黄柏 9g，黄芩 9g，甘草 5g，阿胶 10g（烊化），海螵蛸 10g，仙鹤草 15g，藕节 10g。水煎服，每日 1 剂。

加减法：心烦、失眠少寐，加柏子仁 15g、酸枣仁 15g、夜交藤 20g 以养心安神，或加龟甲 20g（先煎）、生牡蛎 20g（先煎）、生龙骨 20g（先煎）以重镇安神。

⑤实热

证候特点：经血非时而下，量多如崩，或淋漓不断，色深红，质稠，有血块；口渴烦热，小腹或少腹疼痛，腹部拒按，面红目赤，渴喜冷饮，口苦咽干，小便黄或大便干结；舌红，苔黄，脉滑数。

治法：清热凉血，固冲止血。

推荐方剂：清热固经汤（《简明中医妇科学》）。

基本处方：黄芩 10g，栀子 10g，生地黄 15g，地骨皮 12g，地榆 10g，藕节 10g，阿胶 10g（烊化），龟甲 15g（先煎），生牡蛎 15g（先煎），棕榈炭 10g。水煎服，每日 1 剂。

加减法：热瘀互结，见腹痛有块，去棕炭、牡蛎，加益母草 20g、枳壳 10g、生三七粉 3g（冲服）以加强活血化瘀，加夏枯草 10g 以清热。

⑥血瘀

证候特点：经乱无期，量时多时少，时出时止，经行不畅，色紫黯有块，质稠，小腹疼痛拒按，或痛经；舌质紫黯，有瘀点瘀斑，苔薄白，脉涩。

治法：活血化瘀，固冲止血。

推荐方剂：逐瘀止血汤（《傅青主女科》）。

基本处方：大黄 10g，生地黄 10g，当归 10g，赤芍 15g，牡丹皮 12g，枳壳 12g，龟甲 15g（先煎），桃仁 12g。水煎服，每日 1 剂。

2）排卵性功血

①肾气虚

证候特点：月经先期，经期延长，量少，色淡黯，质稀；伴面色晦黯，腰膝酸软，性欲减退，夜尿频数；舌淡黯，苔薄白，脉沉细无力。

治法：补肾益气，固冲止血。

推荐方剂：归肾丸（《景岳全书》）。

基本处方：熟地黄 15g，山药 12g，山茱萸 12g，枸杞子 12g，当归 10g，茯苓 10g，菟丝子 15g，杜仲 15g。水煎服，每日 1 剂。

加减法：出血量多加党参20g、北芪20g、白术15g以补后天以益先天，补益肾气。

②脾虚

证候特点：月经先期，经期延长，淋漓不断，量多，色淡，质稀；面色苍白，精神萎靡，神疲肢倦，气短懒言，小腹空坠，食少纳呆，便溏；舌淡胖，边有齿痕，苔薄白，脉细弱或缓弱。

治法：补气健脾，摄血固冲。

推荐方剂：固本止崩汤（《傅青主女科》）去当归，加五倍子，海螵蛸，龙骨，牡蛎。

基本处方：党参15g，白术15g，黄芪15g，熟地黄10g，炮姜6g，五倍子10g，海螵蛸10g，煅龙骨15g（先煎），煅牡蛎15g（先煎）。水煎服，每日1剂。

加减法：出血量多、色淡、无块，加补骨脂15g、赤石脂15g、仙鹤草15g以固涩止血。

③阴虚血热

证候特点：月经先期，经期延长，量少，色鲜红，质稠；面颊潮红，五心烦热，潮热盗汗，心烦失眠，咽干口燥，小便黄少，大便燥结；舌红有裂纹，少苔，脉细数。

治法：养阴清热，固冲止血。

推荐方剂：两地汤（《傅青主女科》）合二至丸（《医方集解》）。

基本处方：生地黄15g，地骨皮12g，玄参12g，麦冬10g，阿胶10g（烊化），白芍10g，女贞子10g，墨旱莲10g。水煎服，每日1剂。

加减法：兼有瘀血，症见小腹疼痛，经行不畅，色黯有块等，加炒蒲黄15g（包煎）、炒灵脂10g、丹参10g、赤芍10g以活血化瘀止血。

④阳盛血热

证候特点：月经先期，经期延长，量多，色深红，质黏稠；面红颧赤，口渴欲饮，小便短赤，大便干结；舌红，苔黄，脉滑数。

治法：清热凉血，固冲止血。

推荐方剂：清热固经汤（《简明中医妇科学》）。

基本处方：黄芩10g，栀子10g，生地黄15g，地骨皮12g，地榆10g，藕节10g，阿胶10g（烊化），龟甲15g（先煎），生牡蛎15g（先煎），棕榈炭10g。水煎服，每日1剂。

加减法：血热伤阴者加旱莲草15g、玄参10g以清热养阴；郁热互结加牡丹皮15g、赤芍15g以凉血化瘀。

⑤肝郁血热

证候特点：月经先期，经期延长，量或多或少，经行不畅，经色深红，质稠有块；烦躁易怒，小腹胀痛，口苦咽干，胁肋胀痛，小便黄，大便干结；舌红，苔薄黄，脉弦数。

治法：疏肝清热，凉血固冲。

推荐方剂：丹栀逍遥散（《女科撮要》）。

基本处方：当归10g，白芍10g，柴胡10g，薄荷6g，白术10g，茯苓15g，炮姜6g，炙甘草5g，牡丹皮15g，焦栀子10g。水煎服，每日1剂。

加减法：出血量多者，加地榆15g、贯众15g以清热凉血止血。

⑥血瘀

证候特点：经血非时而下，量或多或少，时下时止，或淋漓不净，血色紫黯有块；质稠，小腹疼痛拒按，或痛经；舌质紫黯，舌有瘀点瘀斑，苔薄白，脉涩。

治法：活血化瘀，固冲止血。

推荐方剂：逐瘀止血汤（《傅青主女科》）。

基本处方：大黄10g，生地黄10g，当归10g，赤芍15g，牡丹皮12g，枳壳12g，龟甲15g（先煎），桃仁12g。水煎服，每日1剂。

加减法：瘀久化热，口干苦，血色红，量多，加黄芩10g、地榆15g、夏枯草10g以清热凉血止血。

⑦湿热

证候特点：经期延长或淋漓不断，或经间期出血，质黏稠；小腹疼痛，胸脘满闷，白带色黄秽臭，质黏稠；舌红，苔黄腻，脉滑。

治法：清热利湿，凉血止血。

推荐方剂：清肝止淋汤（《傅青主女科》）加减。

基本处方：牡丹皮12g，黄柏10g，当归10g，白芍10g，地黄10g，黑豆10g，香附9g，牛膝12g，阿胶10g（烊化），大枣6g。水煎服，每日1剂。

加减法：湿重，加薏苡仁20g、泽泻10g以利湿化浊；热重，加黄芩10g、大小蓟各15g、椿根皮10g清湿热、凉血止血。

2. 中成药

（1）出血期用药

1）益宫宁血口服液：补气养阴，固肾止血。用于功血气阴两虚证。每次20ml，每日3次。

2）益母草流浸膏：活血调经，用治血瘀之崩漏，经血淋漓不尽等。每次5～10ml，每日3次。

3）云南白药：有止血、抗炎、兴奋子宫等作用。用于治疗功血证属血热实证或气血瘀滞者。散剂，口服每次0.2～0.3g，每次不超过0.5g，4小时服1次，可视出血情况连服多次。胶囊剂，口服每次0.25～0.5g，每日4次。

4）紫地宁血散：清热凉血，收敛止血。用于功血血热证。每次8g，每日3～4次，凉开水或温水调服。

5）宫宁颗粒：化瘀清热，止血固经。用于瘀热证所致的月经过多、经期延长；宫内节育器引起出血不良反应见上述证候者。温开水冲服。每次1袋，每日3次，饭后服用。用于经期过长、月经过多，于月经来潮前1～3天开始服用，服用5～7天有效者服用3个月经周期可防止复发。

6）归芪益气养血口服液：益气养血，调补肝肾。用于气血虚弱，肝肾不足所致的月经量多，经期延长，经行小腹隐痛。口服，每次10～20ml，每日2次。糖尿病患者慎用，孕妇禁用。

7）妇康宁片：调经养血，理气止痛。用治气滞血瘀崩漏等。每次4片，每日2～3次。

（2）非出血期用药

1）紫河车胶囊：温肾补精，益气养血。用于功血肾精不足，或虚劳消瘦，骨蒸盗汗，咳嗽气喘，食少气短。温黄酒或温开水送服，每次15粒，每日2次。

2）鹿胎膏：补气养血，调经散寒。用于气血不足，虚弱消瘦，月经不调，行经腹痛，寒湿带下。口服，每次10g，每日2次，温黄酒或温开水送下。孕妇忌服。

3）复方阿胶浆：补气养血。用于功血气血两虚，头晕目眩，心悸失眠，食欲不振及白细胞减少症和贫血。每次 20ml，每日 3 次。

4）定坤丹：滋补气血，调经舒郁。用于功血气血两虚兼有郁滞者。大蜜丸 9g，每次半丸至 1 丸，每日 2 次。

5）四物合剂：养血调经。用于血虚所致的面色萎黄、头晕眼花、心悸气短及月经不调。口服，每次 10～15ml，每日 3 次。

6）乌鸡白凤口服液：补气养血，调经止带。用于功血气血两虚型。每次 10ml，每日 2 次。

7）生脉饮：益气复脉，养阴生津。用于功血气阴两伤型。实证、实热之邪未尽及表证未解者禁用。每次 10ml，每日 3 次。

8）归脾丸：益气健脾，养血安神。用于心脾气虚型功血出血期，或用于止血后调理。水蜜丸，每次 6g，每日 3 次。大蜜丸 9g，每次 1 丸，每日 3 次。

（二）外治法

1. 针灸

（1）体针：取穴：关元，隐白，足三里，三阴交。操作方法：用毫针针刺上述穴位，针用平补平泻手法，留针 30 分钟；隐白穴用温针灸，灸 2 壮。每日 1 次，10 次为 1 个疗程，疗程间休息 3 天。

（2）腹针：针刺冲脉配关元，取关元、气海旁开 5 分，左右各取一点。常规消毒后，取 0.4mm×75mm 毫针，垂直快速刺入皮肤后，缓缓进针，根据病人胖瘦不同进针 1.5～2.5 寸，当病人出现强烈针感后停止进针，不提插，禁乱捣，可轻微小幅度捻转或弹针以加强刺激。要求针感下传至整个下腹部，有时向会阴部放散，甚至双侧腰骶部出现酸麻胀痛感。强烈时感觉整个下腹部、双侧腰部、骶和会阴部有明显抽搐感。出现此种现象后立即停止进针，留针 30～40 分钟，可获最佳效果。每日 1 次，7 次为 1 个疗程。

（3）经外奇穴：针刺"断红"穴，"断红"穴是经外奇穴，位于手指第 2、3 掌指关节间前 1 寸，相当于八邪穴之上都穴。患者取仰卧位或坐位，两手掌面向下，自然半屈状态，常规消毒后，取 3.5 寸毫针，沿掌骨水平方向刺入皮肤后，缓慢进针 1.5～2 寸，平补平泻法，使针感向上传导，上升至肩部为好，出现强烈针感后，停止进针，留针 20～25 分钟。每日针刺 2 次。

（4）耳针：取穴：子宫、卵巢、内分泌、肝、肾、神门。操作：每次选用 3～4 个穴，每日或隔日 1 次，中等刺激，留针 30～60 分钟，也可耳穴埋针。

（5）艾灸

1）艾灸隐白穴：把艾条做成米粒大小圆锥形 6 炷，分别置于两足隐白，点燃，待快燃尽时用拇指按压艾炷，每日灸 3～4 次。待出血停止后可再继续灸 1～2 天。

2）艾灸百会、隐白、关元、八髎：崩者在针刺完毕后用艾条悬灸百会、隐白、关元各 30 分钟；对于漏者必用重灸法，在灸百会、隐白、关元的基础上重灸八髎，即用 5 根艾条捆在一起重灸八髎，以局部皮肤充血起红晕、小腹有温热感为度。每日艾灸 1 次，至血止。

2. 穴位注射

（1）断红穴：患者取坐位或平卧位，双手半握拳，取断红穴注射。断红穴位于 2、3 掌骨间，指端下 1 寸。先针后灸，有减少血量的作用。取 0.5～2ml 酚磺乙胺 1 支，用 5ml 6 号针注射器抽取酚磺乙胺1ml，常规消毒后刺入穴位，待针下有酸、麻、胀等得气感后，回抽无血后将药液注入，每穴0.5ml。一般在注射后2小时后流血量明显减少或停止，个别患者至次日方见效。一般1次即可，流血量较多、注射1次后血不止者，次日再注射1次。

（2）常规穴位：子宫穴（耳穴）、内分泌（耳穴）、关元、肾俞（双侧）、三阴交。随症加减：实热加血海、水泉；阴虚加内关、太溪；气虚加脾俞、足三里；虚脱加百会、气海。药物：酚磺乙胺注射液、参麦注射液。方法：用10ml注射器，5号半注射针头，抽取酚磺乙胺注射液4ml，参麦注射液4ml，共得复合注射液8ml。在常规穴位局部消毒后，子宫（双侧）各注射0.1ml，内分泌（双侧）各注射0.1ml，三阴交穴各注射0.3ml，关元穴注射1ml，肾俞（双侧）各注射3ml，每日1次，15次为1个疗程。共4个疗程。

3. 耳穴压豆　主穴：子宫、卵巢、脑点、肝、脾、肾。配穴：内分泌，膈穴。方法：选光滑饱满的王不留行籽贴在0.5cm×0.5cm的胶布中心，用血管钳送至耳穴，贴紧后加压力，患者感到酸、麻、胀痛或发热或躯体有经络传感为度。两耳轮隔日交换治疗1次。嘱患者每日饭后、睡前、起床后自行按压所贴穴位1次，按压约15分钟左右，10次为1个疗程。

4. 穴位敷贴　取穴：耳穴子宫、卵巢、输卵管、盆腔、皮质下、内分泌、肾上腺、神门、脑干、肝、脾、胃、肾。将王不留行籽用胶布贴压于上述耳穴，每次按压3~5分钟，每日3~4次，出血重者，隔日换药，换药3~5次后改为每周1次。双耳交替。连续1~4周有效。

第二节　闭经

闭经分原发性闭经和继发性闭经。原发性闭经为女性年龄超过14岁，第二性征未发育；或者年龄超过16岁，第二性征已发育，月经还未来潮。继发性闭经为女性正常月经周期建立后，月经停止6个月以上；或按自身原有月经周期停止3个周期以上。按生殖轴病变和功能失调的部位分为下丘脑性闭经、垂体性闭经、卵巢性闭经、子宫性闭经以及下生殖道发育异常性闭经。按照发病原因，闭经又可分为生理性与病理性，生理性闭经有青春期前、妊娠期、哺乳期与绝经后。病理性闭经中，原发性闭经约占5%，以先天性疾病多见，如各种性发育异常等；继发性闭经多考虑后天发生的疾病。

本节讨论之闭经主要包括中枢神经、下丘脑、垂体、卵巢、子宫、子宫内膜或甲状腺等功能性病变引起的闭经；肿瘤等器质性病变所致闭经、生殖器官先天发育异常或后天损伤所致闭经不属本节重点讨论范围。

中医妇科与西医妇科的闭经概念基本相同，只是继发性闭经的诊断时间中医妇科既往以停经3个月为诊断依据，目的主要为早期诊断和治疗，满足患者需求。

一、病因病机

（一）中医

中医学认为闭经的病因有虚实之分，虚者主要是经血匮乏致胞宫胞脉空虚，无血可下；实者多为胞宫胞脉壅塞致经血的运行受阻，或经隧不通，或气血郁滞。虚实可单独为病，也可相兼为病。

1. 精血不足，血海空虚

（1）肾气亏虚：禀赋不足、肾气未盛、精气未充，或多产、堕胎、房劳伤肾，或久病及肾，肾气亏虚，生精乏源，以致精血匮乏，冲任空虚。

（2）肝肾阴虚：若素体肝肾阴虚，阴血不足，冲任血少，或多产房劳，肾精暗耗，肾阴虚损，肾水不足，肝木失养，肝肾阴虚，冲任血少，胞脉空虚。

（3）气血虚弱：脾胃素弱，或饮食劳倦，或忧思过度，或谷食不足，或节食减重，以致气血化源不足；或吐血、下血、堕胎、小产失血，或哺乳过长过久，或患虫疾耗血，以致失血伤血而不足。

（4）阴虚血燥：素体阴虚，或失血伤阴，或久病耗血伤阴，或过食辛燥伤阴，阴虚不足，虚热又生，热邪复伤阴，从而加重阴伤，营阴不足，阴血亏虚。

2. 冲任瘀阻，经血不泻

（1）气滞血瘀：素性郁闷，或精神紧张，或七情内郁，或病久抑郁，肝郁不舒，气机郁滞，冲任气血瘀阻。

（2）痰湿阻滞：素多痰湿，或嗜食肥甘厚味，酿生痰湿，或肥胖之人，多痰多湿，或脾虚失运，痰湿内生，下注冲任，冲任壅塞，气血运行受阻。

（3）寒凝血瘀：素体阳虚，或过食生冷，或经产之时，血室正开，或冒雨涉水，寒邪外袭，或过用寒凉之品，或久病伤阳，寒从内生，血为寒凝，瘀滞冲任。

3. 虚实夹杂，脏虚血瘀　肾精匮乏，精不化血，血少气虚，血运不畅，冲任瘀滞；或肾阴虚亏，阴血不足，冲任涩滞；或肾阳素虚，寒从内生，虚寒滞血，冲任不畅；或肾气不足，行血无力，冲任瘀滞；或手术伤损冲任，不能传送脏腑化生气血，离经之血瘀滞冲任。冲任既虚且瘀，故经血不得泻。

从上可见，闭经的病因病机虚者多责之肾、肝、脾之虚损，精、气、血之不足，血海空虚，经血无源以泄；实者多责之气血、寒、痰之瘀滞，胞脉不通，经血无路可行；尚有虚实相兼为病的。本病虚多实少，虚实可并见或转换。

（二）西医

病理性闭经的病因十分广泛，按照生殖轴病变和功能失调的部位归纳原因如下：

1. 下丘脑性闭经

（1）功能性的闭经：如应激性、运动性和神经性厌食所致的闭经。

（2）基因缺陷或器质性闭经：前者如 Kallmann 综合征，后者包括下丘脑肿瘤及炎症、化疗等原因。

（3）药物性闭经：长期使用抑制中枢或下丘脑的药物等引起。

2. 垂体性闭经　垂体肿瘤、空蝶鞍综合征、先天性垂体病变、Sheehan 综合征均可引起。

3. 卵巢性闭经　先天性性腺发育不全、卵巢抵抗综合征、卵巢早衰等可引起。

4. 子宫及下生殖道发育异常性闭经

（1）先天性子宫性闭经的病因包括苗勒管发育异常和雄激素不敏感综合征。

（2）获得性子宫性闭经的病因包括感染、创伤导致宫腔粘连引起的闭经。

（3）下生殖道发育异常性闭经包括宫颈闭锁、阴道横隔、阴道闭锁及处女膜闭锁等。

5. 其他 包括雄激素水平升高的疾病及甲状腺疾病等。

二、临床表现

（一）症状

1. 主要症状 无月经或月经停闭。表现为女性年龄超过 14 岁，第二性征未发育；或者年龄超过 16 岁，第二性征已发育，月经还未来潮；女性正常月经周期建立后，月经停止 6 个月以上；或按自身原有月经周期停止 3 个周期以上。

2. 伴随症状 常可见阴道干涩，带下量少，或有腰酸腿软，头晕耳鸣，畏寒肢冷，神疲乏力，汗多，睡眠差，心烦易怒，食欲不振，厌食，小腹胀痛或冷痛，大便溏薄或干结，小便黄或清长等全身症状。

3. 与病因有关的症状

（1）宫颈宫腔粘连综合征闭经可见周期性下腹疼痛。

（2）垂体肿瘤闭经可见溢乳，头痛。

（3）空泡蝶鞍综合征闭经可见头痛。

（4）席汉综合征闭经可见无力、嗜睡、脱发、黏液水肿、怕冷。

（5）丘脑及中枢神经系统病变所致闭经可见嗅觉丧失、体重下降。

（6）多囊卵巢综合征闭经可见痤疮、多毛。

（7）卵巢早衰闭经可见绝经综合征的症状。

（二）体征

体质瘦弱或肥胖，第二性征发育不良，可有多毛、胡须、溢乳、皮肤干燥、毛发脱落、面目肢体水肿等。

（三）常见并发症

1. 宫颈粘连或宫腔不完全粘连 可见宫腔积血，若并发感染可见宫腔积脓。

2. 卵巢早衰闭经 可见性欲低下、不孕、绝经综合征、骨质疏松症、骨折、心血管疾病。

3. 多囊卵巢综合征闭经 可见肥胖症。

三、实验室和其他辅助检查

（一）妇科检查

观察内、外生殖器发育情况及有无畸形；已婚妇女可通过检查阴道及宫颈黏液了解体内雌激素的水平。

（二）实验室检查

有性生活史的妇女出现闭经，必须首先排除妊娠。

1. 评估雌激素水平以确定闭经程度

（1）孕激素试验：孕激素撤退后有出血者，说明体内有一定水平的内源性雌激素影响；停药后无撤退性出血者，则可能存在两种情况：内源性雌激素水平低下；子宫病变所致闭经。

（2）雌、孕激素试验：服用雌激素后再加用孕激素，停药后如有撤退性出血者可排除子宫性闭经；停药后无撤退性出血者可确定子宫性闭经。

2. **激素水平测定**　测定促卵泡激素（FSH）、促黄体素（LH）、催乳素（PRL）、促甲状腺激素（TSH）等激素水平。

（1）PRL 及 TSH 的测定：两次血 PRL 大于 $25\mu g/L$ 可判断为高催乳素血症；PRL、TSH 水平同时升高提示甲状腺功能减退引起的闭经。

（2）FSH、LH 的测定：FSH > 20IU/L，提示卵巢功能减退；LH < 5IU/L 或者正常范围提示病变环节在下丘脑或者垂体，FSH > 40IU/L，提示卵巢功能衰竭。

（3）其他激素的测定：临床上存在高雄激素血症体征时需测定胰岛素、雄激素、17 - 羟孕酮等，以确定是否存在胰岛素抵抗、高雄激素血症或先天性 21 - 羟化酶缺陷等疾病。

3. **染色体检查**　高促性腺激素性闭经及性分化异常者应进行染色体检查。

（三）影像学检查

头颅和（或）蝶鞍的 MRI 或 CT 检查以确定是否存在颅内肿瘤及空蝶鞍综合征等；有明显男性化体征者，还应进行卵巢和肾上腺超声或 MRI 检查，以排除肿瘤。

（四）其他辅助检查

包括超声检查、基础体温测定、诊断性刮宫、宫腔镜检查等。

四、诊断要点

闭经是一种症状，其诊断需要结合病史，症状，辅助检查，寻找闭经原因，确定病变部位，再明确具体疾病所在。

（一）病史

根据原发性闭经和继发性闭经的不同了解相关情况。对于原发性闭经，应询问幼年时健康情况，是否曾患过某些严重急、慢性疾病（如结核），第二性征发育情况，家族情况等。对于继发性闭经，应询问既往月经情况（初潮年龄、月经周期、经期、经量、闭经期限及伴随症状等）、有无诱因（如精神因素、环境改变、体重增减、饮食习惯、运动、各种疾病及用药情况、手术史、职业等）、避孕药服用情况。已婚妇女询问生育史及产后并发症史等。

（二）症状

详见临床表现。

（三）辅助检查

1. **体格检查**　检查全身发育情况，尤其是第二性征发育状况以及内、外生殖器官有无畸形、缺陷等。

2. **其他根据病因的检查**　诊断性刮宫、子宫输卵管造影等用于了解子宫及子宫内膜状态与功能的检查；基础体温测定、阴道脱落细胞检查、宫颈黏液结晶检查、甾体激素测定、卵巢兴奋试验、B 型超声监测等了解卵巢功能检查；垂体兴奋试验、催乳素及垂体促性腺激素测定、CT 及 MR 等了解垂体功能检查；染色体，血 T3、T4、TSH 检查等其他检查。

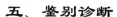

五、鉴别诊断

闭经的鉴别诊断主要与生理性的闭经相鉴别。

1. 青春期停经　少女月经初潮后，可有一段时间月经停闭，此属正常现象。

2. 妊娠期停经　已婚妇女或已有性生活史妇女原本月经正常，突然停经、或伴晨吐、择食等早孕反应，妊娠试验阳性，B超检查可见孕囊或胎心搏动，脉多滑数。

3. 哺乳期停经　产后正值哺乳期，或哺乳日久，月经未潮，妊娠试验阴性，妇科检查子宫正常大小。

4. 自然绝经　已近更年期，原本月经正常或先有月经紊乱，继而月经停闭，伴有更年期综合征表现，妇科检查子宫正常大小或稍小，妊娠试验阴性。

5. 特殊月经生理　避年，月经一年一行，无不适，不影响受孕；暗经是终身无月经，但有生育能力。

六、治疗

闭经的治疗目的是建立或恢复正常连续自主有排卵的月经，或有周期规律的月经。对于育龄期妇女，尤其是有生育要求者，需中医或中西医结合方法促卵泡发育及促排卵，以达到根本治疗目的，对暂时无生育要求的育龄妇女，在治疗过程中要注意避孕。

（一）内治法

1. 辨证治疗　闭经的辨证，首先根据局部及全身症状，结合闭经的病史、病程及诱因进行虚实辨证，在此基础上，再进行脏腑气血辨证。闭经的治疗原则，是根据病证的虚实寒热，虚者补而通之，或补益肝肾，或调养气血；实者泻而通之，或活血化瘀，或理气行滞，或化痰调经，如有实证，亦不可一味峻补，反而留邪，而阻滞精血。辨证要点如下：①辨虚证：特点为年逾16周岁尚未行经，或已行经而月经渐少、经色淡；或先有经期延后，继而停闭，伴或不伴全身其他症状；病程长者也多属虚；因骤伤精血、冲任损伤而月经突然停闭者也属虚（如刮宫太过、内膜基底层受损等）。属虚者多有先天不足或后天亏损或失血、房劳多产、多次人工流产刮宫史，多见形体偏瘦，面色少华，伴见头晕失眠、疲倦乏力、纳食不佳、带下量少、阴道干涩、潮热汗出、烦躁等症，舌淡或红，脉细或弱，或细数。②辨实证：多为平素月经正常，骤然停闭，或伴有其他实象。属实者，有感寒饮冷、涉水、郁怒等诱因，尤出现在经前或行经之初，多见于形体壮实或丰腴，或伴胸胁胀满、腰腹疼痛或脘闷痰多等症，脉多有力。

闭经的辨证治疗，重点在于引经与调经的辨证治疗。

（1）肾气不足

证候特点：年逾16周岁尚未行经，或初潮偏晚而常有停闭，或月经已潮而又后期量少至停闭，或体质纤弱，第二性征发育不良，或腰膝酸软，头晕耳鸣，或夜尿频多，或四肢不温，倦怠乏力，性欲淡漠，面色晦黯，眼眶黯黑，舌淡红，苔薄白，脉多沉弱。

治法：补肾益气，养血调经。

推荐方剂：加减苁蓉菟丝子丸加淫羊藿，紫河车。

基本处方：肉苁蓉12g，菟丝子15g，覆盆子12g，淫羊藿12g，桑寄生12g，枸杞子12g，当归12g，熟地黄12g，焦艾叶6g，紫河车粉3g（冲服）。每日1剂，水煎服。

加减法：失眠多梦，加煅牡蛎15g、夜交藤30g以安神；带下清冷、量多，加金樱子12g、芡实15g、巴戟天12g以补肾固涩；四肢不温，加桂枝6g、肉桂6g（焗服）以补肾助阳。

（2）肝肾阴虚

证候特点：经量减少，色鲜红，质黏稠，既往月经正常，由于堕胎、小产、分娩后，或大病久病后，或月经骤然停闭，或月经逐渐减少、延后以至停闭。或腰酸腿软，或足跟痛，或带下量少，或阴道干涩，或手足心热，心烦少寐，或形体瘦削，头晕耳鸣，两目干涩，面色少华，毛发脱落，神疲倦怠，舌黯淡，苔薄白或薄黄，脉弦细而数或沉细无力。

治法：补益肝肾，养血通经。

推荐方剂：育阴汤。

基本处方：熟地黄12g，山药12g，川续断12g，桑寄生12g，杜仲12g，菟丝子12g，龟甲10g（先煎），怀牛膝12g，山萸肉12g，海螵蛸10g，白芍12g，牡蛎12g。每日1剂，水煎服。

加减法：若有产时大出血或入流、诊断性刮宫过度，内膜基底层受损，加紫河车粉3g（冲服）、肉苁蓉12g、鹿角片10g、鹿茸6g以滋肾助阳。

（3）阴虚血燥

证候特点：月经周期延后，经量少，经色红、质稠，渐至停闭，潮热或五心烦热，颧红唇干，咽干舌燥，甚则盗汗骨蒸，形体消瘦，干咳或咳嗽咯血，大便燥结，舌红，苔少，脉细数。

治法：滋阴益血，养血调经。

推荐方剂：加减一阴煎加丹参，黄精，女贞子，制香附。

基本处方：生地黄12g，熟地黄12g，白芍12g，知母10g，麦冬12g，地骨皮12g，枸杞子12g，菟丝子12g，女贞子20g，丹参12g，黄精15g，制香附10g，甘草4g。每日1剂，水煎服。

加减法：阴虚肺燥咳嗽，加川贝母12g以润肺止咳；咳血者，加阿胶10g（烊服）、白茅根30g、百合12g、白及12g以滋肺养阴；痨虫所致者，须结合抗结核治疗；阴虚肝旺，症见头痛、失眠、易怒者，加龟甲12g（先煎）、牡蛎10g（先煎）、五味子10g、夜交藤30g以益阴潜阳；阴中干涩灼热者，可用上方多煎一两次的药液外洗，或用大黄30g、甘草10g、青蒿10g等药外洗。

（4）气血虚弱

证候特点：月经周期逐渐延长，月经量逐渐减少，经色淡而质薄，继而经闭。或有头晕眼花，心悸气短，食少，面色萎黄或苍白，神疲体倦，眠差多梦，毛发不泽或早见白发，舌淡，苔少或白薄，脉沉缓或细弱。

治法：益气养血，调补冲任。

推荐方剂：滋血汤加紫河车粉。

基本处方：人参12g，怀山药20g，黄芪20g，茯苓12g，川芎9g，当归12g，白芍12g，熟地黄12g，紫河车粉3g（冲服）。每日1剂，水煎服。

加减法：若眠差多梦者，加五味子15g、夜交藤20g以养心安神。

（5）气滞血瘀

证候特点：既往月经正常，突然停闭不行，伴情志抑郁或烦躁易怒，胁痛及乳房胀满或小腹胀痛拒按，嗳气叹息，舌质正常或黯或有瘀斑，苔正常或薄黄，脉沉弦。

治法：理气活血，祛瘀通经。

推荐方剂：膈下逐瘀汤加川牛膝。

基本处方：当归12g，川芎9g，赤芍12g，桃仁12g，红花8g，枳壳12g，延胡索12g，五灵脂12g，丹皮10g，乌药12g，制香附12g，川牛膝15g，甘草4g。每日1剂，水煎服。

加减法：烦躁胁痛，加柴胡9g、郁金12g、栀子9g以疏肝泄热；热而口干，大便干结，加黄柏9g、知母12g滋阴泻火。

（6）痰湿阻滞

证候特点：月经量少、延后渐至停闭，色淡，质黏稠，形体日渐肥胖，或面部生痤疮，或面浮肢肿，或带下量多色白质稠，或胸胁满闷，或呕恶痰多，或神疲倦怠，心悸短气，舌淡胖嫩，苔白腻多津，脉滑或沉。

治法：健脾燥湿化痰，活血调经。

推荐方剂：苍附导痰丸加皂角刺，菟丝子。

基本处方：苍术9g，香附12g，茯苓12g，法半夏12g，陈皮9g，甘草4g，胆南星10g，枳壳12g，生姜3片，神曲12g，皂角刺10g，菟丝子15g。每日1剂，水煎服。

加减法：若呕恶胸胁满闷者，去菟丝子、神曲，加厚朴12g、竹茹12g、葶苈子10g以行气化痰；痰湿化热，苔黄腻者，加黄连10g、黄芩12g以清热祛湿；痰郁化热，加黄芩12g、鱼腥草20g、夏枯草20g以清热化痰；顽痰加昆布12g、皂角刺10g、浙贝母20g、山慈菇20g以祛痰；肾虚者，加枸杞子10g、山茱萸12g、淫羊藿12g、肉苁蓉12g补肾利水。

（7）寒凝血瘀

证候特点：月经停闭半年以上，胞宫感寒，小腹冷痛拒按，得热则痛缓，形寒肢冷，面色青白，小便清长，舌紫黯，苔白，脉沉紧。

治法：温经散寒，活血调经。

推荐方剂：温经汤（《妇人大全良方》）。

基本处方：人参12g，当归12g，川芎9g，白芍12g，肉桂10g（焗服），莪术10g，牡丹皮12g，牛膝12g，甘草4g。每日1剂，水煎服。

加减法：若面色黯黄，小腹冷痛较剧，舌紫黯，加艾叶10g、熟附片10g（先煎）、淫羊藿12g以温经助阳。

（8）肾虚血瘀

证候特点：月经初潮较迟，或月经后期量少渐至闭经，或有多次流产史，或无全身症状，或伴腰酸腿软、头晕耳鸣、性欲淡漠、带下量少或无、阴道干涩疼痛，舌淡黯，苔白或少苔，脉沉细。

治法：补肾化瘀。

推荐方剂：左归丸去鹿角胶、龟甲胶，加丹参、红花、生山楂。

基本处方：熟地黄9g，山药12g，山茱萸12g，枸杞子10g，川牛膝15g，菟丝子12g，丹参12g，红花5g，生山楂12g。每日1剂，水煎服。

加减法：若见潮热汗出，加牡丹皮12g、黄柏12g以清热凉血化瘀。

经上述治疗后有首次月经来潮者，当根据患者出现的证候继续辨证调经治疗（参见辨证治疗），或施以周期治疗，以经后期滋补肾精、补养气血，经间期补肾活血、疏肝理气，经前期温补肾阳、健脾疏肝，经期行气活血、化瘀通经为法。

2. 中成药

（1）少腹逐瘀丸：温经活血，散寒止痛。用于寒凝血瘀型闭经。口服，每次1丸，每日2次。

（2）血府逐瘀丸：活血祛瘀，行气止痛。用于气滞血瘀型闭经。口服，每次1丸，每日2次。空腹用红糖水送服。

（3）坤灵丸：调经养血，逐瘀生新。用于月经不调，或多或少，行经腹痛，子宫寒冷，久不受孕，习惯性流产，赤白带下，病久气虚，肾亏腰痛。口服，每次15丸，每日2次。

（4）八珍益母丸：益气养血，活血调经。用于气血两虚兼有血瘀证所致月经不调。每次1丸，每日3次。

（5）八宝坤顺丸（大蜜丸）：益气养血调经。用于气血虚弱所致的月经不调、痛经。口服，每次1丸，每日2次。

（6）妇科金丸：调经活血。用于体虚血少，月经不调，腰酸背痛等症。每次1丸，每日2次。

（7）乌鸡白凤丸（大蜜丸）：补气养血，调经止带。用于月经不调，疲乏无力，心慌气短，腰腿酸软，白带量多。口服，每次1丸，每日2次。

（8）艾附暖宫丸：理血补气，暖宫调经。用于子宫虚寒，月经量少，后错，经期腹痛，腰酸带下等。每次1丸，每日2次。

（二）外治法

1. 针灸

（1）辨证施针

1）气血虚弱：选取关元、足三里、归来、气海、脾俞、胃俞。操作：手法宜轻柔。足三里直刺0.5~1寸，提插或捻转，补法，至局部酸胀感。关元、气海、归来直刺0.5寸，轻轻提插或徐徐捻转，至小腹部胀重感。脾俞、胃俞均斜刺0.5~1寸，捻转补法，至局部酸胀感。留针20分钟，隔日治疗一次。

2）肝肾不足：选取关元、足三里、归来、肾俞、肝俞。操作：关元、归来直刺0.5~1寸，提插捻转补法，至小腹胀重感。足三里直刺0.5~1寸，提插或捻转，补法，至局部酸胀感。肾俞直刺1.5~2寸，提插捻转运针，至局部酸胀感。肝俞斜刺1寸，捻转补法，至局部胀感。留针20分钟，隔日治疗一次。

3）阴虚血燥：选取关元、足三里、归来、太溪。操作：关元、归来直刺0.5~1寸，提插捻转补法，至小腹胀重感。足三里直刺0.5~1寸，提插或捻转，补法，至局部酸胀感。太溪直刺0.5~1寸，捻转补法，至局部胀感。留针20分钟，隔日治疗一次。

4）气滞血瘀：选取中极、三阴交、归来、合谷、血海、太冲。操作：中极、归来直刺1寸，提插平补平泻法，至小腹部胀麻感。三阴交向上斜刺1~1.5寸，提插泻法，使针感沿小腿内侧向上放散。合谷直刺0.5~1寸，提插泻法，至局部胀重感或向指端放散。血海直刺1寸，提插或捻转泻法。太冲直刺0.5~1寸，提插泻法，至局部胀感向趾端放散。留针20分钟，间歇行针。

5）痰湿阻滞：选取中极、三阴交、归来、阴陵泉、丰隆。操作：中极、归来直刺1寸，提插平补平泻法，至小腹部胀麻感。三阴交向上斜刺1～1.5寸，提插泻法，使针感沿小腿内侧向上放散。丰隆直刺1～1.5寸，提插泻法，使针感向足部放散。留针20分钟间歇行针。

（2）施针方式

1）电针：选取天枢、血海、归来、三阴交、气冲、地机。操作：选腹部和下肢穴位组合成对，每次选用1对，接上电针仪，可选用密波，中等频率，通电1～15分钟。

2）皮肤针：选取腰骶部膀胱经第一侧线、脐下冲任脉循行路线、归来、血海、足三里。操作：循各经反复叩打三遍，然后重点叩刺肝俞、肾俞，其后再叩刺其他各穴。中等刺激，隔日1次，5次为1个疗程，疗程间休息3～5天。

3）耳针：选取内分泌、卵巢、皮质下、肝、肾、神门。操作：每次选3～4个穴，毫针刺用中等刺激，隔日1次，留针20分钟，或在耳穴埋豆，每周2～3次。

2. 按摩　全身推运，腰骶部加擦法，以透热为度；少腹部则振颤，摩腹，揉腹。取穴内关、合谷、肾俞、关元、中极、足三里、三阴交等。按摩垂体、甲状腺、肾上腺、生殖腺、子宫、腹腔神经丛等反射区。以上每日1次，15次为1个疗程。

3. 穴位埋线　选取主穴：天枢、带脉、子宫、脾俞、胃俞、肾俞、足三里均为双侧，关元、中极、中脘。操作：取消毒的弯盘、剪刀、镊子、纱布、3－0医用羊肠线、7号注射针头、35mm×40mm针灸针。将羊肠线分别剪成长约1cm的一小段放在95%的乙醇中，埋线时取出放在纱布上。局部皮肤消毒后，将针灸针穿入注射针头内，稍向后退少许，将羊肠线用镊子夹起，放进注射针头前端，羊肠线不要露出针头，然后倾斜地持注射针头及针灸针，快速将注射针头刺入皮内，针尖达患者肌肉层后，将注射针头稍向上提，同时将针灸针向下刺入，将羊肠线推入肌肉内，当针灸针针下有松动感时，说明羊肠线已进入肌肉内，即可将注射针头及针灸针一起拔出，再用棉签按压针孔片刻至血止。1个月治疗1次，6个月为1个疗程。

第三节　痛经

痛经指妇女在经期及其前后，出现小腹或腰部疼痛，甚至痛及腰骶，每随月经周期而发，严重者可伴恶心呕吐、冷汗淋漓、手足厥冷，甚至晕厥，给工作生活带来影响。好发于15～25岁及初潮后的6个月至两年内，是妇科最常见症状之一。痛经分为原发性和继发性两类，原发性痛经是指生殖器官无器质性病变的痛经，占痛经90%以上；继发性痛经是指盆腔器质性疾病引起的痛经。本节主要叙述原发性痛经。

本病中医亦称为"痛经"，或称为"经行腹痛"。

一、病因病机

（一）中医

中医学认为痛经的发生与素体因素及经期、经期前后特殊的生理环境有关。非行经期间，冲任气血平和，致病因素不能引起冲任、胞宫瘀滞或不足，故不发生疼痛，而在经期或经期前后，血海由满盈而泄溢，胞宫气血由气盛血旺至经后暂虚，气血变化急骤，致病因素乘时而作，使气血运行不畅，胞宫经血流通受阻，以致不通则痛；或致冲任胞宫失于濡养不荣而痛。

1. 气滞血瘀　素多抑郁，或经期前后伤于情志，以致"经欲行而肝不应，则拂其气而痛生"（《傅青主女科》）；或经期产后（包括堕胎、小产、人工流产），余血内留，离经之血内蓄于胞中而成瘀。气滞血瘀，不通则痛。

2. 寒凝血瘀　经行产后，冒雨涉水，贪食生冷或坐卧湿地，寒湿伤于下焦，客于冲任，与经血相结，阻于胞脉，经行不畅，"寒湿满二经而内乱，两相争而作痛"（《傅青主女科》）。

3. 湿热瘀互结　经期产后感受湿热之邪（如洗涤不洁、不禁房事等），或宿有湿热内蕴，流注冲任，搏结于胞脉而留瘀，致经行不畅，发为痛经。

4. 气血虚弱　禀赋不足，或脾胃素弱，生化乏源，或大病久病，耗损气血，经期阴血下泻为经，势必更虚，"血海空虚气不收也"（《胎产证治》），冲任胞脉失于濡养而发痛经。

5. 肝肾不足　先天禀赋不足，肝肾本虚，或多产房劳，损及肝肾。精亏血少，冲任不足，胞脉失养，经将净血海更虚，故而作痛。

（二）西医

原发性痛经的发生主要与月经时子宫内膜前列腺素（prostaghndin，PG）含量增高有关。研究表明，痛经患者子宫内膜和月经血中 PGF_{2a} 和 PGE_2 含量均较正常妇女明显升高。PGF_{2a} 含量增高是造成痛经的主要原因。PGF_{2a} 和 PGE_2 是花生四烯酸脂肪酸的衍生物，在月经周期中，分泌期子宫内膜前列腺素浓度较增生期子宫内膜高。月经期因溶酶体酶溶解子宫内膜细胞而大量释放，使 PGF_{2a} 和 PGE_2 含量增高。PGF_{2a} 含量高可引起子宫平滑肌过强收缩，血管挛缩，造成子宫缺血、缺氧状态而出现痛经。由于黄体功能不全，引起孕激素分泌功能低下，致子宫内膜分泌欠佳，不能溶解而呈整块排出，子宫异常收缩增强，使子宫血流量减少，造成子宫缺血痉挛亦引起严重痛经称膜样痛经。此外，原发性痛经还受精神、神经因素影响，疼痛的主观感受也与个体痛阈有关。增多的前列腺素进入血循环，还可引起心血管和消化道等症状。无排卵的增生期子宫内膜因无孕酮刺激，所含前列腺素浓度很低，通常不发生痛经。

二、临床表现

（一）症状

1. 腹痛

（1）一般于初潮后数月出现，也有发生在初潮后 2~3 年的年轻妇女。

（2）疼痛多自月经来潮后开始，最早出现在经前 12 小时，以行经第 1 天疼痛最剧烈，持续 2~3 天后缓解。疼痛常呈痉挛性，通常位于下腹部耻骨上，可放射至腰骶部和大腿内侧。

（3）腹痛剧烈时，可伴有面色苍白、出冷汗、手足发凉，甚至晕厥、虚脱等。

2. 胃肠道症状　如恶心、呕吐、腹泻及肠胀气或肠痉挛等。一般可持续数小时，1~2 天后症状逐渐减轻、消失。

（二）体征

下腹部可有压痛，一般无腹肌紧张或反跳痛。妇科检查常无异常发现。

（三）常见并发症

经前期综合征　月经来潮前 7~10 天出现以躯体及精神症状为特征的综合征，除了腹痛外，还伴有头痛、乳房胀痛、紧张、压抑或易怒、烦躁、失眠、水肿等一系列症状，月经来潮后症状即自然消失。

三、实验室和其他辅助检查

一般无异常发现。

四、诊断要点

（一）明确疼痛发生的时间和性质

发生于经期或行经前后，有规律地周期性出现。

（二）根据临床表现以判定痛经的程度

一般可分为轻、中、重三度。

轻度：行经期或其前后，小腹疼痛明显，或伴腰部酸痛，但尚可坚持工作和学习，有时需服止痛药。根据月经期下腹坠痛，妇科检查无阳性体征，临床即可诊断。诊断时需与子宫内膜异位症、子宫腺肌病、盆腔炎性疾病引起的继发性痛经相鉴别。继发性痛经常在初潮后数年方出现症状，多有月经过多，妇科检查有异常发现，必要时可行腹腔镜检查加以鉴别。

中度：行经期或月经前后，小腹疼痛难忍，或伴腰部疼痛、恶心呕吐、四肢不温，采用止痛措施疼痛可缓解。

重度：行经期或其前后，小腹疼痛难忍，坐卧不安，不能坚持工作和学习。多伴有腰骶疼痛，或兼有呕吐、泄泻、肛门坠胀、面色苍白、冷汗淋漓、四肢厥冷、低血压等，甚至昏厥。

（三）原发性痛经与继发性痛经的区别

区别要点在于生殖器官有无器质性病变。原发性痛经属功能性痛经，生殖器官无器质病变，常发生在初潮或初潮后不久，多见于未婚或未孕妇女，在正常分娩后疼痛可缓解或消失；继发性痛经常发生在月经初潮后数年，常有月经过多、不孕、放置宫内节育器或盆腔炎性疾病病史，妇科检查有异常发现，如处女膜孔过小，子宫颈管过于狭窄，子宫位置过于前倾或后屈，或子宫发育不良、子宫内膜异位症、子宫肌腺病、盆腔炎症和宫腔粘连等。必要时需行宫腔镜、腹腔镜检查加以鉴别。

五、鉴别诊断

（一）异位妊娠破裂

异位妊娠破裂之腹痛，多有停经史及妊娠资料可查，孕后可有一侧少腹隐痛，不规则阴道流血史，发作时突然腹痛如撕裂，剧痛难忍，伴面色苍白、冷汗淋漓、手足厥冷，或伴有恶心呕吐。但亦有无明显停经史即发生异位妊娠破裂者。

（二） 先兆流产

先兆流产有停经史及早孕反应，可见阴道流血，妊娠试验阳性，B 超检查子宫腔内有孕囊，而痛经则无上述妊娠征象。

（三） 肿瘤蒂扭转、破裂、变性

除有卵巢肿瘤病史和可扪及盆腔肿物外，疼痛往往突然发作，过去并无明显之周期性痛经史，此次发作时亦与月经周期无关。

（四） 卵泡破裂或黄体破裂

卵泡破裂或黄体破裂也可致腹腔内出血而出现突发性下腹痛。前者多发生于月经周期的中段，后者则发生于经前或妊娠早期，一般有诱因可查，如性交、剧烈运动或腹部挫伤等。

（五） 急性盆腔炎

除腹部胀痛外，多伴有高热、烦渴等热证表现，并有带下异常等。

上述几种妇科痛证均与月经周期性发作无甚关系，应详加鉴别。其他内、外科之腹痛，如急性阑尾炎、胃肠出血等，亦需根据病史、症状、体征等仔细鉴别。

六、治疗

痛经的治疗原则总以调理冲任气血为主。治疗分两个阶段进行：月经期行气和血止痛以治其标，由通着手，虚则补而通之，实则泻而通之；平时审证求因以治本，以调为法，调气和血，调理冲任。同时还应兼顾素体情况，或调肝，或益肾，或扶脾，使之气顺血和，冲任流通，经血畅行则痛自止。

此外，因痛经与月经关系密切，故不论对何种病因病机的痛经，均宜在月经来潮前夕加用理气药，月经期中加用理血药，月经净后加用养血和血药。经期不宜用滋腻或过于寒凉的药物以免滞血。治疗时间一般主张 3 个周期以上，并应预防用药，经前 3 ~ 5 天即开始治疗。

（一） 内治法

1. 辨证治疗　痛经的辨证要点是根据疼痛的性质、部位、程度、时间，结合月经的期、量、色、质与兼证、舌脉，辨明寒、热、虚、实。

疼痛的性质、程度：掣痛、绞痛、刺痛、拒按属实证；隐痛、坠痛、喜揉喜按属虚证；下腹冷痛，得温痛减，属于寒证；下腹痛如针刺，得热痛剧，属于热证；胀甚于痛，矢气则舒，属于气滞；痛甚于胀，经行血块排出，腹痛减轻，属于血瘀。

疼痛的时间：发生于经前或经潮 1 ~ 2 天内多属实证；经后腹痛绵绵多是虚证。

疼痛的部位：痛在两侧少腹病多在肝；小腹痛引腰脊者病多在肾。

总而言之，痛经病位在冲任胞宫，变化在气血。临床上寒证多而热证少，实证多而虚证少，夹虚者多，而全实者少。审因论治，方能药到病除。

（1） 气滞血瘀

证候特点：每于经前 1 ~ 2 天或经期小腹胀痛，胀甚于痛，拒按，或伴乳房胀痛、胸胁胀满不适；或月经先后无定期，量少，或经行不畅，经色紫黯有块，血块排出后痛减；常伴有烦躁易怒，甚或恶心呕吐，舌紫黯或瘀点，脉弦滑或弦涩。

治法：理气活血，祛瘀止痛。

推荐方剂：膈下逐瘀汤。

基本处方：当归9g，川芎6g，赤芍12g，桃仁10g，红花9g，枳壳12g，延胡索9g，五灵脂9g，牡丹皮12g，乌药9g，香附15g，甘草6g。每天1剂，水煎服。

加减法：肝郁较甚，胸胁乳房痛甚者，加柴胡6g、青皮6g、竹叶12g以疏肝理气止痛；肝郁化热，症见口干，口苦，月经持续时间长，色黯质稠，舌红苔黄，脉弦数，加栀子12g、夏枯草12g、黄芩12g以疏肝清热；若痛经剧烈，伴恶心呕吐，苔厚腻，脉滑，为肝气夹冲气犯胃，加竹茹12g、生姜6g、法半夏12g以平冲降逆止呕；若痛连肛门，兼前阴坠胀者，加柴胡6g、川楝子12g、大黄9g以理气行滞止痛；若肝郁伐脾，症见胸闷、食少者，可加白术15g、茯苓15g、陈皮6g以健脾。

（2）寒凝血瘀

证候特点：经前或经期小腹冷痛拒按，得热痛减，或经期延后，月经量少，经色瘀黯有块，或畏寒身痛，手足欠温，面色青白，舌黯苔白润或腻，脉沉紧。

治法：温经散寒，化瘀止痛。

推荐方剂：少腹逐瘀汤。

基本处方：小茴香6g，干姜6g，没药9g，肉桂6g（焗服），赤芍12g，蒲黄9g（包煎），五灵脂9g（包煎），当归12g，川芎6g，延胡索12g。每天1剂，水煎服。

加减法：若月经量过少，色瘀黯，可加桃仁12g、鸡血藤30g以活血通经；若腰痛、身痛甚者，加独活15g、桑寄生18g、巴戟天15g以补肾气，散寒湿；若气滞偏盛，冷痛作胀者，加乌药9g、香附12g以温通行气；若系虚寒所致痛经，证见经行下腹绵绵作痛，喜暖喜按，月经量少，色淡质稀，畏寒肢冷，腰骶冷痛，面色淡白，舌淡，脉沉细，治宜温经养血止痛，上方可加熟附子9g（先煎）加强温经散寒之力；若阳虚内寒，痛甚而厥，症见手足不温，或冷汗淋漓，为寒邪凝闭，阳气失宣之象，可加人参15g、熟附子12g（先煎）、艾叶12g，以温经散寒，回阳救逆。

（3）湿热瘀互结

证候特点：经前或经期小腹疼痛拒按，有灼热感，或伴腰骶胀痛，或平时即感小腹疼痛，经期加剧，或低热起伏，伴有月经先期、月经过多或经期延长，经色黯红，质稠有块，或平时带下黄稠、阴痒，小便黄短，大便不爽，舌红苔黄腻，脉弦数或滑数。

治法：清热除湿，化瘀止痛。

推荐方剂：清热调血汤。

基本处方：黄芩12g，龙胆草10g，佩兰12g，薏苡仁30g，茵陈15g，蒲黄6g（包煎），五灵脂6g（包煎），丹参15g，赤芍12g，牡丹皮12g，厚朴10g，延胡索12g。每天1剂，水煎服。

加减法：若月经过多，或经期延长，酌加益母草18g，血余炭12g，地榆、槐花各15g以凉血止血；若腰骶胀痛，可加桑寄生18g、秦艽15g以祛湿通络止痛；若平时带下量多，色黄质稠气臭，酌加黄柏15g、忍冬藤30g、败酱草20g等以加强清热解毒利湿之力；若热盛致口干，腹胀痛，大便干结者，可加虎杖20g、枳实15g以泄热存阴。

（4）气血虚弱

证候特点：经期或经后1~2天，小腹隐隐作痛，喜按，伴见小腹或阴部空坠，经血量少、色淡、质清稀，或月经后期，面色萎黄无华，神疲倦怠，气短懒言，舌淡苔白，脉细弱。

治法：益气养血，调经止痛。

推荐方剂：八珍汤。

基本处方：当归 12g，川芎 9g，党参 15g，白术 15g，黄芪 15g，生姜 9g，大枣 12g，白芍 12g，甘草 9g，香附 12g。每天 1 剂，水煎服。

加减法：气虚兼寒，痛喜温熨者，加艾叶 12g、台乌药 9g、肉桂 1.5g（焗服）以温经散寒止痛；血虚甚，证见头晕、心悸、失眠者，加阿胶 12g（烊化）、鸡血藤 30g、酸枣仁 15g 以养精血安神；兼肾虚，证见腰膝酸软者，加菟丝子 25g、川断 12g、杜仲 18g 以补益肾气；脾虚气滞，见纳少便溏者，加木香 9g、砂仁 6g（后下）以行气醒脾。

(5) 肝肾不足

证候特点：经期或经后少腹绵绵作痛，腰部酸胀，月经色淡量少质稀薄，或有潮热，或耳鸣，或头晕目眩，舌淡，苔薄白或薄黄，脉细弱。

治法：滋养肝肾，和营止痛。

推荐方剂：归肾丸。

基本处方：杜仲 15g，菟丝子 20g，熟地黄 15g，山茱萸 9g，枸杞子 12g，当归 12g，茯苓 12g，白芍 12g，甘草 6g，香附 12g。每天 1 剂，水煎服。

加减法：若伴腰骶酸痛甚，夜尿多者，可加川断 15g、狗脊 15g、益智仁 12g、桑螵蛸 15g 以补肾强腰；若月经量少，酌加川芎 9g、鸡血藤 30g、女贞子 15g 以养血通经；若兼头晕、心悸不寐者，加夜交藤 30g、酸枣仁 15g、五味子 9g 以镇静安神；若兼见心烦少寐、颧红潮热等阴虚内热之象者，加青蒿 9g、鳖甲 20g（先煎）、地骨皮 15g 以清虚热；若兼畏寒肢冷、腰酸如折、舌淡、脉沉迟等阳虚见证，可酌加补骨脂 15g、熟附子 9g（先煎）、淫羊藿 10g 以温补肾阳。

2. 中成药

(1) 田七痛经胶囊：通调气血，止痛调经。适用于各类型痛经，尤其是因寒致痛者。胶囊，每次 3~5 粒，每日 3 次，经期或经前 5 天服用。或每次 3~5 粒，每日 2~3 次，经期后继续服用，以巩固疗效。

(2) 金佛止痛丸：行气止痛，疏肝和胃，祛瘀。适用于各类型痛经，每次 5~10g，每日 2~3 次。寒证者须用姜汤送服。

(3) 七制香附丸：开郁顺气，调经养血。适用于肝郁气滞，气血运行不畅所致的痛经。每次 1 丸，每日 2 次。

(4) 痛经丸：温经活血，调经止痛。适用于气滞寒凝，血行不畅的痛经。每次 6g，每日 2 次。

(5) 济坤丸：调经养血，和胃安神。适用于气滞血瘀而兼有心脾两虚之痛经。每次 1 丸，每日 2 次。

(6) 散结镇痛胶囊：软坚散结，化瘀定痛。适用于各类型痛经。每次 4 粒，每日 3 次。

(二) 外治法

1. 针灸

(1) 体针：选取合谷、三阴交。方法：实证用泻法，虚证用补法。方义：合谷乃手阳明经原穴，功善行气止痛，三阴交为足三阴经的交会穴，与合谷相配可达行气调血止痛之功效。加减：夹血块者加血海；湿邪重者加阴陵泉、太冲、行间；肝郁者加太冲、气海、内关；气血虚弱者加足三里、脾俞、血海；肝肾不足者加关元、肝俞、肾俞。

（2）电针：选取中极、关元、三阴交、血海、地机、足三里穴，针刺得气后，接上电针治疗仪，通以疏密波或连续波，电量以中度刺激为宜，每次通电 15 ~ 30 分钟，每日 1 ~ 2 次。于经前 3 日施治，至疼痛缓解为止。

（3）灸法：取关元、气海、曲骨、上髎、三阴交，每次取 3 个穴，于经前 3 日用艾条温和灸，每穴施灸 20 分钟，每日一次，连续治疗，4 日为 1 个疗程，适用于各型痛经。

（4）穴位注射：取当归注射液 4ml，于双侧三阴交穴位注射，一般 10 分钟后疼痛可缓解，若气滞血瘀可配太冲；寒湿凝滞配内关；气血虚弱配足三里；肝肾不足配关元。

（5）梅花针：用梅花针从腰椎至尾椎，脐部至耻骨联合处轻叩（不出血为宜），可调节冲、任、督脉之气，以达行气止痛之功。每次月经前 3 ~ 5 天开始，每日 1 次，每次 15 分钟，连用 3 个周期。

2. 敷脐疗法　神阙为冲任经气汇聚之地，且渗透力强，采取敷脐疗法可达到调理冲任气血以止痛的治疗目的，可选用当归、川芎、吴茱萸等研为细末，加白酒和凡士林调为膏糊状，于经前 3 天敷脐部，经至敷关元穴，可疏通经络，祛寒止痛。

3. 耳穴治疗　取耳穴皮质下、内分泌、交感、子宫、卵巢，于月经来前 3 ~ 5 天，用王不留行籽或小磁珠压穴，每天按揉数次，调和气血以止痛；疼痛较重者可用埋针法。气滞血瘀可加耳穴肝、神门；痰湿凝滞加耳穴脾、胃；湿热瘀滞加耳穴三焦、腹；气血虚弱加耳穴心、脾；肝肾亏虚加耳穴肝、肾。

第四节　经前期综合症

经前期综合征（premenstrual syndrome，PMS）是指月经来潮前 7 ~ 10 天部分妇女伴有生理上、精神上及行为上的改变，如头痛、乳房胀痛、全身乏力、紧张、压抑或易怒、烦躁、失眠、腹痛、水肿等一系列症状，影响正常生活和工作。月经来潮后症状即自然消失，周期性发生。伴有严重情绪不稳定的经前期综合征称为经前焦虑性障碍（premenstrual dysphoric disorder，PMDD），目前认为是一种心理神经内分泌疾患，其发生的原因尚不清楚，临床诊断亦无统一标准。

治疗方面基本上是对症治疗，远期疗效不甚乐观。

流行病学调查显示，妇女在经前或经期出现一种或数种体征或情绪症状者占 30% ~ 90%，但严重影响生活或工作者占 2% ~ 10%，一项研究结果则认为，在 21 ~ 35 岁年龄组，中度 PMS 的发生率为 22% ~ 38%，重度的 PMDD 发生率为 3% ~ 8%。由于采用的诊断标准不同，调查得出的发病率也有不同。

中医学虽无此病名，但有关该病的论述散见于各医籍中，名目繁多，如"经前便血"、"经前发热"、"经前泄水"、"经前烦躁"等，其中清代《叶天士女科医案》载该类病名最多，达 20 余种。现代中医妇科学中常将以上症状统称为"月经前后诸证"。

一、病因病机

（一）中医

1. **病因** 月经前后诸证临床表现症状众多、复杂，如经行乳胀、头痛、发热、吐衄、口糜、水肿、咳喘、情志异常等，另如经前泄水、抽搐、呃逆、唇青紫肿胀、瘙疹等，虽较少发生，但古籍及现代临床都有所见。对于经行伴见诸证，前贤多从一证着眼，尚未将诸证联系。如对经行发热主要责之于血虚有滞，或血虚生热；经行身痛既有血虚，亦有寒邪入血；经行泄泻则肝旺脾虚、脾肾阳虚为主；经行水肿则主要责之于脾虚水停。根据古人认识结合现代临床实际分析认为，月经前后诸证所以随月经周期发作，与经期气血盈虚变化及体质有密切关系。女子以血为用，五脏六腑皆赖气血濡养。而经、孕、产、乳数伤于血，使妇女处于血分不足、气分偏盛状态，即有余于气，不足于血。临界经期阴血由冲任二脉下注胞宫，血海充盈，而全身阴血不足，加之患者体质禀赋阴阳偏颇之异，常累及肝、脾、肾、心等脏腑致其功能或气血失调而出现月经前后诸证。

2. **病机** 联系脏腑气血生理病理，具体病机有以下几种：素性抑郁，导致肝郁，气郁不畅故见烦躁易怒，乳房胀痛；肝郁化火，则出现经行口糜、吐衄，上扰清窍，而致头痛头晕；火扰心神，则情志异常；素体脾弱，行经气随血下，脾气益亏，脾虚不能运化水湿，水湿下注为经行泄泻；水湿泛溢肌肤而为经行水肿；若脾不统血，血不归经，则可大便下血。平素阴血偏虚，行经阴血更虚，阴虚水不涵木，则肝阳上亢，故头晕头痛，烦躁失眠；阴虚生内热出现经行发热；阴虚阳亢则经行眩晕；血虚生风则经行出风疹块；精血不足，经脉失养则经行身痛；心神失养则坐卧不宁；肾水亏虚，津液不能上承，可致经行音哑。

（二）西医

西医学认为PMS是一种心理神经内分泌疾患，其病因尚未完全清楚，目前有以下几种学说。

1. **脑神经递质学说** 研究发现一些与应激反应及控制情感有关的神经递质如5-羟色胺（5-HT）、阿片肽、单胺类等在月经周期中对性激素的变化敏感。雌、孕激素通过对神经递质的影响在易感人群中引起PMS。研究表明正常非PMS患者在黄体期中5-HT水平升高，PMS患者黄体期全血5-HT下降，经前1周神经元5-HT再摄入下降，与非PMS正常妇女有明显差别。有研究发现黄体中期内源性阿片肽升高可引起抑郁、疲劳等症状，围排卵期或黄体晚期阿片肽暂时性下降可引起攻击行为。

2. **卵巢激素学说** PMS症状与月经周期黄体期孕酮的撤退变化相平行，因而认为中、晚黄体期孕酮水平的下降或雌/孕激素比值的改变可能诱发PMS。但近年的研究并未发现PMS患者卵巢激素的产生与代谢存在异常。

3. **精神社会因素** 临床上PMS患者对安慰剂的治愈反应高达30%~50%，接受精神心理治疗者也有较好疗效，表明患者精神心理因素与PMS的发生有关。PMS妇女一生中有一半曾有焦虑及情感障碍。她们出现精神压抑的症状也较正常妇女要多。另外，个性和社会环境因素PMS症状的发生也极为重要。PMS患者病史中常有较明显的精神刺激，可能也是产生经前情绪变化的重要因素。

4. **前列腺素作用** 前列腺素可影响钠潴留、精神行为、体温调节及许多PMS的有关症状，前列腺素合成抑制剂能改善 PMS 躯体症状，但对精神症状的影响尚不肯定。

5. 维生素 B_6 缺陷　维生素 B_6 是合成多巴胺和 5 - HT 的辅酶，对减轻抑郁症状有效，因此认为 PMS 患者可能存在维生素 B_6 缺陷。

二、临床表现

（一）症状

典型 PMS 症状出现于经前 1 ~ 2 周，逐渐加重，至月经前 2 ~ 3 天最为严重，月经来潮后迅速减轻直至消失。有些患者症状消退时间较长，逐渐消退，直至月经开始后 3 ~ 4 天才完全消失。多见于 25 ~ 45 岁妇女，主要表现为周期性出现的易怒、抑郁和疲劳，伴有腹部胀满、四肢水肿、乳房触痛。主要症状归纳为三方面：

1. 精神症状　焦虑，紧张，情绪波动，易怒，急躁，不能自制；或抑郁，没精打采，闷闷不乐，情绪淡漠，性欲改变，失眠，健忘，甚至精神错乱，产生自杀念头。

2. 躯体症状　手足与眼睑水肿，乳房胀痛、腹部胀满、头痛、盆腔痛、全身痛，疲乏、潮热、出汗、心慌、体重增加、运动协调功能减退等。

3. 行为症状　食欲增加、喜甜食、烦渴、爱吵架、健忘、思想不集中、工作效率低、易有犯罪行为或自杀意图等。

上述症状并非每个患者都具备，严重程度亦不相同，每有某些症状较为突出，但是症状的出现与消失同月经的关系是基本恒定的。

（二）体征

有水肿者，可见颜面及下肢凹陷性水肿；乳房胀痛明显者，检查时可发现乳房触痛性结节；经行风疹块者皮肤可见荨麻疹或痤疮样疮。

三、实验室和其他辅助检查

（一）内分泌检查

雌二醇、孕酮放射免疫测定可能提示前者增高，后者降低，雌、孕激素比值异常。催乳素测定，可呈升高表现。醛固酮比率测定 >2 时有助于诊断。

（二）经前症状

包括躯体、精神及行为表现、体重、基础体温情况。

（三）其他检查

如血常规，肝、肾功能，血浆蛋白，血浆葡萄糖，胰岛素的测定，主要是排除全身性疾病或低血糖。

四、诊断要点

（一）诊断标准

1. PMS 的诊断标准　参照美国妇产科学会 2000 年发布的诊断标准进行诊断。

如果患者报告在过去的 3 个周期中每个周期的月经前 5 天内，至少有一项以下情感的、躯体的症状，就可以下 PMS 诊断：

（1）在月经来潮的 4 天内缓解，至少至月经周期的第 13 天无复发。

（2）在无药物治疗，无使用激素、毒品及乙醇情况下，症状存在。

（3）在两个周期前瞻性记录症状可重复出现。

（4）患者社交、工作活动有可识别的障碍。

2. PMDD 的诊断标准（美国精神病协会 APA）　对患者 2～3 个月经周期所记录的症状做前瞻性评估。在黄体期的最后一个星期存在 5 个（或更多）下列症状，并且在经后消失，其中至少有 1 种症状必须是（1），（2），（3）或（4）。

（1）明显的抑郁情绪，自我否定意识，感到失望。

（2）明显焦虑、紧张，感到"激动"或"不安"。

（3）情感不稳定，比如突然伤感，哭泣或对拒绝增加敏感性。

（4）持续或明显易怒或发怒，或与他人的争吵增加。

（5）对平时活动（如工作、学习、友谊、嗜好）的兴趣降低。

（6）主观感觉注意力集中困难。

（7）嗜睡、易疲劳或能量明显缺乏。

（8）食欲明显改变，有过度摄食或产生特殊的嗜食渴望。

（9）失眠。

（10）主观感觉不安或失控。

（11）其他身体症状，如乳房胀痛或肿胀，头痛、关节或肌肉痛、肿胀感，体重增加。

这些失调务必是明显干扰工作或学习或日常的社会活动及与他人的关系（如逃避社会活动，生产力和工作学习效率降低）。

这些失调务必不是另一种疾病加重的表现（如重型抑郁症、恐慌症、恶劣心境或人格障碍）。

（二）诊断方法

参照曹泽毅主编《中华妇产科学》推荐的诊断方法，建立症状日记表，每天记录症状，至少连续记录 3 个周期。对 PMS 的主要症状（不到 20 种）进行评分，对常见症状的详细列表；表格的纵坐标列症状，横坐标为日期，患者每天对症状的严重性按 0～3 级评分，这是一种病人对自身症状的前瞻性（非回顾性）的主观报告。医师则根据"黄体期评分"和"卵泡期评分"进行诊断，黄体期评分比卵泡期评分大 30% 以上，即可诊断经前期综合征。

五、鉴别诊断

本病应与心、肾疾病引起的水肿、营养缺乏性水肿相鉴别；有乳房结节者应与乳腺病相鉴别；精神症状严重者应与周期性精神病、症状性精神病、反应性精神病及神经官能症相鉴别。其中鉴别要点为症状周期性出现是 PMS 的典型特点，而精神病在整个月经周期中症状不变，严重程度也缺乏规律性；其次，经前期加重的疾病在卵泡期也有症状，经前期加重；而 PMS 卵泡期无症状。

六、治疗

经前期综合征由于临床表现繁多复杂，各有不同，故治疗亦无统一的疗法。各种治疗方法均有一定疗效。归纳起来有下列几种治疗方法：①中医辨证施治；②心理或精神疗法；③内分泌疗法；④矫正盐或水的失调；⑤对症治疗。轻、中度患者，应用中医辨证治疗及心理疏导、饮食治疗即可治愈，对严重患者，应中西医结合治疗。

（一）内治法

1. 辨证治疗　本病的发生与冲脉之气有密切关系。在脏腑与肝、脾、肾三脏密切相关。肝为冲脉之本，故以肝尤为重要。治疗常以调肝为主，采取柔肝、疏肝等法。其他如脾虚者，法当健脾；肾阳虚者，治宜温肾扶阳；肝肾阴虚者，当滋补肝肾；阴虚阳亢者，又当滋阴潜阳；血虚气弱者，当养血益气；心脾两虚者，则宜养心益脾。

（1）经行乳胀

1）肝气郁结

证候特点：经前或经行乳房胀痛，或乳头痒痛，甚则痛不能触衣，疼痛拒按，经行小腹胀痛，胸胁胀满，烦躁易怒，精神抑郁，时叹息，经行不畅，色黯红，舌质红，苔薄白，脉弦。

治法：疏肝理气，和胃通络。

推荐方剂：逍遥散加减。

基本处方：柴胡10g，白术15g，茯苓15g，白芍12g，当归15g，枳壳12g，川楝子10g，路路通10g，陈皮6g，炙甘草6g。每日1剂，水煎服。

加减法：若乳房内有结块，可加莪术12g、穿山甲10g（先煎）、橘核15g以散结通络；若口苦口干，头晕心烦，舌边尖红，苔黄，加牡丹皮10g、栀子10g、夏枯草10g以清热平肝。

2）肝肾亏虚

证候特点：经行或经后两乳作痛，乳房按之柔软无块，月经量少，色淡；两目干涩，咽干目燥，五心烦热；舌淡或舌红少苔，脉细数。

治法：滋肾养肝，和胃通络。

推荐方剂：一贯煎加麦芽、鸡内金。

基本处方：北沙参15g，麦冬15g，当归10g，生地20g，川楝子15g，枸杞子15g，麦芽20g，鸡内金15g。每日1剂，水煎服。

加减法：若潮热盗汗加浮小麦15g止汗、益气、除热；月经量少加桑寄生10g、制首乌15g补肾养血填精。

（2）经行情志异常：心神失养。

证候特点：经前或经期精神恍惚，心神不宁，无故悲伤，心悸失眠，月经量少色淡，舌质淡，苔薄白，脉细。

治法：补血养心，安神定志。

推荐方剂：甘麦大枣汤合养心丸，去川芎、法半夏。

基本处方：甘草6g，小麦30g，大枣7枚，黄芪15g，茯苓15g，茯神15g，柏子仁10g，远志6g，五味子6g，人参15g，酸枣仁15g。每日一剂，水煎服。

加减法：若兼经来头昏肢软，下腹胀痛者，此为气虚血瘀，治以益气养血活血为法，拟用八珍汤加减以益气养血活血。

（3）经行头痛

1）血虚

证候特点：经行或经后头痛头晕，心悸气短，神疲乏力，少寐多梦，舌质淡，苔白，脉虚细。

治法：养血益气。

推荐方剂：八珍汤加减。

基本处方：黄芪30g，党参30g，白芍15g，熟地黄15g，柏子仁15g，阿胶10g（烊化），何首乌30g，川芎9g，当归15g，茯神12g。每日1剂，水煎服。

加减法：头晕头痛甚者，加枸杞子15g、桑椹子30g益肾生精化血；心悸失眠、多梦者，加百合15g、麦门冬15g、五味子9g以养心安神助眠。

2）血瘀

证候特点：经前或经期，头痛剧烈，或胀痛，或刺痛，经行不畅，腹痛拒按，经色紫黯，有血块，舌质黯有瘀斑，或瘀点，脉涩或弦。

治法：活血化瘀，通络止痛。

推荐方剂：通窍活血汤加减。

基本处方：赤芍15g，川芎12g，桃仁12g，红花12g，牛膝15g，荆芥穗9g，白芷12g，菊花9g。每日1剂，水煎服。

加减法：头胀痛，胸胁胀满，口苦心烦者，加香附12g、牡丹皮12g、栀子9g、柴胡9g以泄热清肝火；痛如锥刺者，加地龙12g、全蝎9g以化瘀止痛。

3）阴虚肝旺

证候特点：经行巅顶掣痛，头晕目眩，烦躁易怒，口苦咽干，舌质红，苔黄，脉弦细数。

治法：养阴清热，柔肝息风。

推荐方剂：杞菊地黄丸加减。

基本处方：枸杞子30g，生地黄15g，山茱萸15g，桑椹子30g，牡丹皮12g，荆芥穗6g，生龙骨30g（先煎），菊花12g，泽泻9g，白芍15g，黄芩9g。每日1剂，水煎服。

加减法：眩晕甚者，加钩藤12g、夏枯草9g以清热平肝止眩；月经量少者，加阿胶12g（烊化）、当归10g以补血养血。

（4）经行发热

1）阴虚

证候特点：经期或经后午后发热，五心烦热，咽干口燥，两颧潮红，经量少色鲜红，舌质红，苔少，脉细数。

治法：滋阴清热，凉血调经。

推荐方剂：蒿芩地丹四物汤去川芎，加银柴胡、白薇。

基本处方：青蒿12g，黄芩10g，地骨皮12g，牡丹皮10g，生地黄15g，白芍15g，银柴胡10g，白薇10g。每日1剂，水煎服。

加减法：阴虚火旺，症见头晕耳鸣、大便干结，宜加川牛膝10g、珍珠母15g（先煎）以清泻肝火。

2）血瘀

证候特点：经前或经期发热，乍寒乍热，小腹疼痛拒按，经色紫黯夹有血块，舌质紫黯，或舌边有瘀点，脉沉弦或沉涩有力。

治法：活血化瘀，清热调经。

推荐方剂：血府逐瘀汤加栀子。

基本处方：赤芍 15g，桃仁 12g，当归 15g，生地黄 15g，川芎 9g，甘草 6g，红花 10g，枳壳 12g，柴胡 9g，桔梗 12g，牛膝 15g，栀子 10g。每日 1 剂，水煎服。

加减法：腰胀痛者，可加乌药 9g、牛膝 9g 以理气活血；气虚者，加党参 15g、白术 12g、茯苓 15g 以健脾益气。

3）血气虚弱

证候特点：经行或经后发热，热势不扬，动则自汗出，经量多，色淡质薄；神疲肢软，少气懒言；舌淡，苔白润，脉虚缓。

治法：补益血气，甘温除热。

推荐方剂：补中益气汤。

基本处方：黄芪 20g，白术 15g，陈皮 6g，党参 15g，柴胡 10g，升麻 3g，炙甘草 6g，当归 10g，白芍 15g，生姜 6g，大枣 10g。每日 1 剂，水煎服。

加减法：腰膝酸软、夜尿频多者可加用川断 15g、杜仲 15g、覆盆子 15g 以加强益气补肾固摄之力。

（5）经行泄泻

1）脾虚

证候特点：每届经期，或经行前后，大便溏薄，倦怠嗜睡，肢软乏力，或脘腹胀闷，或面目水肿，舌质淡，苔白润或白滑，脉濡缓。

治法：健脾益气，淡渗利水。

推荐方剂：参苓白术散。

基本处方：党参 20g，炒白术 15g，茯苓 15g，炒扁豆 15g，莲子肉 15g，怀山药 15g，桔梗 10g，薏苡仁 15g，砂仁 6g（后下），大枣 5 枚。每日 1 剂，水煎服。

加减法：若腹痛即泻，泻后痛止，为脾虚肝木乘之，应扶脾抑肝，方用痛泻要方，药用陈皮 6g、防风 10g、白术 15g、白芍 12g 以抑肝扶脾。

2）肾虚

证候特点：经前或经期大便溏泄，晨起尤甚，腰酸腿软，畏寒肢冷，头晕耳鸣，月经量少色淡，平时带下量多质稀，面色晦黯，舌质淡，苔白滑，脉沉迟无力。

治法：温肾健脾，除湿止泻。

推荐方剂：健固汤合四神丸。

基本处方：人参 15g，炒白术 15g，茯苓 15g，薏苡仁 20g，巴戟天 10g，吴茱萸 6g，肉豆蔻 12g，补骨脂 15g，五味子 10g。每日 1 剂，水煎服。

加减法：若有经来胸闷胁胀、腹部胀痛等症者，说明肝郁气滞，可加用香附 10g、乌药 10g、白芍 15g 疏肝行滞，调经止痛。

（6）经行水肿

1）脾肾阳虚

证候特点：经前或经期面浮肢肿，腰膝酸软，疲倦乏力，纳呆食少，大便溏薄，经行量多色淡质稀，舌质淡，苔白，脉沉弱。

治法：温肾健脾，化气行水。

推荐方剂：苓桂术甘汤加熟附子、淫羊藿。

基本处方：茯苓20g，桂枝10g，白术15g，甘草6g，熟附子15g（先煎），淫羊藿10g。每日1剂，水煎服。

加减法：若经行前后肿甚者，加防己10g、泽泻10g以利水消肿。

2）气滞湿郁

证候特点：经前或经期面目水肿，经前小腹胀满，脘闷胁胀，乳房胀痛，月经量少色黯红或有小血块，舌质正常，苔白，脉弦滑。

治法：理气行滞，化湿消肿。

推荐方剂：八物汤去熟地，加茯苓皮、泽兰。

基本处方：当归10g，川芎10g，赤芍10g，延胡索10g，川楝子10g，木香6g，槟榔10g，茯苓皮10g，泽兰10g。每日1剂，水煎服。

加减法：若感头昏痛，四肢无力，伴小腹痛，大便溏，宜加党参15g、白术10g、茯苓15g、陈皮15g以益气健脾化湿。

2. 中成药

（1）经行乳胀：如逍遥丸，功能为疏肝健脾，养血调经。用于肝气郁结型经前乳胀。每次6~9g，每日2~3次。

（2）经行情志异常：如补脑丸，功能滋补精血，安神镇惊。对经行情志异常疗效较好。每次2~3g，每日2~3次。

（3）经行头痛

1）八珍丸：功能补气益血。用于血虚型经行头痛。每次6~9g，每日2~3次。

2）杞菊地黄丸：功能滋阴清肝。用于阴虚肝旺型经行头痛。每次6~9g，每日2~3次。

3）正天丸：功能化瘀止痛。用于血瘀型经行头痛。每次6g，每日2~3次。

（4）经行发热

1）二至丸：功能滋补肝肾，养精益血。用于阴虚型经行发热。每次9g，每日3次。

2）小柴胡颗粒：功能和解少阳，疏肝解热。用于肝郁型经行发热。每次6~9g，每日3次。

（5）经行泄泻

1）香砂六君丸：功能健脾化湿。用于脾虚型经行泄泻。每次6~9g，每日2~3次。

2）附子理中丸：功能温补脾肾。用于脾肾两虚型经行泄泻。每次1丸，每日2次。

（6）经行水肿：如济生肾气丸，功能为温补肾阳，化气行水。用于肾虚型经行水肿。每次6g，每天2~3次。

（二）外治法

1. 经行乳胀

（1）针灸针刺屋翳、乳根、膻中、天宗、肩井，以疏肝理气止痛。均用平补平泻。

（2）耳针可选乳腺、神门、内分泌等耳穴，每次留针 2~3 小时，每日 1 次，10 次为 1 个疗程。可达到疏肝解郁的目的。

2. 经行情志异常

（1）针灸取穴巨阙、膻中、神庭、神门、大陵、内关、三阴交，用补法，以安神定志。

（2）耳针取穴胃、肾上腺、神门、肾、皮质下透内分泌、脑点、心、肾、脑点透内分泌。3 组耳穴（双侧）交替使用，电针刺激，通电 10~15 分钟。必要时加百会、定神。

3. 经行头痛

（1）针刺风池、太阳、百会、脾俞、肝俞、血海穴以补气养血。以补法为主，留针 15~30 分钟，轻刺激。

（2）针刺太冲、行间、风池、百会、合谷以柔肝平肝。以泻法为主，捻转提插 5~15 分钟，强刺激。

（3）针刺风池、百会、太阳、合谷、阿是穴以化瘀止痛。以泻法为主，持续提插捻转 5~10 分钟，阿是穴用三棱针放血。

4. 经行发热

（1）针灸针刺大椎、内关、曲池、足三里、阳陵泉以扶正祛邪退热。采用泻法或平补平泻，重或中度刺激。

（2）耳针取肾上腺、皮质下、内分泌。毫针刺激或埋皮内针。隔日 1 次。

5. 经行泄泻

（1）灸中脘、天枢、气海以温肾健脾，每次 20 分钟，每日 1 次。

（2）敷贴：丁香、胡椒各等量，共为细末，以水调和成小饼，敷肚脐上，一昼夜更换 1 次，连续 3~4 次。功能温阳化湿，用于脾虚肾虚型经行泄泻。

第五节　阴道炎

阴道炎是指阴道黏膜及黏膜下结缔组织的炎症，是妇科常见疾病，各年龄组均可发病。正常健康妇女由于解剖及生理生化特点，阴道对病原体的侵入有自然防御功能。当阴道的自然防御功能遭到破坏，则病原体易于侵入，导致阴道炎症。外阴阴道与尿道、肛门毗邻，局部潮湿，易受污染；生育年龄妇女性活动较频繁，且外阴阴道是分娩、宫腔操作的必经之道，容易受到损伤及外界病原体的感染；绝经后妇女及婴幼儿雌激素水平低下，局部抵抗力下降，也易发生感染。

阴道炎临床常见的有滴虫阴道炎、外阴阴道假丝酵母菌病、细菌性阴道病、老年性阴道炎。2005 年北京大学第一医院妇产科感染协作组总结全国 62 家医院妇科与计划生育门诊共 1 853 例阴道炎，其中细菌性阴道病为 23.65%，外阴阴道假丝酵母菌病为 39.31%，滴虫阴道炎为 10.42%。

阴道炎属于中医学的"带下病"、"阴痒"等病范畴。

一、病因病机

（一）中医

1. 滴虫阴道炎的病因病机 本病主要多因湿邪为病，湿热蕴结，虫蚀阴中所致。

（1）湿热下注：湿热之邪有内外之分。如久居湿地等致湿邪外侵，郁而化热，或经期、产后，湿热邪毒乘虚而入，此为外感湿热。若素体脾气虚弱，或肝气郁结，木旺乘脾土，脾失健运，水湿内留，停注下焦，蕴而化热，则为内生湿热。湿热蕴结，任带不固，则带下增多、色黄。下焦湿热，膀胱失约则并发淋证。

（2）肾虚湿盛：湿邪浸淫日久成毒，素体不足或久病、房劳多产致肾气亏虚，气化失常，水湿内停，而致湿邪蕴积下焦，湿腐生虫，或摄生不慎，虫邪直犯阴器，虫蚀阴中则阴痒。

2. 外阴阴道假丝酵母菌病的病因病机 本病多因湿浊蕴结，感染邪毒所致。

（1）湿浊蕴结：郁怒伤肝，或忧思不解，损伤脾气，运化失常，水谷之精微聚而成湿，流注下焦；或因久居湿地，感受湿邪，湿浊蕴结，流溢下焦，则带下黏着，犯及阴部，湿腐生虫而阴痒；或摄生不慎，忽视卫生，虫体邪毒直犯阴器致阴痒。

（2）肝肾阴虚：房劳产众，久病或孕后阴血亏虚，肝肾不足，不能濡养窍道，湿邪乘虚而入，湿浊下注，湿腐生虫而致带下、阴痒之症。故临床上消渴及妊娠者易屡患此疾。

3. 细菌性阴道病的病因病机 本病的发生，中医多责之于肝、脾、肾三脏及风、寒、湿、热之邪。

（1）肝肾阴虚：外阴、阴道为经络丛集之处，宗筋聚集之所。肝藏血，主筋；肾藏精，主前后二阴。若素体肝肾不足，或房劳过度，或育产频多，精血耗伤；或七七之年，肾阴亏虚，天癸竭绝，阴精耗伤，阴血不足，不能濡养阴户，而致阴痒。张三锡《医学准神六要·前阴诸病》云："瘦人燥痒，属阴虚坎离为主。"

（2）肝经郁热：足厥阴肝经绕阴器，若内伤七情，肝郁气滞，郁久化热，热灼经络。肝郁克脾，脾虚湿盛，湿热蕴结，注于下焦，直犯阴部，而生阴痒、带下等证。《校注妇人良方·妇人阴痒方论》薛己按："妇人阴内痒痛，内热倦怠，饮食少思，此肝脾郁怒，元气亏损，湿热所致。"

（3）湿热下注：湿热为病，有内生和外感之分。内生者多与脾虚肝郁或恣食膏粱厚味有关。外感者，常因经行产后胞室空虚，湿热之邪乘虚而入。

4. 老年性阴道炎的病因病机 本病主要发病机制为肝肾阴虚，湿热下注。

（1）肾阴亏虚：年老体衰或手术切除卵巢后，精血不足，肝肾亏虚，冲任虚衰，带脉失约，津液渗漏于下则带下量多。阴虚火旺，灼伤脉络，迫血外出，则带下夹血，阴中灼热而痛。阴血不足，阴窍失养，生风化燥则阴痒。

（2）湿热下注：年老精血亏虚，阴窍失养，湿邪乘虚而入，或脾虚湿阻，与体内虚火相胶结，湿热下注而致带下、阴痒、淋证等诸病。

（二）西医

1. 阴道正常菌群与阴道微生态平衡

（1）阴道正常菌群：正常阴道内有微生物寄居形成阴道正常菌群。正常妇女阴道中可分离出 20 余种微生物，平均每个妇女分离出 6~8 种微生物，其中以细菌为主。阴道正常微生物群包括：①革兰阳性需氧菌及兼性厌氧菌：乳杆菌、棒状杆菌、非溶血性链球菌、肠球菌及表皮葡萄球菌。②革兰阴性需氧菌及兼性厌氧菌：加德纳菌、大肠埃希菌及摩根菌。③专性厌氧菌：消化球菌、消化链球菌、类杆菌、动弯杆菌、梭杆菌及普雷沃菌。④支原体及假丝酵母菌。

（2）阴道生态系统及影响阴道生态平衡的因素：虽然正常阴道内有多种微生物存在，但由于阴道与这些微生物之间形成生态平衡并不致病。在维持阴道生态平衡中，雌激素、乳杆菌及阴道 pH 起重要作用。正常阴道中以产生过氧化氢（H_2O_2）的乳杆菌占据着主导地位，它是一种有益菌，能分解糖原产生乳酸，使阴道呈酸性环境，从而抑制其他致病微生物的生长繁殖，维持阴道菌群平衡。阴道生态平衡一旦被打破或外源性病原体侵入，即可导致炎症发生。若体内雌激素下降或阴道 pH 升高，如频繁性交（性交后 pH 可上升至 7.2 维持 6~8 小时）、阴道灌洗等均可使阴道 pH 升高，不利于乳杆菌生长。此外长期应用抗生素抑制乳杆菌生长，或机体免疫力低下，均可使其他致病菌成为优势菌，改变阴道牛态平衡，引起炎症。

2. 各种阴道炎病因及发病机制

（1）滴虫阴道炎：由阴道毛滴虫引起，以性传播为主，传染途径通过直接传染（性交传播）和间接传染（各种浴具、游泳池、公共厕所或污染的衣服、器械）。阴道毛滴虫只有滋养体而无包囊期。滴虫有嗜血和耐碱的特性，故当月经来潮后，阴道 pH 值升高，有利于阴道毛滴虫的繁殖，导致炎症的发作。滴虫不仅寄生于阴道，还常侵入尿道或尿道旁腺，甚至膀胱、肾盂以及男性的包皮褶、尿道或前列腺中。

（2）外阴阴道假丝酵母菌病：由假丝酵母菌引起，80%~90% 病原体为白假丝酵母菌，10%~20% 病原体为滑假丝酵母菌、近平滑假丝酵母菌、热带假丝酵母菌等。白假丝酵母菌为条件致病菌，10%~20% 非孕妇女及 30% 孕妇阴道中有此菌寄生，但菌量极少，呈酵母相，并不引起症状。只有在全身及阴道局部细胞免疫能力下降，假丝酵母菌大量繁殖，并转变为菌丝相，才出现症状。常见发病诱因有妊娠、糖尿病、大量应用免疫抑制剂及广谱抗生素。

（3）细菌性阴道病：是一种由于阴道内正常的产过氧化氢（H_2O_2）的乳杆菌被高浓度的厌氧菌（如普雷沃菌、动弯杆菌）、阴道加德纳菌、溶脲脲原体、支原体和许多难培养或无法培养的厌氧菌替代而导致的多种微生物群改变的临床综合征。由于阴道内产生过氧化氢的乳杆菌减少而其他微生物大量繁殖，其代谢产物使阴道分泌物的生化成分发生相应改变，pH 值上升，胺类物质、有机酸以及一些酶类增加。其病理特征无炎症病变和白细胞浸润。酶和有机酸可破坏宿主的防御机制，如溶解宫颈黏液，可促进微生物进入上生殖道，引起上生殖道炎症。2010 年美国疾病预防控制中心（CDC），提出本病发生与多个男性伴或女性伴、新性伴、阴道冲洗、较少使用避孕套及阴道乳酸杆菌缺乏相关，并强调非性活跃妇女也可发生细菌性阴道病。

（4）老年性阴道炎：是因绝经后的妇女卵巢功能衰退，或手术切除双侧卵巢、卵巢功能早衰、盆腔放疗后、长期闭经、长期哺乳等导致卵巢功能衰退的妇女，雌激素水平降低，阴道壁萎缩，黏膜变薄，上皮细胞内糖原含量减少，阴道内 pH 值上升，局部抵抗力下降，致病菌容易入侵繁殖引起炎症。

二、临床表现

（一）滴虫阴道炎

潜伏期一般为 4~28 天，25%~50% 的患者患病初期可无任何症状。

1. 症状　主要是稀薄脓性、黄绿色、泡沫状白带增多及外阴瘙痒，可伴有烧灼感、疼痛和性交痛，如伴尿道感染时，有尿频、尿急、尿痛或血尿。

2. 体征　检查可见阴道与宫颈黏膜充血水肿，常有散在的红色斑点，或草莓状突起，阴道内有大量白带，呈黄白色、灰黄色稀薄泡沫样液体或为黄绿色脓性分泌物。

3. 常见并发症　可引起继发性细菌感染，往往与其他阴道炎并存。阴道毛滴虫能吞噬精子，并能阻碍乳酸生成，影响精子在阴道内存活，因此可并发不孕症。此外，最近有报道：滴虫感染增加人乳头瘤病毒（HPV）传染及感染的危险。

（二）外阴阴道假丝酵母菌病

1. 症状　外阴瘙痒，有较多的白色豆渣样白带是该病的主要症状。可伴有外阴瘙痒、烧灼感，尿急、尿痛和性交痛。症状严重时坐卧不宁，痛苦异常。

2. 体征　检查见外阴肿胀，表皮可剥脱，可有抓痕。小阴唇内侧及阴道黏膜附有白色膜状物，擦除后可见阴道黏膜红肿或糜烂面及浅表溃疡。严重者小阴唇肿胀粘连。典型的白带为白色豆渣样，可呈凝乳状，略带臭味。

3. 临床分类　目前根据本病的流行情况、临床表现、微生物学、宿主情况分为单纯性 VVC 和复杂性 VVC。

（三）细菌性阴道病

1. 症状　临床 10%~40% 患者临床无症状，多数患者外阴和阴道黏膜无充血及红斑等炎症表现。有症状者主要表现为阴道分泌物增多，呈稀薄均质状或稀糊状，为灰白色或灰黄色，有鱼腥臭味。性交后加重，可伴有轻度外阴瘙痒或烧灼感。

2. 体征　检查见阴道黏膜无充血等炎症改变，阴道分泌物可增多，分泌物呈灰白色，均匀一致，稀薄，常黏附于阴道壁，但黏度很低，容易将分泌物从阴道壁拭去。

3. 常见并发症　常与妇科宫颈炎、盆腔炎同时发生，也常与滴虫阴道炎同时发生，有报道滴虫培养阳性妇女中有 86% 的妇女合并本病。此外在妊娠期细菌性阴道病常可引起围产期不良结局如绒毛膜羊膜炎、羊水感染、胎膜早破、早产及剖宫产后或阴道分娩后子宫内膜感染等。

（四）老年性阴道炎

1. 症状　主要为外阴灼热不适、瘙痒及阴道分泌物增多，稀薄，呈淡黄色，严重者呈脓血性白带，可伴有性交痛。

2. 体征检查　可见阴道黏膜呈萎缩性改变，皱襞消失，上皮菲薄并变平滑，阴道黏膜充血，有散在小出血点或点状出血斑，有时见浅表溃疡。溃疡面可与对侧粘连，严重时造成阴道狭窄甚至闭锁，炎性分泌物引流不畅形成阴道积脓或宫腔积脓。

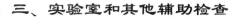

三、实验室和其他辅助检查

（一）滴虫阴道炎

1. 悬滴法　检查滴虫最简便的方法是悬滴法。在玻璃片上加一滴温生理盐水，于后穹窿处取少许阴道分泌物，混于玻璃片上的盐水中，即刻在低倍显微镜下寻找滴虫。若有滴虫，可见其呈波状运动而移动位置，亦可见到周围白细胞等被推移。冬天检查必须保温，否则滴虫活动力减弱而辨认困难。对于有症状的患者，悬滴法的阳性率可达80%～90%。

2. 培养法　阳性率高。若临床症状可疑而悬滴法检查阴性时，可作培养，检出率达98%左右。

（二）外阴阴道假丝酵母菌病

1. 悬滴法　取阴道分泌物置玻片上，加一小滴10%氢氧化钾溶液或0.9%氯化钠溶液，显微镜下找假丝酵母菌的芽孢及菌丝。由于10%氢氧化钾溶液可溶解其他细胞成分，检出率高于0.9%氯化钠溶液。

2. 涂片染色法　分泌物作涂片固定后，革兰染色，置油镜下观察，可见革兰染色阳性的孢子及菌丝。

3. 培养法　若有症状而多次涂片检查为阴性，或为顽固病例，为确诊是否为非白假丝酵母菌感染，可采用培养法，并可行药敏试验。

（三）细菌性阴道病（BV）

1. 寻找线索细胞　在湿的生理盐水涂片上见成熟的阴道上皮细胞，表面由于加德纳氏杆菌的黏附，呈点状或颗粒状细胞，边缘呈锯齿形。

2. 阴道分泌物酸碱度检查　pH值＞4.5，多为5～5.5。

3. 阴道分泌物细菌培养　用血－琼脂混合特殊培养基培养。

4. 阴道分泌物胺试验　分泌物加10%KOH后释放鱼腥样氨味，即为胺试验阳性。

5. 胺试纸法　取3支洁净试管，标明实验管、阳性、阴性对照管。实验管加入被检子宫颈分泌物生理盐水液0.5ml，阳性管加入0.5ml氯化铵标准液，阴性管加0.5ml无氨生理盐水。然后各瓶加入10%KOH液一滴，摇匀，用胺试纸一片盖在管口上，以玻片压住，在25～35℃，10分钟后看结果，因加德纳菌产氨，使管口上胺试纸出现圆形均匀紫色为阳性，不变色为阴性。

6. 革兰染色法　棉拭子直接涂片标本，常规革兰染色，观察革兰阳性菌（乳酸杆菌）和革兰阴性菌的比例，细菌性阴道病显微镜下的特点是乳酸杆菌缺乏，而被革兰阴性杆菌所替代。

7. 脯氨酸氨肽酶测定　即用酶联免疫测定法测定脯氨酸氨肽酶的活性，如标本变为枯黄色或红色即为阳性，如保持为黄色，则为阴性。

8. 唾液酸酶法　最新研究表明，细菌性阴道病患者阴道分泌物中唾液酸酶的活性与其有一定量的关系。将取样棉拭子浸入测试管溶液中，盖上瓶盖置于37℃水浴10分钟，然后加1滴显色剂至测试管溶液中并轻摇混匀，在3分钟内溶液或棉拭子头呈蓝色即为阳性，显示唾液酸酶活性增高。

（四）老年性阴道炎

阴道细胞学检查可见阴道涂片中缺乏成熟细胞，大多为中层及旁基底细胞，甚至底层细胞，根据涂片中不同细胞的比例，可以了解内源性雌激素缺乏的程度。因任何阴道炎都可引起白带增多与黏膜充血，故阴道分泌物中的滴虫、真菌检查都是必要的。

四、诊断要点

（一）滴虫阴道炎

1. 症状　外阴瘙痒，稀薄泡沫状白带增多。

2. 体征　阴道黏膜有散在红色斑点，后穹隆有大量液性泡沫状或脓性泡沫状分泌物。

3. 实验室检查　在阴道分泌物中找到滴虫，即可确诊。

（二）外阴阴道假丝酵母菌病

1. 症状　外阴瘙痒、烧灼感，白带增多，排尿烧灼感。

2. 体征　妇科检查发现阴道黏膜充血，白带增多呈豆腐渣样或凝乳样或膜样覆盖阴道黏膜。

3. 实验室检查　分泌物镜检发现真菌菌丝和孢子。

（三）细菌性阴道病

下列 4 项中有 3 项阳性即可临床诊断为本病：

（1）均质、稀薄、白色阴道分泌物，常黏附于阴道壁。

（2）线索细胞阳性。

（3）阴道分泌物 pH 值 >4.5。

（4）胺臭味试验阳性。

（四）老年性阴道炎

1. 病史　绝经后老年妇女；或手术切除双侧卵巢，或放疗治疗使卵巢失去功能，或卵巢功能早衰以及药物性闭经病史。

2. 症状　阴道分泌物增多，呈脓黄色，严重者可有血样脓性白带。外阴有瘙痒或灼热感。

3. 体征　阴道呈老年性改变，上皮萎缩，皱襞消失，上皮变平滑、菲薄，阴道黏膜充血，有小出血点，有时有表浅溃疡。

4. 实验室检查　取阴道分泌物排除滴虫性及念珠菌性阴道炎，常规宫颈刮片，排除恶性肿瘤。

五、鉴别诊断

（一）主要是各种阴道炎的鉴别

各种阴道炎的鉴别见表 3－1。

表3-1 各种阴道炎鉴别

病名	白带特点	其他症状	检查
滴虫阴道炎	灰黄色泡沫状 质稀薄而有臭味	外阴瘙痒 有时伴尿频、尿痛	阴道壁有红点 镜检可查见滴虫
外阴阴道 假丝酵母菌病	乳白色 凝乳状或水样	外阴奇痒 伴尿频、尿痛及性交痛	阴道壁附一层白膜，不易擦去 镜检可见芽孢及菌丝
细菌性阴道病	灰白色白带薄而均质 黏度很低，有时有泡沫	轻度外阴瘙痒及刺激感	pH>4.5 胺臭味试验阳性 检出线索细胞
老年性阴道炎	黄色，稀或黏 有时带中夹有血丝	阴道烧灼感	阴道黏膜薄且光滑 见小出血点及小溃疡 可查见大量白细胞

（二）与阴道癌的鉴别

阴道癌的主要临床表现有：阴道不规则出血，性交后出血及绝经后出血；白带增多，甚至阴道有水样、血性分泌物伴有恶臭；随着病情发展可出现腰、腹痛，大小便障碍（包括尿频、尿血、尿痛及便血、便秘等）。

（三）与糖尿病鉴别

糖尿对外阴皮肤有刺激，外阴皮肤慢性炎症，伴发外阴阴道假丝酵母菌病时瘙痒加重，出现潮红、浸渍、潮湿等症。检查血糖升高，尿糖阳性。

（四）与外阴湿疹鉴别

多发生在大阴唇或大阴唇与会阴部之间皱襞皮肤，常见潮红、肿胀、糜烂、流液，亦可见肥厚、浸润、抓痕。易发生感染导致女阴炎、尿道炎、膀胱炎。

六、治疗

阴道炎是一种常见病、多发病，随着我国对外开放的深入发展，本病发病率呈直线上升趋势。由于涉及人群广泛，近几年对本病的治疗研究也在向纵深发展。临床主要表现为白带增多及阴部瘙痒，其发病机制有很多共同之处，西药抗生素治疗是其常用手段，但其不良反应较大，使用时间长，易致细菌耐药而无效或导致二重感染，且有高复发性特点。中医临证时须结合全身症状，审因论治，做出正确的辨证论治。中医治疗着重调理肝、肾、脾的功能，并注意"治外必本诸内"的原则，根据患者不同的证候和体质，整体与局部相结合进行辨证，采用内服与外治中医特色方法进行治疗。中医治疗虽见效较慢，但疗效较稳定，复发率低，不良反应小。采用中西医结合治疗，能发挥中医、西医各自的优势，避免长期不良反应，提高疗效。

（一）内治法

1. 辨证治疗

（1）滴虫阴道炎

本病每与湿热蕴蒸，腐蚀生虫有关，治疗以清热祛湿杀虫为主，湿热为病，常缠绵难愈，而致虚实夹杂，此时应注意扶正祛邪，勿犯虚虚实实之戒。内服药的同时每配合中药外洗，以期取得更佳效果。

1）湿热下注

证候特点：带下量多，色黄，质稠或如泡沫状，其气腥臭，阴部灼热瘙痒，尿黄，大便溏而不爽，口腻而臭，舌质偏红，苔黄厚腻，脉滑数。

治法：清热利湿，杀虫止痒。

推荐方剂：龙胆泻肝汤加减。

基本处方：龙胆草 10g，黄芩 10g，栀子 10g，车前子 15g（布包），生地 15g，泽泻 15g，柴胡 10g，当归 5g，甘草 5g。每日 1 剂，水煎服。

加减法：痒甚者，加苦参 15g、百部 10g、苍术 10g 以燥湿杀虫；伴见尿黄、尿痛、排尿淋滴不尽者，可加萆薢、瞿麦各 15g 以利湿清淋；便结者，加大黄 10g（后下）以泄热通腑。

2）肾虚湿盛

证候特点：带下量多，色白质稀，泡沫状，外阴瘙痒，腰酸，尿频，神疲乏力，舌质淡红，苔薄腻，脉细。

治法：补肾清热利湿。

推荐方剂：肾气丸合萆薢渗湿汤加减。

基本处方：萆薢 15g，薏苡仁 15g，黄柏 10g，赤茯苓 10g，牡丹皮 10g，泽泻 15g，滑石 10g，山茱萸 15g，桂枝 5g，车前子 15g。每日 1 剂，水煎服。

加减法：腰痛如折，加杜仲 15g、覆盆子 15g 以加强补肾；小腹胀痛加延胡索 10g、香附 10g 以理气止痛。

（2）外阴阴道假丝酵母菌病

本病多因湿浊蕴结，感染邪毒所致，治宜除湿杀虫为主。本病轻症者可单用外治法即能收效，待经净后宜巩固治疗，治疗期间应注意换洗内裤，防止反复感染。怀孕期间应注意固护胎元，治病与安胎并举。

1）湿浊蕴结

证候特点：阴痒，坐卧不安，心烦失眠，带下量多，质稠如豆渣样，色白或淡黄，脘腹胀满，舌质正常，苔薄白腻，脉濡缓。

治法：利湿，杀虫止痒。

推荐方剂：萆薢分清饮加减。

基本处方：萆薢 20g，石菖蒲 10g，黄柏 6g，茯苓 15g，白术 10g，丹参 15g，车前子 15g，鹤虱 10g，白鲜皮 10g，贯众 5g。每日 1 剂，水煎服。

加减法：若兼神疲乏力，气短懒言，舌淡胖等脾虚之证者，加山药 15g、太子参 10g 以健脾。

2）肝肾阴虚

证候特点：带下量或多或少，豆渣样或水样，或夹有血丝，阴痒或灼痛，反复发作，伴五心烦热，夜寐不安，口干不欲饮，尿赤涩频数，舌红，少苔，脉细数。

治法：滋阴清热，杀虫除湿。

推荐方剂：六味地黄汤加减。

基本处方：生地黄 15g，山药 15g，山萸肉 15g，牡丹皮 10g，丹参 10g，蛇床子 10g，泽泻 10g，茯苓 15g，白花蛇舌草 15g。每日 1 剂，水煎服。

加减法：若带下色赤，可加大小蓟各 10g 以凉血止血；五心烦热者，可加淡竹叶 10g 以清心火。

（3）细菌性阴道病

临证时应"标本兼顾"，阴痒者应兼以止痒，带下多者应酌加止带。同时酌情结合熏洗、纳药等外治之法，则效果更佳。

1）肝肾阴虚

证候特点：阴道干涩灼热或疼痛，潮红，带下量少或量多，色黄或淡红或赤白相间，质稀如水或黏稠，伴心烦少寐，手足心热，咽干口燥，腰酸耳鸣，或头晕眼花，烘热汗出，小便黄少或短赤涩痛，舌红少苔而干，脉细数。

治法：滋阴清热。

推荐方剂：知柏地黄汤加减。

基本处方：生地黄 15g，山药 15g，山萸肉 15g，茯苓 10g，牡丹皮 10g，泽泻 10g，盐知母 10g，盐黄柏 10g。每日 1 剂，水煎服。

加减法：若头晕耳鸣、心烦，宜加鳖甲 20g（先煎）、龟甲胶 15g（烊化）以滋阴潜阳；若神疲、纳差、便溏，宜加党参 10g、白术 10g 以健脾益气。

2）肝经郁热

证候特点：阴部胀痛或灼热，甚者痛连少腹、乳房；带下量多、色黄、质稠或有臭气，伴烦躁易怒，胸闷太息，口苦，纳差，舌红，苔薄白腻或黄腻，脉弦滑数。

治法：疏肝清热，健脾除湿。

推荐方剂：丹栀逍遥散加减。

基本处方：牡丹皮 15g，栀子 12g，柴胡 10g，白术 10g，当归 9g，白芍 12g，薄荷 5g（后下），甘草 5g，车前子 10g，茵陈蒿 15g。每日 1 剂，水煎服。

加减法：若伴大便溏薄，可加益智仁 15g、怀山药 15g 以健脾止泻；带下黄稠味臭者，可加黄柏 10g、金银花 15g、连翘 10g 以燥湿清热解毒；胸闷纳呆者，加豆蔻 6g（后下）、砂仁 6g（后下）以醒脾化湿。

3）湿热下注

证候特点：带下量多，色黄，质黏稠，有臭气，阴道肿痛、潮红或有溃疡，尿黄或尿频、涩痛，口腻，纳呆，舌红，苔黄腻，脉滑数。

治法：清热利湿。

推荐方剂：龙胆泻肝汤加减。

基本处方：龙胆草 10g，栀子 10g，柴胡 10g，茯苓 10g，车前子 10g，泽泻 10g，生地黄 15g，当归 10g，甘草 5g。每日 1 剂，水煎服。

加减法：热盛伤阴出现口干、便结等症状者，去燥热之柴胡，加白茅根 15g、芦根 15g 以清热养阴生津；湿热蕴毒，阴道肿痛，带下腥臭者，可加金银花 15g、连翘 10g、野菊花 10g 等以清热解毒。

（4）老年性阴道炎

本病主要因肝肾不足，任带不固，外阴失养所致。亦有因湿热下注，任带失约者。但后者亦每有肝肾不足，虚中夹实者多见。治以滋养肝肾，清热止带为主。夹湿热者，佐以利湿。若湿热较盛，则急者治其标，待热清湿祛后，缓以补其肝肾。

1）肾阴亏虚

证候特点：带下色黄或赤，清稀如水或稠，量常不多，阴中灼热、疼痛、瘙痒、干涩，头晕，耳鸣，心烦易怒，腰膝酸软，咽干，舌红，少苔，脉细数。

治法：滋补肝肾，清热止带。

推荐方剂：知柏地黄汤加减。

基本处方：熟地黄 15g，山药 15g，山茱萸 15g，茯苓 10g，牡丹皮 10g，泽泻 10g，黄柏 10g，知母 10g。每日 1 剂，水煎服。

加减法：若烘热汗出形寒，为阴阳两虚，加仙茅 10g、仙灵脾 10g 以温补肾阳，阴阳并治；若心悸失眠烦躁，为心肾不交，加柏子仁 10g、五味子 10g 以宁心安神；若带下量多不止者，加煅牡蛎 30g（先煎）、芡实 15g、莲须 10g 以固涩止带。

2）湿热下注

证候特点：带下量或多或少，色黄或黄赤，有臭味，有时为脓带，阴痒灼热，口苦口干，尿黄，苔黄腻，脉细滑或细弦。

治法：清热利湿止带。

推荐方剂：止带方加减。

基本处方：猪苓 15g，车前子 10g，泽泻 15g，茵陈蒿 10g，赤芍 10g，黄柏 10g，栀子 10g，薏苡仁 15g。每日 1 剂，水煎服。

加减法：若湿毒壅盛，阴道或宫腔积脓，身热者，宜加野菊花 15g、蒲公英 15g、紫花地丁 10g、龙葵 10g、败酱草 15g 以加强清热解毒之功。

2. 中成药

（1）龙胆泻肝丸：清肝胆，利湿热。用于肝胆湿热，头晕目赤，耳鸣耳聋，胁痛口苦，尿赤，湿热带下。每次 6～9g，每日 2 次。

（2）妇科止带片：清热燥湿，收敛止带。用于湿热证。每次 5 片，每日 3 次。

（3）金刚藤胶囊：清热解毒、化湿消肿。用于湿热下注证。每次 4 片，每日 3 次。

（4）知柏地黄丸：滋阴清热，用于肝肾不足证。每次 1～2 丸，每日 2 次。

（5）白带丸：清热，除湿，止带。用于湿热下注证。每次 1 丸，每日 2 次。

（6）加味逍遥丸：疏肝清热，健脾养血。用于肝郁脾虚证。每次 6～9g，每日 2 次。

（二）外治法

1. 中药外治法

（1）坐浴法：苦参 30g，蛇床子 30g，白鲜皮 20g，狼牙草 20g，煎水坐浴，每日 1 次。可用于滴虫阴道炎、外阴阴道假丝酵母菌病。

（2）阴道塞药法：紫金锭片（山慈菇、红大戟、雄黄、朱砂、千金子霜、五倍子、麝香等），每次 5 片，研为细末，用窥阴器扩开阴道上药，每日 1 次，5 天为 1 个疗程，治疗滴虫阴道炎。

（3）熏洗法：黄柏、苦参、白鲜皮、川椒各 150g。将上药适量水煎煮 2 次，合并两次煎煮液过滤，药物浓缩至 1∶1 备用，用时稀释。熏洗阴部，每日 2 次。主治外阴阴道假丝酵母菌病。

（4）敷脐法：醋炙白鸡冠花 3g，酒炒红花 3g，荷叶 3g，白术 3g，茯苓 3g，净黄土 30g，车前子 15g，白酒适量。先将黄土入锅内，继之将诸药研成粉末并倒入黄土同炒片刻，旋以白酒适量注入烹之，待半干时取出，做成一个药饼，取药饼烘热，湿敷患者脐窝内，外用纱布覆盖，胶布固定，每日换药 1 次，通常敷脐 5~7 天可痊愈。适用于脾虚夹实证。

2. 针灸

（1）滴虫性阴道炎

1）毫针：取气海、归来、复溜、太溪、阴陵泉等穴。阴痒重者，加风市、阳陵泉；分泌物为脓血味腥臭者，加大敦。均采取泻法。

2）耳针：取内分泌、外生殖器、肾上腺、肾、三焦、脾等耳穴。毫针中等刺激，每日 1 次。埋豆法，每周 3 次。

（2）外阴阴道念珠菌病

1）毫针：取气海、曲骨、归来、风市、太冲、阴陵泉等穴。奇痒难忍者，加神门、三阴交。毫针中等刺激，每次选 4~5 个穴，每日 1 次。

2）耳针：取神门、内分泌、肝、胆、皮质下、外生殖器、三焦等耳穴。耳穴埋针法，每次选 3~4 个穴，隔日 1 次。

3）电针：取穴①曲骨、太冲；②归来、阴陵泉；③气海、阳陵泉；每次选用一组，接电针仪，选密波，中等强度，通电 20 分钟，每日 1 次。

（3）细菌性阴道病

1）毫针：取穴：中极、曲骨、横骨、地机。身热者，加合谷、大椎；阴道分泌物为脓血性者，加大敦；小腹坠胀明显者，加气海、关元俞。均采取泻法。

2）耳针：取穴：外生殖器、肝、肾、肾上腺、三焦、耳背静脉。急性期宜用毫针中等刺激，耳背静脉放血，每日 1 次。慢性期者，可用埋豆法，每周 2~3 次。

3）穴位注射：取穴：曲骨、横骨、三阴交、地机。选用红花注射液、鱼腥草注射液等。每次取腹部及下肢各 1 穴，每穴注入 1~2ml，隔日 1 次。

（4）老年性阴道炎

1）毫针：取气海、曲骨、归来、风市、太冲、阴陵泉。配穴：奇痒难忍者，加神门、三阴交，均采取平补泻法。

2）耳针：取神门、内分泌、肝胆、皮质下、外生殖器、三焦。毫针中等刺激，每次选 4~5 个穴，每日 1 次。耳穴埋针法，每次选 3~4 个穴，隔日 1 次。

3）电针：取穴：①曲骨、太冲；②归来、阴陵泉；③气海、阳陵泉；每次选用 1 组，接电针仪，选密波，中等强度，通电 20 分钟，每日 1 次。

第六节　盆腔炎

盆腔炎性疾病是女性常见病，指女性上生殖道及其周围结缔组织的炎症，多发生于产后、流产后和妇科手术后。炎症可局限于一个部位，也可同时累及几个部位。按感染部位可分为子宫内膜炎、子宫肌炎、输卵管炎、输卵管卵巢脓肿、盆腔结缔组织炎、盆腔腹膜炎以及盆腔脓肿等。按临床发病过程分为盆腔炎性疾病和盆腔炎性疾病后遗症，相当于既往的急性盆腔炎和慢性盆腔炎。

盆腔炎是一种常见的妇科疾病，多见于育龄期妇女。在一些性生活紊乱、性病泛滥的国家中，此病尤为常见。国外有人对 8 450 例 15～44 岁的女性进行了分析，结果显示，15～19 岁者盆腔炎发病率为 3%，30～34 岁者发病率为 14%；结婚时间长久者发病率为 19%，新近结婚者发病率为 12%，而未婚者发病率为 6%；第一次性交年龄在 15 岁以下者其发病率较第一次性交大于 19 岁者高 3 倍，越年轻开始性生活其发病率越高；发病率与性伴侣的多少也有关，仅有一个性伴侣者发病率为 7%，有多个性伴侣者发病率则为 10%～22%，性伴侣多于 10 个者其发病率较仅有一个性伴侣者高 3 倍。在我国，由于个人卫生及医疗条件的限制，或对妇科小手术的无菌操作重视不足，以及宫内节育器的广泛应用等原因，盆腔炎也较常见。

盆腔炎属于中医学的"带下病"、"妇人腹痛"、"热入血室"、"产后发热"、等范畴。

一、病因病机

（一）中医

中医学认为盆腔炎性疾病的发生一般都有明显的诱发因素，如分娩、流产、宫腔手术操作、经行房事等，此时妇人胞宫、胞脉空虚，血室正开，气血耗伤而余血未尽，若调摄失当，或手术消毒不严，湿、热、毒邪乘虚而入，与气血相搏结，蕴积胞宫、胞脉、胞络，冲任损伤，正邪交争而成。

至于盆腔炎性疾病后遗症，中医学认为与以下因素有关：

1. 湿热瘀结　宿有湿热内蕴，流注下焦，阻滞气血，瘀积冲任；或经期产后，余血未尽，感受湿热之邪，湿热与血相搏结，瘀阻冲任，胞脉血行不畅而发病。

2. 气滞血瘀　素性抑郁，或忿怒过度，肝失条达，气机不利，气滞而血瘀，冲任阻滞，胞脉血行不畅而发病。

3. 寒湿凝滞　经行产后，余血未尽，冒雨涉水，感寒饮冷；或久居寒湿之地，寒湿伤及胞脉，血为寒湿所凝，冲任阻滞，血行不畅而发病。

4. 脾虚湿瘀互结　素体脾虚，或饮食、劳倦、思虑伤脾，脾虚运化失司，湿浊内生，注于下焦，与瘀血相搏结，湿瘀互结，冲任损伤而发病。

5. 肾阳虚　素秉肾气不足，或房事过度，命门火衰；或经期摄生不慎，感受风寒，寒邪入里，损伤肾阳，冲任失于温煦，胞脉虚寒而发病。

盆腔炎性疾病急性期以实证为主，盆腔炎性疾病后遗症则以虚实夹杂居多。

（二）西医

西医认为盆腔炎性疾病是由于产褥期、流产后，或宫腔、盆腔手术，或经期不注意卫生等原因，机体的自然防御功能受到破坏，病原体沿生殖道黏膜上行蔓延，或经淋巴系统蔓延，或经血循环传播，或经腹腔其他脏器感染后，直接蔓延侵入内生殖器官及其周围结缔组织、盆腔而致病。引起盆腔炎的病原体有两个来源，来自原寄居于阴道内的菌群和来自外界的病原体。病原体可以仅为需氧菌或仅为厌氧菌，但以需氧菌及厌氧菌混合感染为多见，可伴有或不伴有性传播疾病的病原体，性传播疾病的病原体主要为淋病奈氏菌和沙眼衣原体。据报道在西方国家性传播疾病的病原体是引起盆腔炎的主要病原体，在美国，40%～50% 盆腔炎是由淋病奈氏菌引起，10% ~40% 盆腔炎可分离出沙眼衣原体。在我国，淋病奈氏菌、沙眼衣原体引起的盆腔炎也在增加，已引起人们的重视。

盆腔炎性疾病的病理改变主要表现为急性子宫内膜炎、子宫肌炎、急性输卵管炎、输卵管积脓、输卵管卵巢脓肿、急性盆腔腹膜炎、急性盆腔结缔组织炎，甚至并发肝周围炎及脓毒血症。若盆腔炎性疾病未能及时正确治疗，则可形成盆腔炎性疾病后遗症，主要表现为输卵管阻塞不孕、异位妊娠、慢性盆腔痛以及盆腔炎性疾病的反复发作。

二、临床表现

（一）症状

盆腔炎性疾病症状：常见症状为下腹痛、发热、阴道分泌物增多，若病情严重可有寒战、高热、头痛、食欲不振。若有腹膜炎，则出现消化系统症状如恶心、呕吐、腹胀、腹泻等。若有脓肿形成，可有下腹包块及局部压迫刺激症状：排尿困难、尿频、尿痛或腹泻、里急后重感和排便困难。若有输卵管炎的症状和体征并同时有右上腹疼痛者，应怀疑有肝周围炎。月经期发病可出现经量增多、经期延长。

盆腔炎性疾病后遗症的症状有：全身症状不典型，有时可有低热、乏力；病程较长时可有神经衰弱症状；抵抗力下降时可有急性及亚急性发作；腹部症状：下腹部坠胀、疼痛以及腰骶部酸痛，常在性交后、经期前后以及劳累后发作；月经失调、不孕等。

（二）体征

盆腔炎性疾病：体温升高，心率加快，腹胀，下腹部有压痛、反跳痛及肌紧张，肠鸣音减弱或消失，严重病例呈急性病容。盆腔检查：阴道可见脓性分泌物，穹隆有明显触痛；宫颈充血、水肿，可见脓性分泌物从宫颈口外流，举痛明显；宫体稍大，有压痛，活动受限；子宫两侧压痛明显，若为单纯输卵管炎，可触及增粗的输卵管，有明显压痛；若为输卵管积脓或输卵管卵巢脓肿，则可触及包块且压痛明显；宫旁结缔组织炎时，可扪到宫旁一侧或两侧有片状增厚，或两侧宫骶韧带增粗，压痛明显；若有脓肿形成且位置较低时，可扪及后穹隆或侧穹隆有肿块且有波动感，三合诊常能协助进一步了解盆腔情况。

盆腔炎性疾病后遗症：常有子宫呈后位，活动受限或粘连固定；若有输卵管炎，可扪及一侧或两侧增粗的输卵管，成条索状，并有轻度压痛；若有输卵管积水或囊肿，在附件区有片状增厚或扪及边界不清的包块，可有压痛。

（三）常见并发症

盆腔炎性疾病的常见并发症主要有败血症、脓毒血症、肠梗阻、月经不调、不孕症、异位妊娠等。

1. 败血症、脓毒血症　当病原体毒性强，数量多，患者抵抗力降低时，常发生败血症，甚至脓毒血症。多见于严重的产褥感染、感染流产。

2. 肠梗阻　当盆腔内器官发生严重感染，引起弥散性腹膜炎时，可引起麻痹性肠梗阻。

3. 月经不调　子宫内膜炎或输卵管卵巢炎可引起月经不调，表现为月经过多或经期延长或不规则阴道出血。

4. 不孕症，异位妊娠　输卵管炎性阻塞和盆腔粘连，可引起不孕症和异位妊娠。

三、实验室和其他辅助检查

（一）实验室检查

（1）盆腔炎性疾病血液检查提示白细胞计数明显升高，中性粒细胞明显升高，血沉加快，C 反应蛋白升高。

（2）阴道分泌物和宫颈分泌物检测、培养可找到致病的病原体，败血症、脓毒血症时，血培养可找到病原体。

（二）B 型超声检查

B 型超声检查提示盆腔内有炎性渗出，或有炎性包块。

（三）其他辅助检查

1. 后穹隆穿刺　子宫直肠窝积脓时，后穹隆穿刺可抽出脓液，经培养可找到病原体。

2. 腹腔镜检查　为侵入性检查，不推荐常规应用，通常诊断不明确或治疗 48～72 小时无效后可采用，对本病的诊断特异性高，可采集标本进行病原学检查。

四、诊断要点

（一）盆腔炎性疾病诊断要点

有相关的急性感染病史、盆腔炎性疾病的典型症状；妇科检查见阴道充血、水肿、大量分泌物，宫体压痛、活动受限，双侧附件有压痛、可触及肿块或增厚；辅助检查证实有感染，阴道或宫颈分泌物培养发现病原体，疑盆腔脓肿者可做后穹隆穿刺见到脓液可确诊；子宫内膜活检可证实子宫内膜炎；腹腔镜检查可发现输卵管充血、水肿和盆腔脓性分泌物，可确诊盆腔炎性疾病。

1. 最低标准　子宫压痛或宫颈举痛或附件区压痛。

2. 附加标准

（1）口腔温度 ≥38.3℃。

（2）宫颈或阴道脓性分泌物。

（3）阴道分泌物显微镜检发现白细胞增多。

（4）红细胞沉降率加快。

（5）C 反应蛋白水平升高。

（6）实验室检查证实有宫颈淋病奈氏菌或沙眼衣原体感染存在。

3. 特异标准

（1）子宫内膜活检显示有子宫内膜炎的组织病理学证据。

（2）经阴道超声或磁共振检查显示输卵管管壁增厚、管腔积液，可伴有盆腔游离液体或输卵管、卵巢包块。

（3）腹腔镜检查结果符合盆腔炎表现。

最低诊断标准提示性活跃的年轻女性或者具有性传播疾病的高危人群若出现下腹痛，并可排除其他引起下腹痛的原因，妇科检查符合最低诊断标准，即可诊断为盆腔炎，并给予经验性抗生素治疗。

附加标准可增加诊断的特异性，多数盆腔炎性疾病患者有宫颈黏液脓性分泌物，或阴道分泌物0.9%氯化钠涂片中见到白细胞,若宫颈分泌物正常并且镜下见不到白细胞,盆腔炎性疾病的诊断需慎重。

特异标准基本可诊断盆腔炎性疾病,但由于除B型超声检查外,均为有创检查或费用较高,特异标准仅用于一些有选择的病例。腹腔镜诊断盆腔炎性疾病标准包括:①输卵管表面明显充血;②输卵管壁水肿;③输卵管伞端或浆膜面有脓性渗出物。腹腔镜诊断率高,并能直接采取感染部位的分泌物做细菌培养,但临床应用有一定的局限性。

在做出盆腔炎性疾病的诊断后,需进一步明确病原体,宫颈管分泌物及后穹隆穿刺液的涂片、培养及核酸扩增检测,虽不如通过剖腹探查或腹腔镜直接采取感染部位的分泌物做细菌培养及药敏准确,但临床较实用,对明确病原体有帮助。涂片可做革兰染色,可以根据细菌形态及革兰染色,为选用抗生素及时提供线索;培养阳性率高,可明确病原体,并可做药敏试验。除病原体的检查外,还可根据病史、临床症状及体征特点初步判断病原体。

(二) 盆腔炎性疾病后遗症诊断要点

有盆腔炎性疾病发作史和盆腔炎性疾病后遗症的症状和体征;妇科检查常有子宫呈后位,活动受限或粘连固定;若有输卵管炎时可在宫旁触及增粗的输卵管,成条索状,有压痛;若有输卵管积水或囊肿,可扪及囊性肿物,欠活动,压痛。B超发现双附件增宽、增厚或有炎性包块或有盆腔积液;腹腔镜检查可直接观察盆腔炎症改变、可做活检,作出诊断的同时进行治疗。

五、鉴别诊断

(一) 盆腔炎性疾病的鉴别诊断

盆腔炎性疾病应与急性阑尾炎、卵巢囊肿蒂扭转、异位妊娠等相鉴别。

1. 急性阑尾炎　均可有发热、腹痛、血白细胞升高。但急性阑尾炎一般有转移性右下腹痛。检查见麦氏点压痛、反跳痛明显,腰大肌征、闭孔肌征可阳性,直肠指检前壁右侧有压痛,而妇科检查可无阳性征。

2. 异位妊娠　均可有腹痛、阴道出血。但异位妊娠一般有不规则阴道流血或停经史,突发下腹部剧痛,可有晕厥,一般无发热,检查有腹腔内出血及贫血征,甚至有休克征,尿妊娠试验阳性,后穹隆穿刺可抽出不凝血。

3. 卵巢囊肿蒂扭转　均可有腹痛。但卵巢囊肿蒂扭转有卵巢囊肿病史,因体位改变而突发一侧下腹剧痛,常伴恶心、呕吐,妇科检查可扪及张力较大的肿块,有压痛,早期可无发热、血白细胞升高等感染征。

(二) 盆腔炎性疾病后遗症的鉴别诊断

盆腔炎性疾病后遗症应与子宫内膜异位症、盆腔瘀血综合征、卵巢囊肿、卵巢癌等相鉴别。

1. 子宫内膜异位症　以痛经、月经不调、不孕为主要症状,痛经呈进行性加剧,妇科检查在子宫直肠陷凹或宫骶韧带或子宫后壁下段等部位可扪及触痛性结节,若伴有卵巢子宫内膜异位囊肿,则可在一侧或双侧附件区扪到与子宫相连的不活动的囊性肿块,有轻压痛,B超或腹腔镜检查可以鉴别。

2. 盆腔瘀血综合征　症状与慢性盆腔炎相类似,长期下腹疼痛、腰骶痛,但妇科检查可无异常体征，可通过盆腔静脉造影术、腹腔镜检查以鉴别。

3. 卵巢囊肿 输卵管积水或输卵管卵巢囊肿除有盆腔炎病史外，肿块呈腊肠形，囊壁较薄，周围有粘连；而卵巢囊肿一般以圆形或椭圆形较多，周围无粘连，活动自如。

4. 卵巢癌 附件炎性包块与周围粘连，不活动，多为囊性；而卵巢癌为实性，多较大，伴或不伴腹水。

六、治疗

盆腔炎性疾病如起病急骤，临床上以实证为主，治疗上以清热解毒，利湿化瘀为要，因病情急重，应中西医结合治疗，与抗生素合用，必要时手术治疗。盆腔炎性疾病后遗症病情缠绵，多有瘀血内阻，正气受损，临床上常见寒热错综、虚实夹杂之证，治疗上宜根据不同证型辨证施治，除内服药外，还应结合中药保留灌肠、中药外敷腹部、理疗等综合疗法，以提高临床疗效。

（一）内治法

1. 辨证治疗 盆腔炎性疾病中医辨证多属热毒壅盛或湿热瘀结，盆腔炎性疾病后遗症中医辨证以气滞血瘀、湿热瘀结、寒湿凝滞、脾虚湿瘀互结、肾阳虚为主要证型，治疗上宜根据不同阶段、不同证型辨证治疗。

（1）热毒壅盛

证候特点：高热寒战，下腹疼痛拒按，带下量多，色黄脓样，质稠秽臭，口干口苦，恶心纳呆，小便黄短，大便干结，舌质红，苔黄干或黄厚腻，脉滑数。

治法：清热解毒利湿。

推荐方剂：五味消毒饮合小承气汤加减。

基本处方：金银花15g，蒲公英20g，黄柏12g，大黄10g（后下），厚朴15g，枳实15g，败酱草30g，白花蛇舌草30g，赤芍15g，牡丹皮15g。每日1~2剂，水煎服。

加减法：热盛加黄芩12g、连翘15g以清热解毒；夹湿加薏苡仁30g、川萆薢15g、车前子15g以利湿；下腹痛甚加香附12g、木香9g（后下）、延胡索12g以理气止痛。

（2）湿热瘀结

证候特点：下腹疼痛，腰骶酸痛，带下量多，色黄白，质稠，可伴低热，口干口苦，胸闷纳呆，小便黄短，大便干结，舌质黯红，有瘀点瘀斑，苔黄腻，脉弦数或濡数。

治法：清热利湿，活血化瘀。

推荐方剂：止带方加减。

基本处方：赤芍15g，牡丹皮15g，丹参15g，车前子15g，泽泻15g，川萆薢15g，败酱草20g，银花藤20g，毛冬青30g，土茯苓15g。每日1剂，水煎服。

加减法：热盛加黄芩12g、黄柏12g以清热；下腹痛甚加香附12g、延胡索12g以理气止痛；妇科检查有炎症包块加三棱10g、莪术10g以活血。

（3）气滞血瘀

证候特点：下腹坠胀疼痛，腰骶酸痛，带下量多，色黄或白，情志抑郁，嗳气叹息，经前乳房胀痛，舌质黯红，有瘀点瘀斑，苔薄白，脉弦涩。

治法：活血化瘀，理气止痛。

推荐方剂：盆炎方（自拟）加减。

基本处方：当归 12g，赤芍 15g，牡丹皮 12g，丹参 20g，香附 12g，木香 9g（后下），枳壳 12g，车前子 15g，败酱草 15g，毛冬青 30g。每日 1 剂，水煎服。

加减法：下腹痛较甚加延胡索 12g、乌药 12g 以理气止痛；寒瘀小腹冷痛者加桂枝 10g、小茴香 6g 以温经散寒；湿盛带下量多者加川萆薢 15g、薏苡仁 30g、土茯苓 15g 以利水渗湿。

（4）寒湿凝滞

证候特点：小腹冷痛，痛处不移，得温痛减，腰骶酸痛，带下量多，色白质稀，形寒肢冷，面色青白，舌质淡黯，苔白腻，脉沉紧。

治法：散寒除湿，活血化瘀。

推荐方剂：少腹逐瘀汤加减。

基本处方：桂枝 10g，小茴香 6g，当归 15g，川芎 10g，赤芍 12g，丹参 15g，茯苓 20g，白术 15g，台乌药 12g，延胡索 12g。每日 1 剂，水煎服。

加减法：湿重带下量多加川萆薢 15g、薏苡仁 20g 以利湿；兼脾虚见神疲乏力加党参 15g、黄芪 15g 以健脾益气；兼肾虚见腰骶酸痛加川续断 15g、桑寄生 15g 以温补肾气；下腹痛甚加香附 10g、毛冬青 20g 以行气活血，化瘀止痛。

（5）脾虚湿瘀互结

证候特点：下腹隐痛，坠胀，腰骶酸痛，劳累后加重，带下量稍多，色白，质稀，无臭气，神疲乏力，纳呆便溏，舌质淡黯，有瘀点瘀斑，苔白或腻，脉缓弱。

治法：健脾化湿，活血化瘀。

推荐方剂：完带汤合盆炎方加减。

基本处方：丹参 15g，赤芍 12g，当归 12g，茯苓 20g，白术 15g，党参 15g，郁金 15g，香附 12g，车前子 15g，苍术 10g，炙甘草 6g。每日 1 剂，水煎服。

加减法：体虚较明显加黄芪 15g 以加强补气健脾；下腹痛较甚加延胡索 12g、毛冬青 30g 以理气化瘀止痛；湿盛加薏苡仁 30g、川萆薢 15g 以加强利湿。

（6）肾阳虚

证候特点：带下量多，质稀如水，畏寒肢冷，头晕耳鸣，腰酸如折，小腹冷感，少腹坠痛，小便频数清长，夜尿多，大便溏薄，舌质淡，苔薄白，脉沉迟。

治法：温肾培元，固涩止带。

推荐方剂：内补丸加减。

基本处方：熟附子 9g（先煎），肉桂 1.5g（焗服），补骨脂 15g，淫羊藿 12g，菟丝子 15g，黄芪 20g，白术 15g，茯苓 20g，当归 15g，桑螵蛸 9g。每日 1 剂，水煎服。

加减法：夹瘀少腹痛较甚加赤芍 15g、丹参 20g、当归 15g 以活血化瘀止痛；兼脾虚加党参 15g、炒扁豆 20g 以健脾；夹湿加薏苡仁 30g、苍术 10g 以燥湿。

2. 中成药

（1）妇炎康片：活血化瘀，清热解毒，除湿止痛。用于盆腔炎性疾病各证。每次 6 片，每日 3 次。

（2）花红片：清热解毒，燥湿止带，祛瘀止痛。用于湿热瘀滞所致带下病、月经不调、慢性盆腔炎、附件炎。每次 4~5 片，每日 3 次。

（3）妇科千金片：清热除湿，益气化瘀。用于湿热瘀阻所致的带下病、腹痛。每次 6

片，每日 3 次。

（4）金鸡胶囊：清热解毒，健脾除湿，通络活血。用于盆腔炎性疾病湿热下注证。每次 4 粒，每日 3 次。

（5）金刚藤胶囊：清热解毒，消肿散结。用于附件炎和附件炎包块。每次 4 粒，每日 3 次。

（6）太诺清妇科白带片：健脾疏肝，除湿止带。用于盆腔炎性疾病后遗症脾虚湿盛证。每次 4 片，每日 3 次。

（7）少腹逐瘀丸：活血通经，散寒止痛。用于盆腔炎性疾病后遗症寒湿凝滞证。每次 1 丸，每日 2 次。

（二）外治法

1. 中药灌肠

（1）复方毛冬青灌肠液：含毛冬青、大黄、黄芪、莪术等，制成药液 100ml 保留灌肠，每日 1 次，可连续应用，月经期暂停。用于盆腔炎各证型。

（2）康宁汤：含紫花地丁、蒲公英、败酱草、白花蛇舌草、苦参等，浓煎 10ml 保留灌肠，每日 1 次，可连续应用，月经期暂停。用于盆腔炎属实证各证型。

2. 中药外敷

（1）四黄水蜜：用四黄散（含大黄、黄芩、黄柏、黄连）适量，加温开水拌匀搅成饼状，表面涂以蜜糖，用布包好外敷下腹部，每日 1~2 次，10 次为 1 个疗程，可连续应用，月经期暂停。用于盆腔炎属实证各证型。

（2）双柏水蜜：用双柏散（含侧柏叶、大黄、黄柏、泽兰、薄荷）适量加温开水拌匀搅成饼状，表面涂以蜜糖，用布包好外敷下腹部，每日 1~2 次，10 次为 1 个疗程，可连续应用，月经期暂停。用于盆腔炎属实证各证型。

（3）妇炎散：药用大黄、姜黄、败酱草、丹参、赤芍、乳香、延胡索、姜活、独活、千年健、透骨草，切细末温水加酒调成糊状敷下腹，每日 1~2 次，10 次为 1 个疗程，可连续应用，月经期暂停。用于盆腔炎各证型。

3. 针灸

（1）毫针：用治盆腔炎性疾病后遗症。取中极、天枢、归来、三阴交、阴陵泉、关元俞等穴，若小腹部有包块者加阿是穴。均取平补平泻法。

（2）耳针：用治盆腔炎性疾病后遗症。取腹部、内生殖区、内分泌、三焦、肾上腺、肝等穴，埋针或埋豆，每周 2~3 次。

（3）水针：用治盆腔炎性疾病后遗症。取中极、阿是穴、三阴交等穴，选用当归注射液、丹参注射液、维生素 B_{12} 等药物，每穴注入 1~2ml，隔日 1 次。

（4）电针：用治盆腔炎性疾病后遗症。取穴天枢、血海或中极、三阴交，接电针仪，选择疏密波，中等强度，通电 20 分钟，每日或隔日 1 次。

4. 物理治疗　用治盆腔炎性疾病后遗症。物理治疗能促进盆腔局部血液循环，改善组织营养状态，提高新陈代谢，以利炎症吸收和消退。常用的有短波、超短波、微波、激光、离子透入等。

第七节　不孕症

凡生育年龄的妇女，配偶生殖功能正常，婚后同居一年以上，未采取避孕措施而未能受孕者；或曾经受孕而一年又不再受孕者，称为不孕症。前者称为原发性不孕；后者称为继发性不孕。

不孕症是一个严重困扰家庭和社会的实际问题。根据相关调查结果，近年来我国不孕不育发病率呈逐年上升趋势，平均发病率达到 12.5% ~ 15%，已成为日渐受重视及关注的社会问题。不孕症发病率的上升与环境污染、婚育年龄的推迟以及工作压力的增加等因素密切相关。总之，对不孕症的研究和诊治，不仅符合伦理道德的要求，而且也是计划生育范畴的重要内容。

"不孕"一词早在两千多年前的中医经典著作《内经》中已有论述，《素问·骨空论》曰："督脉者……此生病……其女子不孕。"《山海经》中称为"无子"，唐·《备急千金要方》中称"全无子"，又称"断绪"。历代医家对不孕症的论述，散见于"求嗣"、"种子"、"子嗣"、"嗣育"等篇章中。

一、病因病机

（一）中医

《妇科玉尺·求嗣》中引万全曰："男子以精为主，女子以血为主，阳精溢泻而不竭，阴血时下而不愆，阴阳交畅，精血合凝，胚胎结而生育滋矣。"由此可见，生殖的根本是以肾气、天癸、男精女血作为物质基础。

《备急千金要方》指出夫妇双方的疾患可致不孕："凡人无子，当为夫妇具有五劳七伤，虚羸百病所致，故有绝嗣之殃"。女性不孕原因复杂。《石室秘录·子嗣论》云："女子不能生子，有十病"。十病者为：胞宫冷、脾胃寒、带脉急、肝气郁、痰气盛、相火旺、肾水衰、督脉病、膀胱气化不利、气血虚。《圣济总录》记有："女子所以无子者，冲任不足，肾气虚寒也。""胞络者系于肾"，"肾者，主蛰，封藏之本，精之处也"，"肾主冲任，冲为血海，任主胞胎"，故肾虚是不孕症的重要原因。由于脏腑经络之间的生克制化，寒、湿、痰、热、瘀之间的相互影响及其转化，临床上有多种病因，产生不同的证候，这些原因导致肾和冲任的病变，不能摄精受孕而致病。

结合前人的认识和临床实际，导致不孕症的常见证候有：肾虚、血虚、肝郁、痰湿、湿热、血瘀等。

1. 肾虚　"肾主生殖"，故肾虚直接影响孕育。

（1）肾阳虚：先天禀赋不足，肾气不充，天癸不能按时而至，或至而不盛；或房事不节，久病及肾，或阴损及阳等，导致肾阳虚弱，命门火衰，冲任不足，胞宫失于温煦，宫寒不能摄精成孕。

（2）肾阴虚：房劳多产，失血伤精，精血两亏；或素体性燥多火，嗜食辛辣，暗耗阴血而导致肾阴不足，肾精亏损，精血不足，冲任失滋，子宫干涩，不能摄精成孕。或由肾阴不足，阴虚火旺，血海太热，不能摄精成孕。

（3）肾阴阳两虚：肾阴虚和肾阳虚的证候可先后或同时出现，兼有上述两型的证候特点。

2. 血虚　血是月经的物质基础。若体质素弱，阴血不足；或脾胃虚损，化源衰少；或久病失血伤津，导致冲任血虚，胞脉失养，因为血虚，就没有摄精成孕的物质基础，而导致不孕。

3. 肝郁　女子以血为本，肝主藏血，喜疏泄条达，冲脉隶属于肝，司血海，为机体调节气血的枢纽。如因七情六欲之纷扰，致使肝失条达，气机郁滞，肝气郁结，疏泄失常，则气滞血瘀，气为血帅，血赖气行，郁而不舒，气血失和，冲任不能相资而月事不调，则难以受孕。或肝郁化火，郁热内蕴，伏于冲任，胞宫血海不宁，难于摄精成孕。

4. 痰湿　痰湿成因，关乎脾肾两脏，脾肾阳虚，运化失调，水精不能四布，反化为饮，聚而成痰，痰饮黏滞缠绵，纯属阴邪，最易阻滞气机，损伤阳气，痰湿阻滞，气机不畅，冲任不通，月事不调，故成不孕。或寒湿外侵，困扰脾胃；或恣食膏粱厚味，阻碍脾胃，运化失司，痰湿内生，流注下焦，滞于冲任，壅塞胞宫而致不孕。

5. 湿热　湿热可因脾虚生湿，遏而化热酿成；或因肝脾不和，土壅木郁而生；或恣食肥甘酿生；也可因淋雨涉水，久居湿地，或受湿邪熏蒸而成。湿热流注下焦或湿热之邪直接犯及胞脉、胞络、胞宫、阴户，客于冲任带脉，任带失约，冲任受阻，终难成孕。

6. 血瘀　多因情志内伤，气机不畅，血随气结；或经期产后，余血未净续外感内伤致使宿血停滞，凝结成瘀；或寒凝瘀阻；或热郁血凝；导致血瘀气滞，癥瘕积聚积于胞中，阻碍气血，经水失调，精难纳入，更难于受孕。此外，气弱血运无力，气虚血瘀，或病邪流滞，留塞胞门者，必难受孕。

以上六个方面的病因病机，临床上单一出现，亦可多元复合出现，最终导致不孕症。

（二）西医

西医认为受孕是一个复杂而又协调的生理过程，必须具备下列条件：卵巢排出正常卵子；精液正常并含有正常精子；卵子和精子能够在输卵管内相遇并结合成为受精卵，受精卵顺利地被输入子宫腔；子宫内膜已充分准备适合于受精卵着床。这些环节任何一个不正常，便能阻碍受孕。

1. 女性不孕主要原因

（1）排卵功能障碍：排卵功能障碍导致无排卵。主要原因是：①下丘脑 - 垂体 - 卵巢轴功能紊乱，包括下丘脑、垂体功能障碍和器质性病变。②先天性卵巢发育不全、多囊卵巢综合征、卵巢早衰、卵巢功能性肿瘤、卵巢不敏感综合征、卵巢子宫内膜异位症。③肾上腺及甲状腺功能异常等。

（2）输卵管因素：输卵管阻塞和通而不畅是主要原因。慢性输卵管炎症引起伞端闭锁或黏膜受损可使之完全闭塞产生不孕；输卵管发育不全、盆腔炎性疾病后遗症、子宫内膜异位症、各种输卵管手术等也可导致输卵管阻塞。

（3）子宫因素：子宫畸形、子宫黏膜下肌瘤、子宫内膜炎、内膜结核、内膜息肉、宫腔粘连或子宫内膜分泌反应不良等影响受精卵着床。

（4）宫颈因素：黏液量和性状与精子能否进入宫腔关系密切，雌激素不足或宫颈管感染、宫颈息肉、宫颈口过小均可影响精子通过而致不孕。

（5）外阴及阴道因素：外阴阴道发育异常、外阴阴道炎症以及外阴阴道瘢痕等。

2. 男性不育因素　主要是生精障碍和输精障碍。

（1）精液异常：无精、少精、弱精、精子发育停滞、畸形率高、精液液化不全等。

（2）性功能异常：外生殖器发育不良或阳痿早泄、不射精、逆行射精使精子不能正常进入阴道内。

（3）免疫因素：在男性生殖道免疫屏障被破坏的条件下，精子、精浆在体内产生对抗精子抗体，使射出的精子发生自身凝集而不能穿过宫颈黏液。

3. 男女双方因素

（1）性生活不能或不正常。

（2）免疫因素：精子、精浆、透明带和卵巢这些生殖系统抗原在特定的情况下均可产生自身免疫或同种免疫，产生相应的抗体，阻碍精子与卵子的结合导致不孕症。包括同种免疫和自身免疫。同种免疫是指男方的精子、精浆作为抗原，在女方体内产生抗体，使精子与卵子不能结合或受精卵不能着床。而自身免疫是指不孕妇女血清中存在多种自身抗体可能阻止精卵结合。

（3）不明原因：经临床系统检查仍不能确认不孕原因。

二、临床表现

（一）症状

因引起不孕的原因不同伴随症状有别。如排卵障碍者，常伴有月经紊乱、闭经等；生殖器官病变，如输卵管炎引起者，常伴有下腹痛、带下量增多等；子宫内膜异位症引起者，常伴有痛经、经量过多，或经期延长；宫腔粘连引起者常伴有周期性下腹痛，闭经；免疫性不孕症患者可无症状。

（二）体征

因致病原因不同体征各异，如输卵管炎症，妇科检查可见有附件增厚、压痛；子宫肌瘤，可伴有子宫增大；多囊卵巢综合征常伴有多毛、肥胖，或扪及增大卵巢等。

（三）常见并发症

不孕一般是多种疾病的共有症状，常伴见月经失调：如月经过多或过少、月经先后无定期、崩漏、闭经，以及痛经、带下、癥瘕等。

三、实验室和其他辅助检查

（一）一般检查

一般检查包括血常规、尿常规、血型、血沉、胸部透视、肝功能、肾功能等。白带常规做滴虫、真菌及阴道分泌物清洁度检查，必要时做支原体、衣原体、淋球菌检查。在阴道侧壁刮片检查细胞激素水平。

（二）内分泌测定

与卵巢功能有关的内分泌如血清促性腺激素：促卵泡素（FSH）、黄体生成素（LH）、催乳素（PRL）、雄激素（T）和雌二醇（E_2）可在卵泡期或排卵期空腹取血测定，检查卵巢的储备能力应在月经周期的第2～3日采血，血孕酮（P）则应在基础体温高温相中段检测。检查甲状腺功能可测血清三碘甲状腺氨酸（T3）、甲状腺素（T4）、促甲状腺激素（TSH）等，或送 24 小时尿测 17 - 羟皮质类固醇，或查血清胰岛素等。

（三）输卵管通畅试验

目前常用的检查方法有输卵管通液检查、子宫输卵管造影及腹腔镜下输卵管亚甲蓝液通畅检查。输卵管通液术可初步判断输卵管是否通畅。子宫输卵管造影可以明确输卵管阻塞的部位，子宫有无畸形、黏膜下肌瘤以及子宫内膜或输卵管结核等。腹腔镜一般在子宫输卵管造影发现异常后进行，进一步查明原因并治疗。

（四）排卵障碍的检查

1. 基础体温（BBT）测定　有排卵的晨温曲线呈双相型：即排卵前（卵泡期）呈低温相，体温在 36.3 ~ 36.5℃ 之间；排卵后体温上升 0.3 ~ 0.5℃，呈高温相，为黄体期。排卵障碍的无排卵妇女，其 BBT 表现为单相体温，无黄体期高温相的出现。

2. 宫颈黏液评分　监测排卵期宫口开张膨大变圆，形似瞳孔，宫颈黏液量多溢出宫口，稀薄，其拉丝度伸展可 10 ~ 15mm 长，黏液涂于玻片干燥后可见粗长羊齿植物状结晶，这些现象均表明即将排卵。排卵后宫颈黏液变得黏稠，量减少，拉丝长度短，镜检羊齿植物状结晶消失而代之以椭圆体。如果在月经前子宫颈黏液仍清澈透明，镜下仍有羊齿植物状结晶存在，说明是无排卵型月经周期。

3. 周期性阴道脱落细胞检查　于月经干净后，隔 2 ~ 3 天由阴道侧壁取材做阴道涂片一次，检查脱落细胞形态有无周期性改变，借以判断是否排卵或黄体功能是否健全。

4. 黄体中期孕酮测定　黄体中期血清孕酮测定 > 16nmol/L 者说明有黄体形成，表明曾有排卵。

5. LH 峰值测定　在血中 LH 高峰出现后 8 ~ 20 小时出现尿中含量高峰，一般出现峰值后 24 ~ 36 小时左右排卵。无排卵妇女常缺乏 LH 升高，因而尿液检查后没有峰值出现。

6. 超声波监测排卵　排卵的超声表现：①成熟卵泡骤然消失；②成熟卵泡明显缩小，且卵泡内回声减弱，卵泡直径缩小超过 5mm，卵泡内光点多；③子宫直肠窝出现液体积聚；符合①＋②或①＋③者诊断为排卵，反之为不排卵。

7. 子宫内膜活体组织检查　根据制片后镜检有无分泌期内膜表现，判断是否有黄体形成，是否有排卵。此检查还可了解子宫内膜发育情况、子宫内膜对卵巢功能的反应及子宫内膜有无肿瘤、炎症等病理改变，特别是结核病变。

（五）黄体功能不全的检查

基础体温呈双相，但是排卵后缓慢上升，或上升的幅度偏低，升高的时间仅维持 9 ~ 11 天。

正常黄体期孕酮值为 ≥48nmol/L，16 ~ 48nmol/L 为黄体功能不全，其中 ≥32nmol/L 为轻度，< 32nmol/L 为重度。

子宫内膜活检表现为子宫内膜分泌现象不足，迟缓 2 天以上为轻度，迟缓 5 天以上为重度。

（六）免疫功能障碍的检测

1. 性交后试验　在试验前 3 日禁止性交，避免阴道用药或冲洗。受试者在性交后 2 ~ 8 小时内就诊检查。先取阴道后穹隆液检查有无活动精子，若有精子证明性交成功。再取宫颈黏液,若宫颈黏液拉丝长,放在玻片干燥后形成典型的羊齿植物状结晶,表明试验时间选择恰当。用聚乙烯细导管吸取宫颈管黏液,涂于玻片上检查。若每高倍视野有 20 个活动精子为正常。若宫颈管有炎症,黏液黏稠并有白细胞时,不宜做此试验。若精子穿过黏液能力差或精子不活动,应疑有免疫问题。

2. 宫颈黏液、精液相合试验　试验选在预测的排卵期进行。取一滴宫颈黏液和一滴液化的精液放于玻片上,两者相距 2~3mm,轻晃玻片使两滴液体相互接近,在光镜下观察精子的穿透能力。若精子能穿过黏液并继续向前运行,提示精子活动力和宫颈黏液性状均正常,表明宫颈黏液中无抗精子抗体。

3. 混合抗球蛋白反应试验(MAR 试验)　混合抗球蛋白反应试验,是 WHO 所推荐的两种检查不孕症患者是否有抗精子抗体存在的方法之一。可分直接测试法和间接测试法,直接测试法是直接测试附着有抗精抗体的精子数目。间接测试法是检查血液中或精浆(精液抽出精子所剩的液体称之)中抗精子抗体的含量。此试验是临床上检查抗精子抗体的第一优先选择的方法。

4. 精子膜表面抗体免疫珠法试验(IBT 试验)　间接免疫珠试验是将活动精子与血清/精浆/宫颈黏液预孵育,若血清/精浆/宫颈黏液含有抗精子抗体,抗体可在精子膜表面包被,则可与免疫珠发生特异性结合反应,最后精子活力严重受阻而难以向前运动仅能做原地晃动。

IBT 试验是 WHO 推荐的免疫性不孕诊断方法,与 MAR 试验比较,增加了洗涤程序消除精浆干扰因素,检测结果更可靠,且可进行精子表面抗体分型。间接免疫珠试验还可检测血清、精浆或宫颈黏液的抗精子抗体,也可以丈夫的精子与妻子宫颈黏液或血清进行配对试验。

5. 其他免疫相关检查　近年来随着生殖免疫学的迅速发展,免疫因素所致不孕越来越受到人们重视,研究发现与不孕不育有关的自身免疫性抗体主要有女性的抗精子抗体、抗卵巢抗体、抗透明带抗体、抗绒毛膜促性腺激素抗体、抗子宫内膜抗体、抗心磷脂抗体。这些检查可在月经周期的任一时段通过血液检验得到。

(七) 特殊检查

1. 超声检查　超声检查可了解子宫和附件的发育情况、形态、位置、有无器质性病变(如子宫内膜异位症、卵巢或输卵管肿瘤、子宫肌瘤等),更重要的是可以检测卵泡的发育、排卵以及黄体形成情况,有利于不孕症病因的寻找。超声检查亦可用于显示卵巢窦卵泡的数目,以了解卵巢储备功能。

2. 宫腔镜检查　宫腔镜检查可直接观察子宫颈管、双侧输卵管口的形态及输卵管通畅度,在直视下取活体组织;发现宫腔畸形、粘连、息肉、被遗忘的节育器或黏膜下带蒂肌瘤等;在月经期前还可详细观察分泌期内膜的肉眼改变。

3. 输卵管镜检查　输卵管镜能直接进入输卵管内,检查时不仅能准确了解输卵管阻塞的部位以及输卵管蠕动情况,还能发现输卵管内病变,如息肉、粘连、瘢痕等。

4. 腹腔镜检查　腹腔镜检查是目前诊断和治疗不孕症的一项重要措施。近年来许多学者提出腹腔镜检查应作为不孕症患者,尤其是疑有盆腔炎症或子宫内膜异位症患者的常规检查项目。腹腔镜可直观了解盆腔内病变,对盆腔情况有全面了解。腹腔镜手术不仅是一项检查,更重要的是在手术过程中可根据所见进行手术治疗。约有 20% 患者通过腹腔镜可以发现术前未能诊断的病变。

（八）外周血染色体检测及其他实验室检查

疑有遗传性疾病者，夫妇双方应做外周血染色体检测。疑有子宫内膜结核病变者，应取内膜做培养或做经血结核菌培养。

四、诊断要点

导致不孕症的原因较多且复杂。临床诊断上，通过各种检查手段和方法，查找出不孕的原因是治疗不孕症的关键。检查需要按计划、有步骤地进行。

（一）病史

应详细询问年龄、婚育史、同居时间、性生活情况、避孕情况、月经史、结核病史、生殖道炎症病史、其他内分泌疾病史、手术史、免疫性疾病史、既往病史、家族史以及以往诊治经过，特别检查记录，均应详细记录。

（二）症状

婚后夫妇同居：性生活正常，配偶生殖功能正常，未避孕未孕 1 年；或曾孕育过，未避孕又 1 年以上未再受孕。

（三）体征

注意身高与体重，生长发育，第二性征发育情况，有无泌乳，甲状腺大小，毛发分布情况等。注意下丘脑、垂体、肾上腺、甲状腺等内分泌失调所引起的体态变异或皮肤色素异常等。

（四）妇科检查

检查内、外生殖器发育情况，外阴有无畸形及炎症；处女膜有无闭锁及阴道口是否存在狭小或特敏感情况等；阴道是否通畅，有无隔膜、肿瘤、炎症，黏膜颜色是否正常；有无子宫颈口狭小、炎症、糜烂、息肉、赘生物等，同时做真菌、滴虫、pH 值检查；必要时做涂片检查有无致病菌，或做淋菌、支原体、衣原体培养。检查子宫发育情况，大小、位置是否异常，有无畸形、增大、变硬、压痛，是否存在可疑肌瘤；有无子宫细小或无子宫或双子宫。子宫直肠陷凹及宫骶韧带处有否触及结节或瘢痕性增厚，子宫颈向前提托时有无疼痛。探测子宫腔深度和弯曲方向，子宫壁是否光滑，子宫颈与子宫体比例，是否存在纵隔或单角子宫畸形。卵巢是否增大，输卵管有无增厚、变硬、扭曲、积水，有无压痛。盆腔内有无囊性或实性肿块，有无压痛等。

（五）辅助检查

1. 卵巢功能检查　B 型超声监测卵泡发育、BBT 测定、宫颈黏液检查、黄体期子宫内膜活组织检查、女性内分泌激素测定等，了解卵巢有无排卵及黄体功能状态。

2. 输卵管通畅试验　子宫输卵管造影术或腹腔镜直视下输卵管通液术，了解输卵管通畅情况。

3. 其他检查　免疫学检查，性交后试验，甲状腺功能检查，肾上腺皮质功能检查，宫腔镜、腹腔镜检查，影像学检查。

五、鉴别诊断

不孕症应与暗产相鉴别。暗产是指受孕早期胚胎初结而流产者，此时孕妇因尚未有明显的妊娠反应，一般不易觉察而误诊为不孕症。通过基础体温、早孕试验及病理学检查，暗产可以与不孕症鉴别。

六、治疗

借鉴历代医籍对不孕症的理论指导，结合临床实际，不孕症的中医治疗应以补肾气、益精血、养冲任、调月经为总原则。但由于证有虚实，虚者又有阴阳之别，实者亦有痰湿、瘀血、肝郁之别，又有虚中夹实，故当临证细审，治疗因人而异。同时可根据不同病因辅以手术治疗及西医治疗。此外，尚需情志舒畅，房事有节，起居有常。

（一）内治法

1. 辨证治疗　不孕症病因虽多，仍不外虚实两端。虚者有肾虚、血虚和脾虚；实者有肝郁、湿热、痰湿、血瘀等。临证主要根据患者的禀赋情况，参合初潮年龄、月经的期、量、色、质以辨虚实。如初潮迟至或禀赋不足，月经后期、量少、色黯、质薄，带下清稀，腰酸、少腹冷，多属肾虚；月经后期、量少、色淡、质薄，形体消瘦，多属血虚；带下量多、黏稠，体胖，面色白，多属脾虚痰湿；月经后期、量或多或少，少腹痛，腰骶痛，经前经时腹部痛甚拒按，月经紫黑、有块，块出痛减，多属血瘀；月经延期，量或多或少，或痛经、精神抑郁、烦躁易怒，多属肝郁；下腹疼痛，带下量多、色黄或黄稠或有异味，多属湿热。

（1）肾阳虚

证候特点：婚久不孕，月经后期、量少、色淡，或闭经，少腹冷坠，面色晦黯无华，腰酸肢冷，小便清长或夜尿，性欲淡漠，舌质淡，脉沉迟。

治法：温肾暖宫，益冲种子。

推荐方剂：右归丸合二仙汤加减。

基本处方：熟附子6g，肉桂0.5g（焗服），熟地黄15g，当归9g，枸杞子15g，鹿角霜15g，巴戟天9g，补骨脂12g，肉苁蓉15g，怀山药15g，益智仁9g，仙茅15g，淫羊藿15g。水煎服，每日1剂。

加减法：兼脾虚者加党参15g、白术15g、炙甘草15g、黄芪20g以健脾益气；肾虚痰湿加胆南星15g、苍术10g、陈皮15g以燥湿化痰。

（2）肾阴虚

证候特点：婚后不孕，月经先期或后期，月经色红、无血块、量少，或闭经，头晕眼花，五心烦热，舌红，苔少，脉细。

治法：滋肾益精，养冲种子。

推荐方剂：左归丸合二至丸加减。

基本处方：熟地黄30g，枸杞子15g，山茱萸15g，鹿角胶15g（烊化），龟甲胶15g（烊化），菟丝子15g，紫河车15g，怀山药15g，女贞子20g，旱莲草15g。水煎服，每日1剂。

加减法：若肾阴虚有热者，加知母15g、黄柏10g、龟甲15g（先煎）以滋阴清热；肝肾阴虚者，加玉竹15g、沙参15g、桑椹子10g以滋养肝肾；肾阴阳俱虚者，加熟附子3g、巴戟天 10g、补骨脂 10g、益智仁 15g 以阴阳双补。

（3）气血虚弱

证候特点：婚后不孕，月经后期、量少、色淡，或闭经，头晕眼花，心悸怔忡，肌肤不润，面色白无华或萎黄，舌淡，苔白，脉细弱。

治法：益气养血，调经种子。

推荐方剂：毓麟珠加减。

基本处方：当归 9g，川芎 6g，熟地黄 30g，白芍 12g，党参 20g，白术 12g，茯苓 15g，炙甘草 6g，鹿角霜 15g，菟丝子 15g，杜仲 12g，何首乌 20g，鸡血藤 30g，黄精 15g。水煎服，日 1 剂。

加减法：夜寐欠佳加夜交藤 15g、酸枣仁 20g 以养心安神，胃纳差去熟地黄，加春砂仁 10g（后下）、怀山药 15g 以和胃健脾。

（4）肝气郁结

证候特点：婚后多年不孕，月经先后无定期，月经色黯、有血块，经前乳胀，精神抑郁，心烦易怒，舌淡黯，苔薄白，脉弦。

治法：疏肝解郁，调冲种子。

推荐方剂：开郁种玉汤加减。

基本处方：当归 12g，白芍 15g，香附 9g，牡丹皮 12g，白术 9g，茯苓 9g，天花粉 15g。水煎服，日 1 剂。

加减法：肝郁化火者，加栀子 10g、黄柏 10g 以清热；经前乳房胀痛明显或伴有溢乳者，加炒麦芽 15g、枳壳 10g、猫爪草 15g、全瓜蒌 3g 行气通络；乳胀有块者，加王不留行 10g、路路通 15g、橘核 15g 以破气行滞；乳房胀痛灼热者，加炒黄连 10g、蒲公英 10g 以清热泻火；梦多寐差者，加炒枣仁 15g、夜交藤 20g 以宁心安神。

（5）气滞血瘀

证候特点：婚久不孕，经行腹痛，月经失调，经色瘀黯夹块，瘀块排出后痛减，乳胀，或宿有癥瘕，舌黯边有紫斑，脉弦。

治法：理气活血，化瘀种子。

代表方剂：膈下逐瘀汤加减。

推荐处方：当归 9g，川芎 6g，赤芍 9g. 桃仁 6g，红花 6g，丹参 15g，牡丹皮 9g，香附 9g，枳壳 12g，郁金 9g。水煎服，日 1 剂。

加减法：气滞明显者，加素馨花 15g、砂仁 10g（后下）、厚朴 20g 加强行气之力。

（6）寒凝血瘀

证候特点：婚久不孕，面色白，肢冷，少腹冷，经色淡黯有块，常伴痛经，舌质淡黯，脉沉涩。

治法：温通散寒，化瘀种子。

推荐方剂：少腹逐瘀汤加减。

基本处方：小茴香 3g，干姜 3g，延胡索 6g，当归 9g，川芎 3g，肉桂 1g（焗服），赤芍 9g，蒲黄 6g，五灵脂 6g，吴茱萸 3g，艾叶 6g。水煎服，每日 1 剂。

加减法：腹痛剧烈者，加水蛭 2 条、莪术 10g 以增强祛瘀止痛之功；痛经者，加广木香 15g、乌药 10g 以加强行气止痛之力。

（7）瘀热互结

证候特点：婚久不孕，少腹痛，痛有定处，灼热感或低热起伏，伴带下量多、色黄，口干口苦，大便结，舌黯红，苔黄，脉弦略数。

治法：活血化瘀，清冲种子。

推荐方剂：解毒活血汤加减或血府逐瘀汤加减。

基本处方：

解毒活血汤：连翘12g，葛根15g，忍冬藤20g，枳壳15g，柴胡9g，当归9g，赤芍9g，桃仁9g，红花9g，牡丹皮12g，地榆15g，大黄9g，蒲公英15g。

血府逐瘀汤：当归9g，生地黄9g，桃仁12g，红花9g，枳壳6g，赤芍6g，川芎5g，柴胡3g，桔梗5g，牛膝9g，甘草3g。水煎服，每日1剂。

加减法：低热缠绵不退者，加地骨皮15g、白薇15g、石斛10g、鳖甲20g清虚热。

（8）气虚血瘀

证候特点：婚久不孕，面色白无华，神疲肢倦，小腹坠痛，月经量多、有块，舌淡黯，苔白，脉细弱。

治法：补益气血，化瘀种子。

推荐方剂：当归补血汤加味。

基本处方：黄芪30g，当归9g，川芎9g，党参15g，熟地黄20g，丹参20g，鸡血藤20g。水煎服，日1剂。

加减法：脾虚甚者，加白术15g、怀山药15g、炙甘草15g、大枣6枚以健脾益气生血；兼肾虚下焦虚寒者，加仙茅15g、淫羊藿15g、补骨脂15g、肉桂1g（焗服）、鹿角胶15g（烊化）、紫河车5g以温肾助阳；血虚明显者，加首乌15g、鸡血藤15g以补血益精；脾虚者加怀山药15g、白术15g。

（9）湿热蕴结

证候特点：婚久不孕，带下量多、色黄、质稠或有臭气，或伴阴痒，舌红，苔黄厚腻，脉濡。

治法：化湿解毒，清冲种子。

推荐方剂：五味消毒饮加减。

基本处方：蒲公英15g，金银花15g，野菊花12g，紫花地丁12g，天葵子9g，土茯苓25g，薏苡仁15g。水煎服，每日1剂。

加减法：湿重者，加绵茵陈15g、佩兰15g以加强化湿；热重者，加牡丹皮15g、鱼腥草15g、黄柏10g、白花蛇舌草15g以加强清热。

（10）痰湿

证候特点：多年不孕，肥胖多痰，月经不调，带下量多、色白如涕，面色白，胸脘闷胀，倦怠乏力，舌淡，苔白腻，脉滑。

治法：健脾燥湿，化痰种子。

推荐方剂：苍附导痰丸。

基本处方：茯苓15g，半夏10g，陈皮10g，甘草6g，苍术12g，胆南星10g，香附10g，枳壳15g，生姜3片，神曲15g。水煎服，每日1剂。

加减法：呕恶胸满甚者，加厚朴15g、枳壳15g、竹茹15g以宽中降逆化痰；心悸甚者，加远志 15g 化痰宁心安神；痰瘀互结成癥者，加昆布 15g、海藻 15g、三棱 10g、莪术 10g 以软坚化痰消癥。

2. 中成药

（1）滋肾育胎丸：治疗脾肾亏虚的自然流产、月经不调、女性排卵障碍性不孕及免疫性不孕以及围绝经期疾病、男性不育症。适用于脾肾两虚证。小蜜丸，每次 6g，每日 3 次。

（2）参茸鹿胎丸：治疗月经不调，行经腹痛，四肢无力，子宫寒冷，赤白带下，久不受孕，骨蒸劳热，产后腹痛。适用于肾阳虚证。大蜜丸，每次 1 丸，每日 1~2 次，早晚服。

（3）女宝：治疗月经不调，行经腰腹疼痛，四肢无力，带下，产后腹痛。适用于肾虚血瘀证。胶囊，每次 4 粒，每日 3 次。

（4）归肾丸：治疗肾阴不足，精衰血少，腰酸脚软，形容憔悴，阳痿遗精。适用于肝肾阴虚证。大蜜丸，每次 1 丸，每日 2 次，早晚服。

（5）左归丸：治疗自汗盗汗，头晕眼花，耳聋失眠，口燥舌干，腰酸腿软，遗精滑泄，舌红少苔，脉细。适用于肝肾阴虚证。大蜜丸，每次 1 丸，每日 2 次，早晚服。

（6）女金丹：治疗子宫寒冷，经期不准，腹痛腰酸，四肢无力。适用于气血两虚证。大蜜丸，每次 1 丸，每日 2 次，早晚服。

（7）逍遥丸：治疗肝气不舒，胸胁胀痛，头晕目眩，食欲减退，月经不调。适用于肝郁脾虚证。小蜜丸，每次 6~9g，每日 3 次。

（8）艾附暖宫丸：治疗血癖，子宫虚寒，经水不调，小腹时痛，赤白带下。适用于胞宫虚寒证。小蜜丸，每次 1 丸，每日 3 次。

（9）参桂鹿茸丸：治疗体质虚弱，腰膝酸软，头晕耳鸣，自汗盗汗，失眠多梦，肾寒精冷，宫寒带下，月经不调。适用于气虚血亏，肝肾不足证。大蜜丸，每次 1 丸，每日 2 次，早晚服。

（二）外治法

1. 针灸

（1）用于无排卵型不孕：取穴第一次：关元、归来、三阴交；第二次：中极、气海、足三里；第三次：命门、承浆、血海。分别于月经周期的第 12、13、14 天针刺为 1 个疗程，中等刺激，可诱发排卵。

（2）用于无排卵型不孕：取穴关元、中极、子宫、三阴交；或取穴肝俞、第十七椎下、三阴交；平补平泻，两组交替，留针 20~30 分钟，每周 3 次，连续 3 个月为 1 个疗程。

（3）高催乳素血症：能使催乳素的分泌减少，有助于排卵功能的恢复。针刺双侧三阴交、足三里及大椎，平补平泻。

（4）用于子宫内膜异位症不孕：选取穴位分两组：①关元、中极、子宫（双）、血海（双）；②八髎、三阴交（双）。于月经干净后，每日选取一组穴位交替使用，连续针灸 10 日，间歇 5 日再行针灸，至月经来潮为止，经期不针灸。根据病情，治疗 3~9 个周期。均采用捻转泻法，以活血化瘀，调理冲任。

（5）用于输卵管不通所致不孕：第一组取三阴交、血海、肾俞；第二组取肝俞、足三里、脾俞。每日 1 次，两组交替，均用泻法，并服中药通经散。

（6）用于子宫后位所致不孕症：第一组取三阴交（双）、气海、关元、中极、子宫（双）；第二组取八髎、肾俞。于经净后 1~3 天取第一组穴，经净后 4 日取第 2 组穴，2 组穴用完为 1 个疗程，均用平补平泻法连续治疗 2 个疗程，每次留针 20~30 分钟。

（7）用于黄体功能不全所致不孕：取穴关元、神阙、气门、子宫穴、三阴交。治疗方法：①艾条灸：每穴 5~10 分钟，每日 1 次；②隔姜灸：中等艾炷 3~5 壮，隔日 1 次；③神阙隔盐灸，中、大等艾炷 3~5 壮，隔日 1 次。

2. 穴位敷贴

（1）取穴关元，中药外敷方：生附子 30g，透骨草 60g，丹参 120g，吴茱萸 60g，小茴香 30g，芒硝 50g，路路通 30g，桂枝 60g，艾叶 30g。用法：将上药用白酒浸透、拌匀，装入 20cm×8cm 的纱布袋内，入蒸笼中蒸 1 小时，取出用干毛巾包住，置于关元穴上，保温热敷 60 分钟，以下腹部微汗出为佳，经来第 1 天放置，每晚 1 次，连敷 15 日。3 个月为 1 个疗程。敷药期间注意避孕。

（2）取巴戟天 6g、鹿角霜 6g、王不留行 5g、公丁香 3g、小茴香 3g，研为细末，醇酒调湿，作成钱币大薄饼，于经净后次日敷贴于中极、会阴、长强、命门等穴，药饼干后加酒湿润再敷，连敷 10 日为 1 个疗程。敷药期间禁性生活。

3. 耳针　取穴：内分泌、肾、子宫、皮质下、卵巢等耳穴。方法：①毫针刺法：中等刺激，每日 1 次，每次选上穴 2~3 个；②埋针：上穴选 2~3 个，每周 1 次，双耳交替使用；③耳穴贴压：每周 2 次，双耳交替使用。亦可达到协助治疗不孕症的目的。

4. 中药保留灌肠疗法

（1）用于急慢性盆腔炎：复方毛冬青灌肠液含毛冬青、大黄、黄芪、莪术等，制成药液 50ml，加温水至 100ml 保留灌肠，每日 1 次，可连续应用，月经期暂停。

（2）用于子宫内膜异位症：莪棱灌肠液含莪术、三棱、丹参等，制成药液 50ml，加温水至 100ml 保留灌肠，每日 1 次，可连续应用，月经期暂停。

（3）用于急慢性盆腔炎：康宁汤含紫花地丁、蒲公英、败酱草、白花蛇舌草、苦参，浓煎 100ml 保留灌肠，每日 1 次，可连续应用，月经期暂停。

5. 中药外敷

（1）四黄水蜜：用于输卵管炎性不孕、子宫内膜异位症不孕。用四黄散（含大黄、黄芩、黄柏、黄连）适量，加温开水拌匀搅成饼状，表面涂以蜜糖，用保鲜膜包好，药物面外敷下腹部，每日 1~2 次，10 次为 1 个疗程，可连续应用，月经期暂停。

（2）双柏水蜜：用于输卵管炎性不孕、子宫内膜异位症不孕、输卵管妊娠切开取胎术后或保守治疗后不孕。用双柏散（含侧柏叶、大黄、黄柏、泽兰、薄荷）适量加温开水拌匀搅成饼状，表面涂以蜜糖，用保鲜膜包好，药物面外敷下腹部，每日 1~2 次，10 次为 1 个疗程，可连续应用，月经期暂停。

（3）妇炎散：用于输卵管炎性不孕、子宫内膜异位症不孕、输卵管妊娠切开取胎术后或保守治疗后不孕。药用大黄、姜黄、败酱草、丹参、赤芍、乳香、延胡索、羌活、独活、千年健、透骨草，切细末温水加酒调成糊状敷下腹，每日 1~2 次，10 次为 1 个疗程，可连续应用，月经期暂停。

第四章　妊娠疾病

第一节　羊水过多

在妊娠的任何时期，羊水量超过 2 000ml 以上，称为羊水过多。其中在数天内羊水量急剧增加者，称为急性羊水过多；羊水量在较长时期内缓慢增多，称为慢性羊水过多。羊水过多患者的羊水外观性状与正常者无异。羊水过多的发病率很难准确统计，过去由于在妊娠期中准确测量羊水量几乎是不可能的，因此，羊水过多的发生率很低。由于超声技术的发展，羊水量的测量有了相应依据。根据已有的资料，其发生率为 0.5% ~1% ，妊娠并发糖尿病者，其发病率可高达 20% 。

中医历代医家所描述的"子满"、"胎水"、"胎水肿满"、"胎中蓄水"、"玻璃胎"的证候与羊水过多相似。"子满"首见于隋·巢元方《诸病源候论》，认为是妊娠肿胀的一种特殊表现。《医宗金鉴·妇科心法要诀》根据肿胀的症状和发生部位的不同，提出有子肿、子气、子满（胎水、胎水肿满）、皱脚和脆脚等名称。其中所云妊娠六七个月，遍身俱肿，腹胀而喘，名子满的，即羊水过多。

中医学对于子满（羊水过多）一症的病因病机、临床表现、诊断治疗和预防等均有详细的记载。隋代巢元方《诸病源候论·妊娠胎间水气子满体肿候》中云："胎间水气，子满体肿者，此由脾胃虚弱，脏腑之间有停水，而夹以妊娠故也。妊娠之人，经血壅闭，以养子胎，夹有水气，则水血相搏，水渍于胎，兼伤腑脏。故气虚弱；肌肉则虚，水气流溢于肌，故令体肿，水渍于胞，则令胎坏。"指出了子满之病因病机主要是由"水血相搏，水渍于胎"，并可能出现"坏胎"。

《陈素庵妇科补解》亦说："妊娠肿满，由妇脏气本弱，怀妊则血气两虚，脾土失养不能制水，散入四肢，遂致腹胀，手足面目俱肿，小水闭涩，名曰胎水。皆由引饮过度，湿渍脾胃，水气泛溢，上致头面，中至胸腹，以及手足膝胫，无不水肿，水内渍胞，儿未成形则胎多损。"对有关胎水肿满病因病机、证候作了进一步描述。应特别指出的是《诸病源候论》所云"坏胎"，《陈素庵妇科补解》之"胎多损"，及其后《医学入门》、《胎产新法》"其子手足软短形体残疾，或生下即死"，"甚至胎死腹中"等说，与西医学所观察到羊水过多易伴见胎儿畸形、死胎的结论颇为一致。

对于子满的治疗，唐·孙思邈《备急千金要方》已有了对子满的治疗方剂，载妊娠体肿有水气，心腹急满汤方，以及治妊娠腹大，胎间有水气，鲤鱼汤方。其鲤鱼汤方，至今仍为临床沿用。宋·王怀隐《太平圣惠方》在理论上承袭了巢元方之说，亦认为脾胃虚弱与子满关系密切，并根据不同的症状，载泽泻散、汉防己散、桑白皮散等方。宋·陈自明《妇人大全良方》理论上仍遵循前人之说，载天仙藤散等方。

《医学入门》："用鲤鱼汤服至肿消水散为度，仍常煮鲤鱼粥食之。"《胎产心法》载："如脾虚不运，清浊不分，佐以四君、五皮，亦有用束胎饮以治子满症，甚效。"

清·程国彭《医学心悟》说："妊娠胎水肿满，名曰子满，又名子气。其证多属胞胎壅遏，水饮不及通流，或脾虚不能制水，以致停蓄。大法，胎水壅遏，用五皮饮加白术、茯苓主之。脾虚不能制水，用六君子汤主之。凡腰以上肿，宜发汗，加秦艽、荆芥、防风。腰以下肿，宜利小便，加车前子、泽泻、防己。胎水通行，生息顺易，宜先时治之。不可俟其既产而自消也。"论述了子满的辨证论治，并主张凡子满"宜先时治之"，不可等待。

近代医家对子满（羊水过多）的诊断、治疗研究更加深入。如罗元恺认为子满多属脾虚不适以至于水湿内留，用全生白术散加减治疗，并重用白术、茯苓皮，同时适当加入利尿、宣降肺气之药，以使水道得以通调。哈荔田认为：对羊水过多的治疗，据"胎水"的生成机制和《黄帝内经》"诸湿肿满，皆属于脾"的病机，多采用健脾利湿顺气为主的治疗，常选用五皮饮、四苓散化裁，俟肿势消退，即以健脾益肾以善其后。刘奉五以健脾补肾、除湿行水的健脾除湿汤治疗本病，方中用防风、羌活二药祛风胜湿、宣散疏风，使湿邪随风散出，颇具新意。何子淮认为胎水肿满属脾虚湿停，壅滞为患，纯气分病，与血分无关。故去千金鲤鱼汤中养血安胎之当归、芍药，又去茯苓之淡渗，而倍白术为君，佐生姜、陈皮助脾，增枳壳为臣，用药精当。此外，赵松泉、吴宝华等报道了中药治疗羊水过多症，从自觉症状改善、超声波测定羊水变化、分娩时羊水情况、并发症等4个方面进行临床观察，验证了中药治疗本病的疗效。

现代药理研究认为，白术可以提高机体免疫功能，具有明显而持久的利尿作用，不仅增加水的排泄，也促进电解质特别是钠的排泄，且钠的排泄还胜于水的排泄。茯苓可以增强红细胞造血功能，增强免疫，利尿。桂枝、白术、甘草都有不同程度调节机体抗利尿激素分泌的功能，激发机体产生正向功能，使机体的激素水平趋向平衡。

这些经验，进一步丰富了中医药治疗羊水过多的内容，对临床具有很好的指导意义。

总之，对羊水过多的病因病机及治疗方法的研究在不断深入，其大部分是特发性羊水过多，往往合并正常胎儿，并不增加低体重儿、早产围生期死亡率等，可能增加了巨大儿和剖宫产的风险性。在妊娠30周以前，羊水暗区>10cm时应高度考虑胎儿畸形可能，以采取必要的措施。羊水过多发生时间、性质、程度与围生儿预后呈相关性，故羊水过多发生时间、性质、程度可作为预测其妊娠结局和围生儿预后的参考指标。如羊水过多发生孕周较早，并为急性或重度，则围生儿预后不良，应排除胎儿畸形，及时终止妊娠。羊水过多的危害很大。羊水过多时常并发妊娠高血压综合征，临床表现为高血压、水肿、蛋白尿，严重时出现抽搐和昏迷，威胁母子生命；羊水过多还使胎儿在宫腔内活动度较大，容易发生胎位不正；羊水过多导致子宫过度膨胀，由于压力过高，极易引起早产。破膜后，如大量羊水涌出，宫腔内压力骤降，子宫腔体积突然缩小，可引起脐带脱垂或胎盘早剥，从而危及胎儿生命。另外，腹压骤降会致产妇休克；在第三产程中，产妇还可因子宫收缩乏力而致产后大出血。据医学资料表明，羊水过多的孕妇早产率较正常孕妇高1倍；如果加上血型不合、糖尿病等并发症和脐带脱垂等并发症，羊水过多的围生期死亡率高达50%。对羊水过多的处理主要取决于胎儿是否有畸形以及孕妇症状的严重程度。对于胎儿无明显畸形，患者症状又较轻的慢性羊水过多的患者，可继续妊娠，但必须严密观察，同时采取必要措施。可用中医药辨证治疗，待妊娠足月时，任其自然分娩，但有胎儿畸形或急性羊水过多者，应及时终止妊娠。

一、病因病机

羊水过多发病者其中 30% ～ 40% 属特发性羊水过多，未见孕妇、胎儿或胎盘异常。中医学根据历代记载和临床特征，认为本病的形成多与脾肾两脏亏虚有关。素体脾肾阳虚，孕后阴血聚以养胎，脾阳愈虚，肾阳不得敷布，无力运化水液，膀胱气化受阻，津液运行障碍，水道不通，故水湿内聚于胞中而致胎水肿满。

1. 脾虚湿聚　素体脾虚，或孕后过食生冷寒凉之物，损及脾阳，孕后气血聚以养胎，脾气更虚，健运失司，水气不化，蓄于胞中，则致胎水肿满。

2. 脾肾阳虚　肾阳不足，命门火衰，孕后阴血聚以养胎，肾阳不得敷布，气化不利，水湿停聚，蓄于胞中。

西医学认为羊水过多的发病原因目前尚不很清楚，现将已知的病因及常与母体或胎儿病变共存的病种排列如下：

1. 胎儿畸形　羊水过多的患者中 25% ～ 50% 并发胎儿畸形，尤其以中枢神经系统畸形（如无脑儿、脑膜膨出、脊柱裂等）和上消化道畸形（食管闭锁）为多见。由于中枢或局部吞咽羊水功能障碍，抗利尿激素缺乏致尿量增多，或脑脊膜裸露渗出液增加，均可使羊水过多。染色体异常（18 - 三体、21 - 三体胎儿）均可出现吞咽羊水障碍，引起羊水过多。

2. 多胎妊娠　多胎妊娠并发羊水过多为单胎妊娠的 10 倍，尤多见于单卵双胎。乃因循环血量多，尿量增加而致。

3. 孕妇或胎儿的各种疾病　如糖尿病、母儿血型不合、妊娠高血压疾病和孕妇严重贫血等。糖尿病孕妇羊水含糖增加，使羊水向羊膜腔渗入，同时胎儿可有高糖性多尿致羊水过多。

4. 特发性羊水过多　占 30% ～ 40%，未并发任何胎儿、母体或胎盘异常，其羊水过多之原因不明。

5. 胎盘、脐带病变　胎盘增大，胎盘催乳素（PRL）受体减少，胎盘绒毛血管瘤 >1cm时，脐带帆状附着，均可伴有羊水过多。

二、诊断与鉴别

（一）诊断要点

1. 病史　由于一般羊水量在超过 3 000ml 时才出现临床症状，所以应注意询问妊娠 20 ～ 24 周时，是否感近日内子宫迅速增大，有无出现呼吸困难，不能平卧，或妊娠 20 周后有无腹胀大明显等症状；是否有糖尿病、高血压、重度贫血、Rh 血型不合或急性肝炎病史。

2. 临床表现

（1）急性羊水过多较少见，多发生于妊娠 20 ～ 24 周，羊水急剧增多，子宫于数日内明显增大，产生一系列压迫症状，孕妇感腹部胀痛，行走不便，呼吸困难，不能平卧，甚至发生紫绀；约 2% 的患者因膨大的子宫压迫下腔静脉，导致下肢及外阴部水肿及静脉曲张。

（2）慢性羊水过多，多发生于妊娠 28 ～ 32 周。由于羊水增长较慢，子宫逐渐膨大，症状比较缓和，多数孕妇能逐渐适应。

3. 体征　腹部检查时，可见腹部膨隆大于相应妊娠月份，腹壁皮肤发亮、变薄。触诊时，皮肤张力大，有液体震颤感，胎位不清，有时扪及胎儿部分有浮沉感；胎心音遥远或听不到。

4. 辅助检查

（1）B 型超声检查：是羊水过多的重要辅助检查，能了解羊水量和胎儿情况，如无脑儿、脊柱裂、胎儿水肿及双胎等。B 型超声诊断羊水过多的标准有两个：测羊水最大暗区垂直深度（羊水池 AFV）和羊水指数（AFI）。

胎儿与子宫壁间的距离增大，最大羊水暗区直径超过 7cm，此时胎儿在宫内只占小部分，肢体呈棉团样，漂浮于羊水中即可诊断。也可采用羊水指数法（AFI），孕妇头高 30°平卧，以脐与腹白线为标志点，将腹分为 4 部分测定各象限最大羊水暗区（cm）相加而得，若其和 >18cm 为羊水过多，国外资料羊水指数 >20cm 可诊断。经比较 AFI 显著优于 AFV。

（2）甲胎蛋白（AFP）的测定：神经管缺损胎儿畸形易并发羊水过多，羊水 AFP 平均值超过同期正常妊娠平均值 3 个标准差以上，母血 AFP 平均值超过同期正常妊娠平均 2 个标准差以上，有助于诊断。

（3）孕妇血糖检查：尤其是慢性羊水过多，应排除糖尿病。

（4）胎儿染色体检查羊水细胞培养或采集胎儿血作染色体核型分析，了解染色体数目、结构有无异常。

（5）孕妇血型检查：如胎儿水肿者应检查孕妇血型，排除母儿血型不合溶血引起的胎儿水肿。

（6）羊膜腔造影和 X 线检查：了解胎儿有无消化道畸形，用 76% 泛影葡胺 20～40ml 注入羊膜腔内，3 小时后摄片，羊水中造影剂减少，胎儿肠道内出现造影剂。然后再根据羊水多少决定将 40% 碘化油 20～40ml 注入羊膜腔内，左右翻身数次，于注药后半小时、1 小时、24 小时分别摄片，胎儿的体表（头、躯干、四肢及外生殖器）均可显影，应注意造影剂对胎儿有一定的损害，还可能引起早产和宫腔内感染，应慎用。

腹部平片见胎儿的四肢伸展，不贴近躯干。侧位片可见围绕胎儿的子宫壁和羊水形成的阴影显著增宽。因检查对胎儿有影响，用时宜慎。

（二）鉴别

对羊水过多根据病史、临床表现及体征，一般诊断不难，但应与巨大胎儿、双胎或妊娠并发卵巢囊肿相鉴别。

1. 双胎妊娠　早孕反应较重，妊娠 10 周后子宫增大比单胎妊娠明显，妊娠 24 周后尤为迅速。妊娠晚期可出现呼吸困难，下肢水肿及静脉曲张等压迫症状。产前检查可触及多个小肢体和两个胎头，在不同部位听到两个频率不同的胎心音。

2. 巨大胎儿　孕母多有巨大儿分娩史或双亲体型高大、肥胖，有糖尿病史，检查腹部明显膨隆，宫高 >35cm，B 超检查有助于诊断。

3. 妊娠并发卵巢囊肿　巨大囊肿可引起呼吸困难，心悸，甚至不能平卧，并压迫邻近脏器，致尿频、尿急、便秘等，B 超检查有助于鉴别。

三、辨病论治

对羊水过多的处理主要取决于胎儿有无畸形、孕周和孕妇自觉症状的严重程度。因此羊水过多者首应进行 B 超、羊水甲胎蛋白含量测定或选择羊膜腔及胎儿造影等检查，综合判定胎儿有无畸形，以决定治疗方法。

羊水过多并发胎儿畸形、染色体异常，处理原则为及时终止妊娠。

羊水过多并发正常胎儿者，治疗当以健脾温肾，利水消肿为主，兼理气、养血诸法。

1. 健脾除湿汤　桑寄生 30g，山药、冬瓜皮各 15g，茯苓皮 12g，莲子肉、白术、远志、川续断各 9g，防风 5g，羌活 3g。

全方具健脾补肾，除湿行水之功。方中用防风、羌活以祛风升阳，是有独特见解的，防风为风药中之润药，祛风胜湿，又能行脾胃之气，使湿气从中焦散发；羌活入肾、膀胱，气雄而散，其性上升，宣散疏风，发表胜湿，二药能促进脾功能使湿邪随风散出。

2. 加味白术散　茯苓皮、白茯苓各 30g，白术、生牡蛎各 25g，大腹皮、泽泻各 15g，北杏仁 12g，生姜皮 9g，苍术、陈皮各 6g。

本方有健脾燥湿，行气利水的作用。

3. 消肿安胎方　木香、猪苓、泽泻、桑白皮、川芎各 9g，木瓜、槟榔、苏梗、陈皮各 6g，白术、大腹皮 12g，茯苓、当归各 15g，砂仁 4.5g。

本方有健脾渗湿，顺气安胎的作用。

4. 苓桂术甘汤加味　桂枝 5g，茯苓 12g，白术 12g，当归 10g，白芍 10g，生姜皮 5g，大腹皮 10g，桑白皮 10g，甘草 5g，鲤鱼一尾（0.5kg 左右，去内脏）。

本方有温阳化气，健脾利水的作用。

四、辨证论治

（一）辨证要点

本病以虚为主，乃虚中夹实之证。虚重在辨其属脾属肾。脾虚湿阻者兼四肢无力，纳差，面色淡黄，舌质淡，苔白腻，脉细滑无力；脾肾阳虚证见肢冷畏寒，腰膝酸痛，面色晦黯，脉沉细等；伴有肢体肿胀，压痕不显著者，多为气滞湿阻。

（二）治疗原则

健脾补肾为基本治法，常辅以理气及淡渗利湿之品，切忌滥用逐水之剂，恐陡然耗气伤阴，气愈虚而病愈盛矣。

（三）分证论治

1. 脾虚湿聚证

（1）临床见证：妊娠中期，胎水过多，腹大异常，胸膈满闷，呼吸短促，神疲肢软，或见下肢肿甚或全身水肿，纳差便溏，舌淡，苔白腻，脉沉滑无力。

（2）辨证依据

1）胸膈满闷，呼吸短促，神疲肢软，纳差便溏。

2）素体脾虚或有孕期饮食劳倦伤中史。

3）舌淡，苔白腻，脉沉滑无力。

（3）治法与方药：健脾化湿，消肿益胎。

1）全生白术散（《全生指迷方》）：白术、茯苓、陈皮、生姜皮、大腹皮。

2）鲤鱼汤（《备急千金要方》）：鲤鱼 1 条（500g 以上）、白术、白芍、当归、茯苓、生姜、陈皮。

3）茯苓导水汤（《医宗金鉴》）：茯苓、猪苓、陈皮、泽泻、白术、砂仁、槟榔、木香、木瓜、大腹皮、桑白皮、苏叶。

胸膈满闷，呼吸迫促者，酌加葶苈子、杏仁、苏梗。

2. 脾肾阳虚证

（1）临床见证：妊娠数月，胎水过多；腹大异常，胸膈胀满，胸闷气短，或腰酸膝软，肢体肿胀；肿处按之没指，形寒肢冷，舌淡体胖，苔白润，脉沉细无力。

（2）辨证依据

1）胸膈胀满，胸闷气短，腰酸膝软肿胀，形寒肢冷。

2）舌淡而胖，苔白润，脉沉细无力。

3）素体脾肾阳虚。

（3）治法与方药：温肾健脾，利水保胎。

1）真武汤（《伤寒论》）：熟附片、茯苓皮、白术、白芍、生姜。

全方具温肾助阳、化气行水之效；若阳虚不甚，宜以桂枝、巴戟天易附子。腰酸痛甚加杜仲、续断；心悸气促者加柏子仁、远志。

2）实脾饮（《济生方》）：茯苓皮、土炒白术、炮附子、生姜皮、木瓜、苏梗、木香、大腹皮、草豆蔻、泽泻、猪苓、砂仁、炮干姜、厚朴、大枣。

五、其他疗法

（一）针灸疗法

1. 针法

取穴：足三里、阴陵泉、三阴交，肺气不宣加列缺。

刺法：平补平泻手法，留针30分钟；每日针刺1次。

2. 灸法　取穴：脾俞、水分，肾阳虚加肾俞。艾条重灸，每日1次。

（二）食物疗法

1. 鲤鱼羹　赤小豆30g，陈皮5g，花椒2g，草果5g，鲤鱼1条（约250g）。先将鲤鱼去鳞、腮及内脏，洗净备用。将其余药物洗净塞入鱼腹，放入姜、葱、盐少许，上笼煮熟。食鱼饮汤，具有健脾行水的功效。适用于脾虚证。

2. 冬瓜皮汤　冬瓜连皮不拘多少；将冬瓜洗净切块煮熟，少入盐，随意服，具有利水消肿的功效。

3. 鲫鱼汤　鲜鲫鱼1条（500～1 000g），猪苓50g，葫芦干100g，生姜12g。加水煮至鲤鱼熟，加食盐少许（以不成为度），随时吃鱼及喝汤。

4. 补肾鲤鱼汤　杜仲30g，枸杞子30g，干姜10g，鲤鱼1条（约500g）。将鲤鱼去鳞腮及内脏，余药洗净用干净纱布包裹，与鲤鱼同煮1小时，去药包，饭前空腹吃鱼饮汤。

5. 茯苓粉粥　茯苓15g，大米50g，红枣（去核）5枚。共放锅内，加水适量，煮成粥，作早餐服食。

6. 羊腰羹　羊腰2具（洗净切片），肉苁蓉20g，胡椒5g，陈皮、草果各5g，葱姜适量，盐少许。将上药及佐料装入纱布袋内扎口，与羊腰同煮熬汤。去药取汤，以汤煮面条，作羹食用。适用于脾肾阳虚证。

7. 三豆饮　赤小豆、黑豆各100g，绿豆50g。洗净后放锅内，加水适量，煮至豆烂熟加入适量白糖，作饮料多次饮用，尤宜于夏季。

六、预防与调护

（一）预防

结合本病已知的发病因素，采取相应的预防措施，及时治疗孕妇的某些可能引羊水过多的疾病，如糖尿病、母儿血型不合、妊娠高血压疾病等。

（二）调护

注意休息，稳定情绪，保持心情舒畅。多食鲤鱼、冬瓜、萝卜等顺气、利气之品，以保持气机调畅。不可服食生冷或肥甘之品，以免脾胃重伤，当病情严重时，适时控制盐的摄入。

七、疗效判定

治愈：腹形复常，宫高在正常孕月高度范围内，B超检查最大羊水暗区直径小于7cm（或AFI法<18cm），胎儿肢体间距离正常；其他症状消失。

显效：腹形未再异常增大，宫高接近正常孕月高度范围，B超检查提示，最大羊水暗区直径小于或等于7cm。其他症状明显减轻或部分消失。

有效：腹胀减轻，余症有所缓解。

无效：腹形继续增大，B超检查提示最大羊水、暗区直径大于7cm（或AFI法>20cm），或见胎儿畸形，其他症状无缓解甚或加重。

八、调养

（一）中药方剂

【五苓散加味】

材料：茯苓30克，黄芪、焦白术、菟丝子、大腹皮各15克，猪苓、泽泻各12克，陈皮、桂枝各9克，生姜皮、木香各6克，砂仁3克。

制法：将上述材料加清水煎煮，去渣取汁。

服法：每日1份。水煎分服。

功效：适用于羊水过多。

（二）药茶

1. 四皮白术汤

材料：茯苓皮、大腹皮各15克，白术10克，生姜皮、陈皮各5克。

制法：将上述材料水煎取汁。

服法：代茶饮，每日1份，分2次服，连服7～15份。

功效：健脾渗湿，和血养胎。适用于羊水过多。

2. 扁豆葫芦赤豆茶

材料：白扁豆、赤小豆、陈葫芦各30克，大枣10枚。

制法：将上述材料水煎取汁。

服法：每日 1 份，代茶饮。

功效：补肾利水。适用于羊水过多。

（三）药粥

1. 茯苓粉粥

材料：大米 50 克，茯苓 15 克，红枣（去核）5 枚。

制法：将米以清水淘净，与其他配料共放锅内后加水适量，熬煮成粥。

服法：可作早餐食用。

功效：适用于羊水过多。

2. 田螺米仁粥

材料：田螺 10 只，薏苡仁 30 克，花椒 10 克。

制法：将田螺入沸水中烫熟，取出田螺肉，与花椒、薏苡仁共煮成粥，最后加少许调料调味即成。

服法：随餐食用。

功效：安胎利水。适用于羊水过多。

（四）药汤

1. 猪苓葫芦鲤鱼汤　材料：鲤鱼 1 条（重 500～1 000 克），猪苓 50 克，葫芦干 100 克，生姜 12 克。

制法：将去内脏并洗净后的鲤鱼与其他材料一同放入锅内，加水煮至鲤鱼熟后加精盐少许即成（以不成为度）。

服法：吃鱼喝汤。

功效：安胎利水。适用于羊水过多。

2. 冬瓜鲤鱼汤

材料：鲤鱼 1 条（约重 500 克），冬瓜 500 克，葱段、生姜片、黄酒、植物油各适量。

制法：将冬瓜洗净、切片。将鲤鱼去鳞、鳃及内脏，洗净。将鱼下油锅煎至两面呈金黄色后加入适量清水，再加入冬瓜片、黄酒、葱段、生姜片煮至鱼熟瓜烂，最后拣去葱、生姜即成。

服法：吃鱼喝汤。

功效：安胎利水。适用于羊水过多。

（五）针灸法

取穴：阳陵泉、足三里、复溜、水分、肾俞、脾俞穴。

取法：阳陵泉：仰卧或侧卧，腓骨头前下方凹陷处为本穴；足三里：正坐屈膝，以患者本人手按在膝盖上，食指抚于膝下胫骨，中指指尖处为本穴；复溜：正坐或仰卧，内踝尖上 2 寸，跟腱前方为本穴；水分：仰卧，前正中线上，脐中上 1 寸处为本穴；肾俞：俯卧，先取命门穴（与脐相对），命门穴旁开 1.5 寸处为本穴；脾俞：俯卧，第十一胸椎棘突下，旁开 1.5 寸处为本穴。

方法：阳陵泉、足三里用针刺补法，其余穴位只灸不针。

功效：适用于羊水过多。

（六）敷贴法

组方：田螺肉8个，葱白2根。

用法：将上述材料共同捣烂，分数次敷于患者脐上，敷热即更换。

功效：适用于羊水过多。

第二节　羊水过少

妊娠晚期羊水量少于300ml，或B超探得羊水暗区在2cm以下，称羊水过少。

羊水过少可发生在妊娠各期，但以晚期妊娠常见。妊娠早、中期的羊水过少，多以流产而告终。羊水过少的发生率过去统计为0.1%，近年来由于B超的广泛应用，其检出率上升为0.5%～4%。羊水过少严重影响围产儿的预后，约1/3有胎儿畸形，围产儿死亡率较正常高5倍。

妊娠期内发生羊水过少，常使羊膜黏在胎儿肢体上，造成胎儿皮肤皱如革，或各种肌肉骨骼畸形、手足畸形，或肺发育不全等。分娩时，羊水过少影响胎儿下降而使产程延长。由于畸形、过期妊娠、分娩障碍等致使胎儿死亡率较高。

中医典籍虽无羊水过少之病名及病因病机的直接论述，但可从其相关或连属的妊娠病证如"妊娠胎萎燥"、"胎不长"等中获得启迪，从羊水的性状、生理作用与精血津液的关系进行推论。

一、病因病机

孕后阴血下聚以养胎元，由于阴血不足，津液不充，胎之阴精亦少，而致羊水过少。

素体禀赋不足，或因孕后调养失宜，以致脏腑气血不足，精血亏虚，阴液亏少，胎水乏源是本病的主要病因病机。

1. 气血虚弱　素体气血不足，孕后血气下聚，以养胎元，因孕重虚；津血同源，阴津不能下注冲任，冲任干涸，以致胎水涩少。

2. 脾肾亏损　孕妇素体脾肾不足，津液生成与输布障碍，以致冲任不充；孕后调养失宜，精血亏损，冲任失滋，胎水日少。

血气不足，推运乏力。气血与津液同源，气血虚弱、脾肾亏损者，又可演变为气虚夹瘀或血虚津少之候。

现代医学对羊水生成及循环机制尚未完全阐明，对羊水过少的原因仍不十分清楚，可能与下列因素有关：

1. 胎儿畸形　胎儿先天发育不良，主要是胎儿泌尿系统畸形，如先天性肾缺如、肾脏发育不全及泌尿道闭锁等，使胎儿尿少或无尿，导致羊水过少。

2. 胎盘功能不良　如过期妊娠、胎儿生长受限、妊娠期高血压疾病、胎盘退行性病变等，均可导致胎盘功能不良，慢性宫内缺氧引起胎儿血液重新分布，保证脑和心脏的血供，而肾血管收缩，以及胎儿成熟过度，其肾小管对抗利尿剂激素的敏感性增高，胎儿尿形成减少致羊水过少。

3. 羊膜病变　某些原因不明的羊水过少可能与羊膜病变有关。

4. 孕妇因素　如孕妇脱水、血容量不足、应用某些药物（如吲哚美辛、布洛芬、卡托普利等）亦可引起羊水过少。

二、诊断与鉴别

（一）诊断要点

1. 病史　有胎儿发育受限、妊娠高血压疾病，或有过期妊娠的病史，未临产以前已有胎心变化而原因不明，应考虑羊水过少。

2. 临床表现　以腹围及宫底高度小于正常孕月为主要症状，孕妇对胎动感觉清楚，胎动时常常感到腹痛。

3. 查体　腹部检查能明显触及肢体，有宫壁紧裹胎体感，子宫受刺激时易发生宫缩。

4. 辅助检查

（1）B超检查：测量最大羊水暗区直径（AFV）≤2cm，羊水指数（AFI）≤5cm，胎儿肢体明显聚集，羊水与肢体交界不清。或羊水指数≤8cm作为诊断本病的临界值，≤5cm为诊断之绝对值。B超能较早地发现胎儿生长受限，以及胎儿肾缺如、肾发育不全等。

（2）羊水直接测量：分娩过程中破膜时羊水量少于300ml，质黏稠、混浊，色黯绿。

（3）其他检查：妊娠晚期发现羊水过少，应结合胎儿生物物理评分、电子胎儿监护仪检查、尿雌三醇、胎盘生乳素检测等，了解胎盘功能及评价胎儿宫内安危，及早发现胎儿宫内缺氧。

（二）鉴别

1. 足月小样儿　体重一般在2 500g以下，故腹形可小于正常孕月，但B超探查羊水量在正常范围。

2. 死胎　腹形小于孕月与羊水过少有关，B超检测无胎心、胎动。

三、辨病治疗

（1）羊水过少并发胎儿畸形者应及早引产以终止妊娠。

（2）羊水过少无明显胎儿畸形而妊娠未足月者，作好孕期B超、胎心监护；积极处理增加羊水量以改善胎儿状况，可服补气活血，增液益肾中药。

1）增液寿胎汤（沙参30g，麦冬15g，生地黄20g，熟地黄20g，白芍30g，川续断30g，杜仲20g，菟丝子20g，枸杞子20g，金银花20g，黄芩12g，苏梗15g，炙甘草5g），每日1剂，1剂3煎，混合后早、晚各服1次。以1周为1个疗程，持续治疗2~3个疗程。

全方具有清热滋阴，生水保胎之功。

2）二冬二甲加味汤（麦冬15g，天冬10g，制鳖甲20g，制穿山甲12g，五味子6g，菟丝子20g，黄芪15g，桑寄生15g）。在此方的基础上根据辨证适量加减。每日1剂，分2次煎服。

全方滋阴润燥，补肾安胎，润肠通便，引津下行。

3）复方丹参注射液治疗羊水过少："一味丹参功同四物"，丹参养血活血化瘀，使瘀血去新血生。现代医学研究证实，丹参具有降低血液黏稠度、扩张血管、提高红细胞复形能力、改善供氧、防止血液浓缩、减少血流阻力、改善微循环等作用，从而可改善胎盘功能。

复方丹参注射液由丹参和降香组成，可直接给药，疗效迅速，且价格低廉，药源广泛。且对心、肝、脾、肺、肾、脑均无明显不良反应，易于掌握。

（3）羊水过少是胎儿危险的极其重要的信号，若妊娠已足月，应尽快破膜引产结束分娩。

四、辨证治疗

（一）辨证要点

在排除胎儿畸形、妊娠未足月的基础上，主要依据与羊水过少同时伴见的全身症状、舌脉结合素体及病史资料，辨其在气在血、属脾属肾而分治之。

（二）治疗原则

本病以虚为主，治当虚者补之，注意滋养血气、阴津以充冲任、胞宫。治疗过程中需动态观察羊水量及胎儿发育情况，适时分娩或下胎。

（三）分证论治

1. 气血虚弱

（1）临床见证：妊娠中期，有胎动感，但腹形小于正常孕月，面色萎黄，少气懒言，或形体消瘦，头晕目眩，神疲乏力，或舌淡少苔，脉细弱无力。

（2）辨证依据

1）面色萎黄，少气懒言，头晕目眩，神疲乏力，形体消瘦。

2）素体虚弱或有孕期失血伤阴史。

3）舌淡少苔，脉细弱无力。

（3）治法与方药

1）治法：补益气血，滋养胎元。

2）养血益元汤：党参、白芍、熟地黄、黄精、桑椹子、何首乌、制白术、怀山药、山萸肉。

全方益气养血，滋阴补肾，血气充沛阴精盛实而胎有所养。兼咽干口燥、舌淡无苔或少津，酌加生地黄、麦冬、天花粉。

2. 脾肾不足

（1）临床见证：妊娠期内，胎儿存活，腹形小于正常孕月，不思饮食，神疲乏力，腰脊酸软，四肢不温，舌淡苔白，脉沉迟。

（2）辨证依据

1）神疲乏力，不思饮食，腰脊酸软，四肢不温。

2）素体不足或有堕胎、小产史。

3）舌淡苔白，脉沉迟。

（3）治法与方药：健月温肾，助养胎元。

1）温土毓麟汤（《傅青主女科》）：巴戟天、覆盆子、怀山药、菟丝子、肉苁蓉、鹿角霜、人参、益智仁。

本方温补脾肾，滋益化源，脾肾不足患者服之相宜。

胎动而腹痛者，加白芍、艾叶、甘草。气虚而瘀，证见舌淡而黯或边尖有瘀点，酌加小剂量当归、川芎、丹参养血行滞。

2）补气活血助元汤：黄芪、党参、白术、茯苓、当归、丹参、川芎、泽兰、生地黄、麦冬、甘草。

全方益气养阴生津，兼有活血之用。血气阴津充沛，羊水有源而自旺矣。

五、其他治疗

1. 红枣糯米粥　红枣 10 枚，糯米适量，煮粥常服，益气养血。

2. 枸杞炖牛腱汤　枸杞子 20g，牛腱 250g。上二味同时加水煮汤服用，隔日 1 剂，具有补血益精长胎的作用。

3. 苎麻煲鸡（《男女保春大全》）　母鸡 1 只重约 500g，干苎麻根 30g。鸡洗净去内脏，苎麻根放入鸡腹内，加水煲汤，调味饮汤吃鸡。每周 2 次，可常服。滋阴清热，养胎增液。

4. 党参杜仲煮龟肉　党参 30g，杜仲 30g，龟肉 90g。药、肉均切块，加水 1 000ml，煮沸至龟肉熟透即可服用，服 3~5 次有效。益气补肾，养胎增液。

六、预防与调护

（一）预防

（1）发生过羊水过少并发胎儿畸形者，再次受孕前应行染色体等遗传学检查，以排除遗传疾病。

（2）积极治疗并发症及并发病，如贫血、妊娠高血压疾病等。

（二）调护

（1）加强孕妇营养，给予丰富易消化食物。同时注意卧床休息，取左侧卧位以改善子宫供血。

（2）严密观察胎心、胎动，以便及时发现并纠正胎儿窘迫。胎儿确已死亡，应引产终止妊娠。

七、疗效判定

治愈：宫底高和腹围在正常孕月范围内，B 超提示最大羊水暗区直径（AFV）≥3cm，羊水指数（AFI）≥8cm，余症消失。

显效：腹形增大，宫底高和腹围在正常孕月范围内，B 超提示最大羊水暗区直径已（AFV）>2cm，余症明显减轻或部分消失。

有效：腹形及 B 超显示最大羊水暗区直径较治疗前有所增大，余症亦见缓解。

无效：腹形未见增大，B 超提示最大羊水暗区直径（AFV）仍小于或等于 2cm。

第三节　胎漏、胎动不安

妊娠期间阴道少量流血，时作时止，或淋漓不断，而无腰酸腹痛、小腹坠胀者，称为胎漏，亦称胞漏，或漏胎。妊娠期间出现腰酸、腹痛、或下腹坠胀，或伴有少量阴道流血者，称为胎动不安。胎漏、胎动不安常是堕胎、小产的先兆，西医学称为"先兆流产"，多发生于妊娠早期，少数在妊娠中期。前置胎盘可在妊娠中、晚期发生阴道流血，也属本病范畴。胎漏与胎动不安，临床表现虽不相同，但其病因病机、辨证论治相近，故一并叙述。

历代医家对胎漏、胎动不安的病因病机、诊治转归等均非常重视。《金匮要略·妇人妊娠病脉证并治》中即有"妇人有漏下者，有半产后因续下血都不绝者，有妊娠下血者"的记载。胎漏之名首见于《脉经》，胎动不安之名首载于《诸病源候论·妇人妊娠病诸候》，并对胎漏、胎动不安的病因病机进行了系统的阐述，在"妊娠胎动候"中提出了"其母有疾以动胎，治母则胎安；若其胎有不牢固致动以病母者，治胎则母瘥"的母病、胎病原因及分治原则。《妇人大全良方·妊娠门》在"胎动不安方论"指出"轻者转动不安，重者必致伤堕"，已认识到胎漏、胎动不安可发展为堕胎，并在"妊娠堕胎后下血方论"指出一旦发生堕胎可能对孕妇产生严重后果，"堕胎后，复损经脉而下血不止，甚则烦闷至死"。《丹溪心法·妇人》云："产前安胎，白术、黄芩为妙药也，条芩安胎圣药也。"把白术、黄芩作为安胎圣药，对后世影响较大。《景岳全书·妇人规》提出安胎应辨证施治，张锡纯创寿胎丸为后世广泛使用，成为安胎的基础方。

一、病因病机

主要病机是冲任损伤，胎元不固。病因有母体与胎元两方面。

胎元方面：因父母之精气不足，两精虽能结合，但胎元不固，或胎元有所缺陷，胎多不能成实。如《景岳全书。妇人规》所言："父气薄弱，胎有不能全受而血之漏者。"

母体方面：肾虚、气血虚弱、血热，以及父母精气不足等。此外，孕母不慎为跌仆所伤，或误食毒药毒物，或因痼疾，或孕后而患他病，或因胞宫病变亦可影响母体气血或直伤胎元，引起胎漏、胎动不安。

1. 肾虚　先天禀赋不足，肾气虚弱，或多产、房劳，或孕后不节房事，损伤肾中精气。肾虚，冲任不固，胎失所系，而致胎漏、胎动不安。

2. 气血虚弱　素体气血虚弱，或劳倦过度，饮食不节，或孕后恶阻所伤，或因他病损伤气血，致脾虚气弱，化源不足；气虚胎失所载，血虚胎失所养，胎元不固而病胎漏、胎动不安。《万氏妇人科·胎前章》云："脾胃虚弱不能管束其胎，气血素衰不能滋养其胎"。

3. 血热　素体阳盛，或因孕后过食辛热，或外感热邪，或因七情内伤而化热，或阴虚生热。热伤冲任，冲任失固，而为胎漏、胎动不安。《景岳全书·妇人规》云："凡胎热者，血易动，血动者，胎不安。"

4. 血瘀　素有癥瘕占据子宫，或孕后不慎跌仆闪挫，或孕期手术创伤，均可致气血失和，瘀阻胞宫、胞脉，胎失所养，胎元失固，导致胎漏、胎动不安。

二、诊断要点

1. 症状　妊娠期间出现阴道不规则的少量流血，或时作时止，或淋漓不净，而无腰酸腹痛症状，可诊断为胎漏。妊娠期间出现腰酸、腹痛、下腹坠胀，或阴道少量流血者，可诊断为胎动不安，诸症不必俱悉，但见二三症便是。

2. 检查

（1）妇科检查：常规消毒后进行。阴道流血来自宫腔，但流血量少，色鲜红或黯红，子宫颈口闭合，子宫增大与孕周相符。

（2）辅助检查：妊娠试验阳性；B超检测提示宫内妊娠，胚胎大小符合孕周，孕7周左右可见胚胎原始心管搏动。

三、鉴别诊断

本病应与堕胎、小产、胎死不下、异位妊娠、葡萄胎相鉴别。其均为妊娠期间出现阴道流血或（和）腰酸、腹痛，但堕胎、小产阴道流血可量少，也可量多，B超提示胚胎即将或已经殒堕（详见堕胎、小产节）。胎死不下B超提示胚囊变形，无胎心。异位妊娠B超提示宫内无孕囊，宫外有包块或见胚胎结构。葡萄胎可出现阴道水泡状物排出，妇科检查提示子宫比实际孕周明显增大，B超提示宫腔内见弥漫分布的光点和小囊样无回声区，可资鉴别。

胎漏、胎动不安还应与宫颈出血（如宫颈赘生物、急性炎症、宫颈上皮内瘤样病变、宫颈癌等）相鉴别。妇科检查见宫颈活动性出血或赘生物触血，必要时进一步检查。

四、辨证论治

本病当根据阴道流血、腹痛、腰酸、下腹下坠的性质，并结合全身症状及舌脉之征进行辨证，应重视患者禀赋、体质、情志因素以及他病病史、服药史、生育史、有无外伤史等情况。一般妊娠期间阴道少量淡黯流血，腰酸腹坠痛，舌淡苔白，脉沉滑尺弱属肾虚证。妊娠期间阴道少量淡红稀薄流血，小腹空坠疼痛，舌淡苔薄白，脉细滑属气血虚弱证。妊娠期间阴道鲜红流血，小便短黄，大便秘结，舌红苔黄，脉滑数属血热证。妊娠期间阴道少量黯红流血，孕妇有癥积史，或妊娠期间跌仆闪挫史，舌黯红，或有瘀斑，脉弦属血瘀证。

本病治法以安胎为大法。因肾主生殖，且胎为肾系，故以补肾固肾为基本治法，根据不同情况配合健脾益气、补血养阴、清热凉血、化瘀固冲等治法。有因母病而胎动者，治母病则胎自安，有因胎病而致母病者，当安胎则母病自愈。

（一）肾虚证

主要证候：妊娠期间阴道少量流血，色淡黯，腰酸腹坠痛，或曾屡孕屡堕；头晕耳鸣，小便频数，夜尿多甚至失禁；舌质淡，苔白，脉沉滑尺弱。

证候分析：肾为冲任之本，胞系于肾，肾虚而冲任失固，系胞无力，故孕后出现阴道少量流血，色淡黯，小腹坠痛不适；腰为肾之府，肾虚外府失荣，故腰酸；肾气素虚，冲任不固，难于系胎，故屡孕屡堕；肾虚髓海不充，脑失所养，故头晕耳鸣；肾虚膀胱失约，故小便频数，夜尿多甚或失禁；舌淡苔白，脉沉滑尺弱，均为肾虚之候。

治法：补肾健脾，益气安胎。

方药：寿胎丸（方见妊娠腹痛）加党参、白术。

偏气虚者，加黄芪补气升阳。偏血虚者，加熟地黄、山萸肉大补精血。偏寒者，加艾叶暖宫安胎。偏热者，加黄芩清热安胎。偏阴虚者，兼见五心烦热，口燥咽干，舌红少苔，脉细数，加女贞子、墨旱莲、生地黄、山萸肉滋阴补肾。若阴道流血量偏多，加阿胶、仙鹤草、墨旱莲养血止血。若小便频数，甚至失禁者，加益智仁、覆盆子温肾固脬。

若偏于肾阳虚，兼有腰酸如折，畏寒肢冷，小便清长、频数，夜尿多甚至失禁，大便溏，舌淡苔白，脉沉滑尺弱，治宜温补脾肾，固冲安胎，方用补肾安胎饮（《中医妇科治疗学》)。

菟丝子　续断　杜仲　桑寄生　狗脊　补骨脂　人参　白术　阿胶　艾叶

（二）气血虚弱证

主要证候：妊娠期间阴道少量流血；色淡红，质稀薄，或小腹空坠疼痛，腰酸；神疲肢倦，心悸气短，面色㿠白；舌质淡，苔薄白，脉细滑。

证候分析：气虚胎失所载，血虚胎失所养，气血虚弱，冲任失养，胎气不固，故妊娠期间阴道少量流血，色淡红，质稀薄；气虚升举无力，血虚胞脉失养，故小腹空坠疼痛，气血虚弱，不能化精滋肾，故腰酸；气虚阳气不布，故神疲肢倦，心悸气短，面色㿠白；舌质淡，苔薄白，脉细滑，均为气血虚弱之征。

治法：补气养血，固肾安胎。

方药：胎元饮（《景岳全书》）去当归，加黄芪、阿胶。

人参　杜仲　白芍　熟地黄　白术　陈皮　炙甘草　当归

若气虚甚，加黄芪、升麻益气升提，固摄胎元，或加炖服高丽参6～20g，每周1～2次，连服1～2周以大补元气。若腰酸明显，或有堕胎史，可与寿胎丸合用，增强补肾安胎之功。

（三）血热证

主要证候：妊娠期间阴道流血，色鲜红，或腰腹坠胀作痛；心烦不安，手足心热，口干咽燥，小便短黄，大便秘结；舌质红，苔黄，脉滑数。

证候分析：热扰冲任，迫血妄行，冲任不固，血海不宁，故妊娠期间阴道流血，色鲜红，或腰腹坠胀作痛；热扰心神，故心烦不安，热伤阴津，故手足心热，口干咽燥，溲黄便结；舌红，苔黄，脉滑数均为血热之证。

治法：滋阴清热，养血安胎。

方药：保阴煎（方见月经过多）加苎麻根。

若阴道流血多，可加阿胶、墨旱莲、仙鹤草养阴清热止血。

（四）血瘀证

主要证候：素有癥积，孕后常有腰酸腹痛下坠，阴道不时少量流血，色黯红；或妊娠期间跌仆闪挫，继之腹痛或少量阴道流血；舌质黯红，或有瘀斑，苔白，脉弦滑或沉弦。

证候分析：癥积结于胞宫，阻滞气血，孕后胎体渐长，阻滞更甚，不通则痛，癥积损伤冲任，故腰酸腹痛下坠；血瘀络阻，血不循经，故阴道不时少量流血，色黯红；或跌仆闪挫，气血失和，胞宫胞脉瘀滞，损伤冲任，胎元不固，故孕后腰酸腹痛下坠，阴道少量流血，色黯红；舌黯红，或有瘀斑，苔白，脉弦滑或沉弦均为血瘀之证。

治法：化瘀养血，固肾安胎。

方药：寿胎丸（方见妊娠腹痛）加党参、白术、丹参、橘核，或圣愈汤（方见妊娠腹痛）加菟丝子、续断。

五、临证思路

胎漏、胎动不安的临床表现与异位妊娠相似，故临证须辨明胚胎的位置是宫内还是宫外，是正常还是异常，可参考血β－HCG、孕酮、B超等结果，其中B超检查对诊断起关键

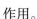

作用。

宫内妊娠明确后，治疗以安胎为大法，但安胎过程中须辨明胎之可安与不可安，对于胚胎/胎儿畸形、停育及出现堕胎、小产之势等不可安之胎，须及时去胎以益母。

胎元正常者，中医治疗具有特色与优势。辨证时须重视主证，详审腰酸腹痛的性质、程度，阴道流血的色、质、量，并结合全身症状、既往孕产史等进行综合分析。临床证型以肾虚或脾肾两虚证、血热证最常见。因肾主生殖，为冲任之本，胞胎系于肾，故安胎之法又以补肾固冲为基础，结合证候之虚、实、寒、热特征，或以补肾健脾，或以补气养血，或以清热凉血，或以化瘀止血，达固冲安胎之目的。静卧养胎及禁欲宁胎是本病治疗的基础。必要时亦可根据病情结合西医治疗。

早期妊娠并发子宫肌瘤者可采取期待疗法，宜慎用桂枝茯苓丸。

临床研究和病证结合流产模型的研究证实补肾健脾中药复方具有增强黄体功能，提高孕激素水平和蜕膜孕激素受体表达，改善血清与蜕膜 TH_1/TH_2 细胞因子的平衡偏移，改善子宫内膜容受性，增强妊娠免疫耐受等作用，有利于早期妊娠的维持。对子代的生长发育亦未见不良影响。

六、预后转归

胎漏、胎动不安可由妊娠腹痛发展而来，如果胎元正常，经过正确的治疗，可继续妊娠，分娩健康婴儿。如果胚胎发育不良，或失治、误治，可发展为堕胎、小产。

第四节 堕胎、小产

凡妊娠 12 周内，胚胎自然殒堕者，称为"堕胎"；妊娠 12～28 周内，胎儿已成形而自然殒堕者，称为"小产"，亦称"半产"。西医学称为"早期流产"和"晚期流产"。

堕胎小产不可避免者，称为"胎殒难留"；部分妊娠物排出，部分残留于宫腔者，称为"胎堕不全"；妊娠物完全排除者，称为"胎堕完全"。西医学称为"难免流产""不全流产"和"完全流产"。三者是疾病发展的不同阶段。

堕胎首载于《脉经》，半产之名首见于《金匮要略》。《医宗金鉴·妇科心法要诀》云："五月成形名小产，未成形象殒堕言。"说明堕胎、小产的区分。孕一月左右而自然殒堕者，《叶氏妇科证治·暗产须知》曰："惟一月堕胎，人皆不知有胎，但谓不孕，不知其已受孕而堕也。"可能为西医学的"生化妊娠"。

一、病因病机

堕胎、小产的病因病机基本与胎漏、胎动不安相同，为冲任损伤，胎元不固。常从胎漏、胎动不安发展而来。《诸病源候论·妊娠胎动候》云："胎动不安者多由劳役乏力，或触冒冷热，或饮食不适，或居处失宜，轻者致转动不安，重者便致伤堕。"

1. 肾气虚弱　禀赋不足，肾气不充；或孕产频多，或久病体虚，损伤肾气；或年逾五七，肾气渐虚，则冲任不固，胎失所系，故堕胎、小产。

2. 气血不足　素体气血虚弱，或饮食、劳倦伤脾，化源不足，或大病久病，耗气伤血，则不能载胎、养胎，冲任不充，胎元不固，以致堕胎、小产。

3. 热病伤胎　摄生不慎，感受热邪，热伏冲任，扰动血海，故致堕胎、小产。

4. 跌仆损伤　素有癥瘕，或跌仆损伤，瘀阻胞宫，损及胎元；或瘀血阻滞，冲任失调，胎失所养，则堕胎、小产。

此外，父母一方或双方之精气不足，两精虽能结合，但胎元不健，禀赋薄弱，不能成实，故致堕胎、小产。

二、诊断要点

1. 病史　有停经史，或曾有胎漏、胎动不安，或有妊娠期热病史、外伤史等。

2. 症状　临床多见阴道出血量增多，腹痛加重，可见妊娠物部分或全部排出，甚则大量阴道出血，伴随汗出肢冷、头晕心慌等症，或随着妊娠物完全排出，阴道出血减少和腹痛减轻。

3. 检查

（1）妇科检查：阴道出血量多，宫颈口已开大，或见羊水流出，有时可见妊娠物堵塞于子宫口，子宫大小与停经月份相符或小于停经月份；若妊娠物完全排出，子宫明显小于妊娠月份或接近正常。

（2）B超检查：了解宫腔内是否有妊娠物残留。

三、鉴别诊断

1. 胎动不安　胎动不安与堕胎、小产均可有小腹痛及阴道流血，但后者腹痛剧，阴道出血量多，借助B超或HCG检查可资鉴别。

2. 异位妊娠　两者均有停经、腹痛、阴道出血史，妊娠试验阳性。但堕胎、小产阴道出血量与症状的严重程度相符，异位妊娠以腹腔内出血为主，出血多时可见失血性休克。异位妊娠破裂时腹痛剧烈。后穹隆穿刺可见不凝固血。妇科检查与B超可助鉴别。

四、治疗

（一）急症处理

若胎漏、胎动不安，出现阴道流血增多，阵发性腹痛加剧，或阴道流液，妇科检查宫颈口已扩张，或可见胎块堵塞于宫颈口，则为堕胎难留，应及时行刮宫术，晚期流产子宫较大者，可用缩宫素静脉滴注促进子宫收缩。若胎堕不全，流血不止，面色苍白，头晕眼花，甚则晕厥，不省人事，手足厥冷，唇舌淡白，脉芤或微细无力，为气随血脱之危候，急宜补气固脱，方用人参黄芪汤（《证治准绳》），同时补液、输血等抗休克，尽快施行刮宫术或钳刮术，清除残留的胎块或胞衣。

人参黄芪汤：人参　黄芪　当归　白术　白芍　艾叶　阿胶

（二）辨证论治

堕胎、小产常从胎漏、胎动不安发展而致，也有直接发生的。辨证要点主要依据阴道出血的量、色、质与妊娠物排出情况，结合全身症状及舌脉，明辨虚实，分型治之，治疗大法为下胎益母。

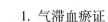

1. 气滞血瘀证

主要证候：多由胎漏、胎动不安发展而来，阴道流血增多，腹痛腹坠加重，或有羊水溢出；舌紫黯或边有瘀点，脉沉弦。

证候分析：因故胎殒，胞脉受损，故有阴道流血增多；胎殒胞宫，故有羊水溢出；胞宫瘀阻，欲排不能，不通则痛，故有腹痛腹坠加重；舌紫黯或边有瘀点，脉沉弦，为瘀血阻滞之证。

治法：祛瘀下胎。

方药：脱花煎（《景岳全书》）加益母草。

当归　川芎　肉桂　牛膝　红花　车前子

原方治产难经日或死胎不下，并有催生之功。方中当归、川芎、红花、益母草、牛膝活血祛瘀，兼有催生下胎之效；肉桂温通血脉，车前子滑利泄降。全方用于胎殒难留，有活血祛瘀、祛瘀下胎之效。

若腹痛阵作，血多有块者，加炒蒲黄、五灵脂以助祛瘀下胎，止痛止血之效。

2. 气虚血瘀证

主要证候：胎殒之后，尚有部分残留宫腔内，阴道流血持续不止，甚至大量出血，腹痛阵作；舌淡红，苔薄白，脉沉细无力。

证候分析：胎殒已堕，堕而不全，瘀阻胞宫，新血不得归经，故阴道流血持续不止，甚至大量出血；胎堕不全，留而为瘀，瘀阻胞宫，不通则痛，块物排出，腹痛稍减，故腹痛阵作；血去过多，气随血脱，舌黯红，苔薄白，脉沉细无力，则为气虚血瘀之证。

治法：益气祛瘀。

方药：生化汤（《傅青主女科》）加人参、益母草、炒蒲黄。

当归　川芎　桃仁　炮姜　炙甘草

方中当归、川芎、桃仁活血祛瘀；炮姜温经止血；人参益气以助下胎排瘀之力；益母草、炒蒲黄祛瘀生新，止痛止血。全方共奏补气化瘀止血之功。

若胎堕不全，伴有发热、腹痛、阴道流血紫黯如败酱，气味臭秽，舌红苔黄腻，脉弦数。西医诊断为感染性流产，应在祛瘀下胎的同时予以清热解毒，可用脱花煎加益母草、红藤、蒲公英、紫花地丁、丹皮等，同时注意抗感染治疗，尽快施行清宫术。

五、临证思路

临证时，需借助现代检测技术，严密观察殒堕经过，根据病史、症状、妇科检查等特别是超声监测胚胎及胎心的发育情况，明确判断胚胎是否殒堕以及其妊娠物排出情况，一旦确诊为胎殒难留或胎堕不全时，即行下胎益母法，速去其胎，必要时可采用刮宫术或钳刮术下胎。注意对每一例妊娠排出物标本进行病理检测、染色体核型分析等。若殒堕过程中突然阴血暴下，出现气随血脱之象，应急予补液输血等急救措施，迅速手术清除宫内物，若胎堕完全者，则按产后处理，宜中医调养为主。《女科证治准绳》就提出："小产不可轻视，将养十倍于正产也。"应遵循《妇科玉尺》所云："半产者，则犹之采斫新栗，碎其肤壳，损其皮膜，然后取得其实。以其胎脏伤损，胞系断坏，而后胎至堕落。故小产后须十倍调护，总以补血生肌养脏，生新去瘀为主。"故临证重视调养，且不忘祛瘀生新，慎防留瘀。瘀血停留，月经失调，日久易致不孕，临证表现为小腹刺痛或胀痛，阴道出血时多时少，色紫黯，可以生化汤合失笑散加减治疗，以备再次顺利妊娠。

六、预后转归

依据古人"速去其胎，以救其母"的原则，殒堕之胎去除后，母体预后良好。如胎堕不全，未予及时处理，可危及母体生命。

第五节　胎死不下

胎死胞中，不能及时产出者，称为"胎死不下"，亦称"子死腹中"。西医学称为"稽留流产"，以及妊娠中晚期的"死胎"。

本病在《诸病源候论·妊娠胎死腹中候》已有记载："此或因惊动倒仆，或染温疫伤寒邪毒入于胞脏，致令胎死。其候，当胎处冷，为胎已死也。"《妇人规·子死腹中》阐述其病机和症状："凡子死腹中者，多以触伤，或犯禁忌，或以胎气薄弱，不成而殒；或以胞破血干，持久困败。但察产母，腹胀舌黑者，其子已死。若非产期，而觉腹中阴冷重坠，或为呕恶，或秽气上冲，而舌见青黑者，皆子死之证。"《妇人规·胎动欲堕》提出了治疗大法："若胎已死，当速去其胎以救其母。"《妇科玉尺》和《医宗金鉴·妇科心法要诀》则阐述了子死腹中的表现和治疗："如舌青黑，腹冷指甲青，胀闷甚，口中糜臭，此胎死腹中，不但不安矣，宜平胃散加朴硝，酒下。或鹿角胶酒化服，使胎化为水"；"子死腹中须急下，舌青腹痛冷如冰，时久口中秽气出，寒热峻缓详斟平"。《经效产宝·难产死生方论》载有"子死腹中不出"的方药。

一、病因病机

主要病机为气血失调，不能促胎外出。或因气血虚弱，无力促胎外出；或因瘀血、湿浊阻滞，碍胎排出。

1. 气血虚弱　素体虚弱，或因故气血亏损，胎失所养而致胎死胞宫；气虚血弱，无力促胎外出。

2. 瘀血阻滞　孕期跌仆损伤，或气滞寒凝，瘀血阻滞胞宫，损及胎元，胎死胞宫；瘀血内阻，产道不利，碍胎排出。

3. 脾虚湿滞　孕妇素体脾虚，复为饮食劳倦所伤，脾虚失运，湿浊内停，困阻气机，胎失其养而死；气机阻滞，运胎无力。

二、诊断要点

1. 病史　有停经史，或有胎漏、胎动不安史。

2. 症状　可无明显症状。或在妊娠早期早孕反应、乳胀等感觉消失；中晚期自觉胎动停止，子宫不再增大。若胎儿死亡时间较长，可出现口中恶臭，阴道流血，腰酸腹坠等症。

3. 检查

（1）妇科检查：子宫颈口闭合，子宫小于妊娠月份。

（2）B超检查：无胎心、胎动；甚可见胎头塌陷，胎盘肿胀。

（3）实验室检查：血常规、凝血功能检查。

三、鉴别诊断

胎萎不长：两者均有宫体小于妊娠月份的特点。但胎萎不长有胎动、胎心音，胎死不下则或有胎动不安史，无胎动、胎心音，B超检查可鉴别。

四、辨证论治

根据妊娠月份、胎死时间、全身症状、舌脉等辨虚实。治疗大法以下胎为主。但须根据孕妇体质强弱，证候虚实，审慎用药，不宜概行峻攻猛伐，以致损伤正气。即或瘀血湿浊阻滞，亦宜于养血和血之中佐以祛瘀利湿。《医宗金鉴·妇科心法要诀》曰："下胎缓剂佛手散，峻剂平胃加芒硝。宜热宜寒须细审，产妇虚实莫混淆。"胎死日久，易致凝血障碍，属危重病证，应中西医结合积极救治。

1. 气血虚弱证

主要证候：胎死不下，小腹隐痛，或有冷感，或阴道流血；头晕眼花，心悸气短，精神倦怠，面色苍白，或口有恶臭；舌淡，苔白，脉细弱。

证候分析：由于气血虚弱，气虚运送无力，血虚产道失于濡润，故胎死腹中久不产下；死胎内阻，气机不利，胞宫失于温养，故小腹隐痛，或有冷感；气血虚弱，冲任不固，故阴道可见淡红色血水流出；气血不足，内不荣脏腑，外不荣肌肤，上不荣清窍，故精神倦怠，心悸气短，面色苍白，头晕眼花；胎死已久，腐臭之气上逆，故口有恶臭；舌淡，苔白，脉细弱，为气血虚弱之证。

治法：益气养血，活血下胎。

方药：救母丹（《傅青主女科》）。

人参 当归 川芎 益母草 赤石脂荆芥穗（炒黑）

若气血甚者，酌加黄芪补气；小腹冷痛者，酌加吴茱萸、乌药、艾叶暖宫而行气下胎。

2. 瘀血阻滞证

主要证候：胎死不下，小腹疼痛，或阴道流血，紫黯有块；口气恶臭，面色青黯；舌紫黯，脉沉涩。

证候分析：瘀血阻滞，碍胎排出，则胎死不下；瘀血阻滞冲任，不通则痛，故小腹疼痛；瘀血内阻，血不归经而外溢，则阴道流血，血色紫黯或夹血块；胎死瘀久，秽气上冲，故口气恶臭；面色青黯，舌紫黯，脉沉涩，为胎死血瘀之证。

治法：行气活血，祛瘀下胎。

方药：脱花煎（方见堕胎、小产）加芒硝。

若腹痛阵作，阴道下血量多者，加炒蒲黄、五灵脂以祛瘀下胎，止痛止血。

3. 脾虚湿阻证

主要证候：胎死不下，小腹冷痛，或阴道流血；胸腹满闷，口出秽气，神疲乏力；舌胖苔白厚腻，脉濡缓。

证候分析：脾虚湿阻，壅塞胞宫，气机阻滞，运胎无力，故胎死不下，小腹疼痛；湿浊中阻，升降不利，故胸腹满闷；胎死既久，腐气上逆，故口出秽气；脾虚湿困，阳气不振，故神疲乏力；苔厚腻，脉濡缓，乃湿困中州，气机不利之证。

治法：运脾除湿，行气下胎。

方药：平胃散（《太平惠民和剂局方》）加芒硝、枳实。

苍术　厚朴　陈皮　甘草

五、临证思路

子死腹中，一经确诊，应速下胎救母。下死胎之法，虽古籍有所记载，但临证之时，仍需根据病情及时处理，妊娠早期胚胎停止发育者，首选清宫手术；妊娠中期胎死不下者，可行引产术。不宜妄投方药，延误救治时间，危及孕妇生命。

一般可在手术前后予中药以助死胎及胞衣排出。下胎之法，须顾及正气，不宜概行峻攻，因外伤而瘀血内阻者，亦可在养血和血之中行祛瘀之法。胎死过久者，易感受外邪，须预防宫内感染。

六、预后转归

早发现，早治疗则预后良好，胎去母安；如胎死日久不下，则易宫内感染，或导致凝血障碍，甚至在手术中发生弥散性血管内凝血而危及生命。

第六节　滑胎

凡堕胎、小产连续发生3次或以上者，称为"滑胎"，亦称"数堕胎""屡孕屡堕"。西医学称之为"复发性流产"，亦称"习惯性流产"。近年来，由于辅助生育技术的广泛应用，复发性流产的发生率有上升的趋势。

《诸病源候论·妇人妊娠诸候上》首载"妊娠数堕胎候"，提出："若血气虚损者，子脏为风冷所居，则气血不足，故不能养胎，所以致胎数堕。"《备急千金要方·妇人方上》则首载"治妊娠数堕胎方"。《景岳全书·妇人规》对其病机的论述较为全面："凡妊娠之数见堕胎者，必以气脉亏损而然。而亏损之由，有禀质之素弱者，有年力之衰残者，有忧怒劳苦而困其精力者，有色欲不慎而盗损其生气者。此外，如跌仆、饮食之类皆能伤其气脉，气脉有伤而胎可无恙者？"对于反复堕胎、小产的临床特点亦有细致的观察："屡见小产、堕胎者，多在三个月及五月、七月之间，而下次之堕，必如期复然。"《叶氏女科证治·滑胎》指出："有屡孕屡堕者，由于气血不充，名曰滑胎。"

一、病因病机

主要病机是冲任损伤，胎元不固。《诸病源候论》提出"其母有疾以动胎"和"胎有不牢固以病母"两类因素。已认识到母体和胎元的异常均可导致屡孕屡堕。

（一）母体因素

1. 肾虚　禀赋不足，肾气不充；或孕产频多，或久病体虚，损伤肾气；或年逾五七，肾气渐虚，则冲任不固，胎失所系，故屡孕屡堕。

2. 气血虚弱　素体气血虚弱，或饮食、劳倦伤脾，化源不足，或大病久病，耗气伤血，则不能载胎、养胎，冲任不充，胎元不固，以致屡孕屡堕。

3. 血瘀　宿有癥瘕，瘀阻胞宫，损及胎元；或瘀血阻滞，冲任失调，胎失所养，则屡孕屡堕。

（二）胎元因素

父母一方或双方之精气不足，两精虽能结合，但胎元不健，禀赋薄弱，不能成实，则屡孕屡堕。尤其多见于女性年龄≥35 岁者。

二、诊断要点

滑胎的诊断主要依据病史。

1. 病史　堕胎或小产连续发生 3 次或以上。

2. 症状　可无明显症状。或有月经后期、月经过少等症状。

3. 检查　应系统检查滑胎的原因，包括夫妇双方染色体、地中海贫血等遗传因素；血型及血型抗体；男方精液分析；女方黄体功能、垂体和甲状腺功能；凝血功能；子宫形态与内膜情况；宫颈功能；免疫功能（封闭性抗体、细胞因子和自身抗体等）；致畸因素（风疹、单纯疱疹、巨细胞病毒和 B19 微小病毒、弓形体等抗体）等。发生堕胎、小产时，可留取胚胎组织物做染色体检查。

此外，子宫形态异常，如单角子宫、双角子宫、纵隔子宫、双子宫等，均可发生复发性流产。子宫输卵管造影、B 超检查、磁共振显像、宫腹腔镜检查等有助于诊断。

三、辨证论治

滑胎以虚证居多，以脏腑、气血辨证为主，论治宜分孕前、孕后两阶段进行。《景岳全书·妇人规》云：“凡妊娠之数见堕胎者，必以气脉亏损而然……必当察此养胎之源，而预培其损。保胎之法，无出于此。”再次妊娠前，务求明确病因，辨病与辨证结合，调理脾肾气血以固本。经不调者，当先调经；他病而致滑胎者，先治他病。这是“预培其损”的第一个阶段。经过 3~6 个月的调理，证候改善，月经正常，方可再次妊娠。孕后应即予保胎治疗。这是“预培其损”的第二个阶段。妊娠期间，应动态观察母体和胎元之情况，治疗期限应超过以往堕胎、小产之孕周。若因胎元不健以致滑胎，则非药物治疗可以奏效。

1. 肾虚证

主要证候：屡孕屡堕，或每次如期而堕；头晕耳鸣，精神萎靡，目眶黯黑，或面色晦暗，腰酸膝软；舌淡黯，苔白，脉沉弱。

证候分析：肾虚冲任不固，胎失所系，故屡孕屡堕；肾虚髓海不足，清窍失养，故头晕耳鸣；肾虚命火不足，阳气不能外达，则精神萎靡，目眶黯黑，或面色晦暗；腰为肾之府，肾虚则腰酸膝软；舌淡黯，脉沉弱，均为肾虚之证。

治法：补肾固冲，益气养血。

方药：补肾固冲丸（《中医学新编》）。

菟丝子　续断　巴戟天　杜仲　当归　熟地黄　鹿角霜　枸杞子　阿胶　党参　白术　大枣　砂仁

若肾阴不足，虚火亢盛，症见口苦咽干，心烦不寐，形体消瘦，大便干结，舌红，苔薄黄，治宜滋肾养阴、清热养血，用保阴煎（方见月经不调之月经过多）或六味地黄丸（《小儿药证直诀》：干地黄　怀山药　山萸肉　丹皮　茯苓　泽泻）合补肾固冲丸。

2. 气血虚弱证

主要证候：屡孕屡堕，月经量少或色淡；眩晕心悸，神疲乏力，面色苍白；舌淡白，苔薄，脉细弱。

证候分析：气虚则胎失所载，血虚则胎失所养，故屡孕屡堕；冲任不充，则经血涩少、色淡；血脉空虚，则眩晕心悸；气虚失运，则神疲乏力；气血不荣肌肤，则面色苍白；舌淡白，脉细弱，为气血两虚之证。

治法：益气养血，固冲安胎。

方药：泰山磐石散（《景岳全书》）。

人参　黄芪　当归　续断　黄芩　川芎　白芍　熟地黄　白术　炙甘草　砂仁　糯米

若再次妊娠，有胎漏下血者，宜去川芎，加阿胶、菟丝子、覆盆子以固摄安胎。

3. 血瘀证

主要证候：宿有癥瘕，屡孕屡堕；月经过多或经期延长，经色紫黯，或有血块，或经行腹痛；舌黯或有瘀点、瘀斑，苔薄，脉弦细或涩。

证候分析：妇人宿有癥疾，瘀血阻滞胞宫，胎元不固，故屡孕屡堕；瘀阻胞脉，新血不得循经，故经量增多，或经期延长，经色红或黯红；瘀血内阻，气机不畅，故经行腹痛；舌黯红或有瘀斑，脉弦细或涩，为癥病而有瘀血内滞之证。

治法：行气活血，消癥散结。

方药：桂枝茯苓丸（方见经断复来）加香附、橘核。

若拟再次妊娠，宜停药观察。在妊娠早期，应定期检查癥瘕与胎元的情况。

四、其他疗法

孕前治疗的疗程一般为 3 个月，可选用中成药。

1. 滋肾育胎丸　适用于肾虚和脾肾两虚，每次 5g，每日 3 次。

2. 孕康颗粒　适用于脾虚、脾肾两虚，或兼虚热，每次 1 包，每日 3 次。

五、临证思路

滑胎病因复杂，防重于治，中医治疗有特色与优势。诊治之要点，首先是详尽了解病史，夫妇双方检查以诊察病因，必要时要进行遗传咨询，确定是否适合生育。并根据体质、月经、带下及舌脉等四诊合参，辨病与辨证结合。其二，是在下次妊娠前，针对病、证进行治疗，采用中药汤剂、中成药或膏方，一般要调理 3～6 个月，以调和气血阴阳，改善体质。如因子宫纵隔、多发性子宫肌瘤所致，可行手术治疗。其三，是再次妊娠后，即进行安胎治疗，重在补肾健脾，调和气血，及时处理胎漏、胎动不安。并定期复查血清孕酮、HCG 水平，B 超检查胚胎发育情况。一般需治疗至妊娠 12 周以上。

近年的研究证实，补肾健脾中药在改善妊娠免疫调节，提高封闭效应；改善黄体功能，提高子宫蜕膜孕激素受体表达；以及降低子宫平滑肌兴奋性等方面，均具有确切的效果。

六、预后转归

母体因素导致滑胎者，经孕前治疗和孕后安胎，一般预后良好。若因染色体异常、生殖细胞异常，以致胎元不健而滑胎者，目前尚未有确切的治疗方法。因某些遗传病，如地中海贫血，而致反复流产者，可进行体外受精－移植前遗传学诊断。

第七节　胎位不正

一、病因

导致胎位不正的原因有很多，与妊娠周数大小、骨盆腔大小与形状、子宫内胎盘大小与着床位置、产妇胎产次数、多胞胎妊娠、羊水不正常、脐带太短、是否有子宫内肿瘤或子宫先天性发育异常等因素有关。多数情况下不能够清晰分类，主要包括以下几点：

（1）羊水过多、经产妇腹壁松弛等，导致胎儿在宫腔内的活动范围过大。

（2）子宫畸形、胎儿畸形、多胎、羊水过少等，会使胎儿在宫腔内的活动范围过小。

（3）骨盆狭窄、前置胎盘、巨大胎儿等，使得胎头衔接受阻。

二、症状

胎位不正的症状主要有腹部检查子宫呈纵椭圆形，子宫底部可触到圆而硬、按压有浮球感的胎头；耻骨联合上方可触到软、宽而不规则的胎臀；胎心音在脐上方左或右侧听得最清等。

三、预防

胎位不正通常是无法预防的，但是可以经由一些方法来纠正胎位。建议孕妇可以在怀孕七八个月之后，尝试在家中施行膝胸卧式运动，经常做可以帮助胎位转正。

四、调养

（一）中药方剂

1. 妊娠正位汤

材料：白术、白芍、茯苓、黄芪各9克，当归、泽泻、黄芩各6克，人参3克，川芎1.5克。

制法：将上述材料加清水煎煮，去渣取汁。

服法：每日1份，分2~3次服用，连服3周。

功效：补气血，矫胎位。适用于胎位不正。

2. 气血双补汤

材料：当归、黄芪、川芎、党参、白芍、白术、续断、熟地黄、枳壳、甘草各10克。

制法：将上述材料加清水煎煮，去渣取汁。

服法：每日1份，日服3次。

功效：补气补血。适用于胎位不正。

（二）灸法

1. 艾灸法一

取穴：隐白穴。

取法：正坐垂足或仰卧伸直下肢，足大趾趾甲内侧缘线与基底部线的交点处为本穴。

方法：使患者仰卧于床上，松开裤带，艾卷点燃灸双侧隐白穴各 15 分钟。

功效：益气健脾转胎。适用于胎位不正，以妊娠 7 个月时使用效果最佳。

2. 艾灸二

取穴：至阴穴。

取法：仰卧或正坐垂足，于足小趾趾甲外侧缘和基底部各作一直线，两线相交处为本穴。

方法：用艾条熏灸双侧至阴穴，距离以热感能忍受为度。每日 1 次，每次 15 分钟，7 日为 1 个调养周期。之后做妇科检查，无效者再行第 2 个周期的调养。也可配合补中益气汤口服。

功效：健脾益气，行气宽中。适用于胎位不正，以妊娠 7 个月左右使用为宜。

3. 灯火灸

取穴：至阴穴。

取法：仰卧或正坐垂足，于足小趾趾甲外侧缘和基底部各作一直线，两线相交处为本穴。

方法：妊娠 8 个月后，用灯火灼灸至阴穴，左右双侧同灸。每日施灸 1 次，每次灸 1～3 壮，灸 2～3 次后作胎位检查 1 次，灸至胎位转正为止。

功效：调理胎位。适用于胎位不正。

（三）敷贴法

组方：生姜适量。

取穴：至阴穴。

取法：仰卧或正坐垂足，于足小趾趾甲外侧缘和基底部各作一直线，两线相交处为本穴。

用法：将新鲜生姜捣成泥状，分别贴敷于双侧至阴穴并用保鲜膜包裹，使姜泥始终保持潮湿状态，如干燥可重新更换。贴敷后 24 小时行 B 超复查，如胎位未转正，继续贴敷 2～3 次后行 B 超复查。

功效：适用于胎位不正。

（四）洗足法

组方：白术、黄芩、茯苓各 20 克。

用法：将上述材料加水 2 000 毫升煎煮后浸泡双足，每次 20 分钟。

功效：补气清热转胎。适用于胎位不正。

（五）艾熏足疗法

组方：熟艾（陈久之艾）500 克。

用法：将 500 克熟艾制成艾条。孕妇取半仰卧位，或仰坐在靠背椅上，一下肢自然屈膝、脚下垂着地，膝略低于髋关节；另一下肢伸膝并低于髋关节 30°左右，自然斜放，以感觉舒适为宜。取点燃的艾条熏疗伸直膝之足 15～30 分钟，每日 1 次，左右足调换体位分别进行熏疗。熏疗时，孕妇感觉熏疗之足温烫舒适，宫内胎儿翻动增强，翻动次数增多者为佳。

功效：温调三阴、调摄冲任，以调理胞宫生理功能。适用于胎位不正。

第五章 产后疾病

第一节 产褥感染

产褥感染是指分娩后及产褥期的生殖道感染，又称"产褥热"，发病率约为 17.2%。由于产褥期发热绝大多数是由产褥感染引起，因此可将产后发热作为产褥感染的一种征兆。具体规定为产后 24 小时到 10 天内，相隔 12 小时的两次体温达到或超过 38℃，而又不能证实有其他疾病（如乳腺炎、泌尿系感染、上呼吸道感染等）存在时，均应考虑为产褥感染的可能。如产后一二日内，见轻微低热（T≤38℃），而无其他症状，此乃由于产时失血与劳乏，阴血骤虚，阳气外浮，营卫暂时失调所致，可自行消失，属生理现象，称为"蒸乳"。

本病的发生是由致病菌在产前、产时或产后侵入生殖道而于产褥期引起局部或全身发生炎性变化。临床以急性子宫内膜炎最为常见，严重者可发展为急性宫旁组织炎、盆腔腹膜炎、血栓性静脉炎，甚至败血症、中毒性休克而威胁生命，因此它是导致产妇死亡的重要原因之一。

由于我国计划生育工作的广泛开展，行人工流产术的妇女不在少数，因为手术器械、敷料、手套等消毒不彻底可能带入致病菌，或术后 1 个月内不禁性交等，会出现以发热为主要症状的生殖器官感染，也当属"产褥感染"。当然其他原因导致的自然流产，如流产并发感染也应归于"产褥感染"范围。

中医学虽然没有产褥感染一词，但历代医家对产后发热病证很早就有论述。《素问·通评虚实论》中即有："帝曰：乳子而病热，脉悬小者何如？岐伯曰：手足温则生，寒则死。"此处乳子是指新产，本条是叙述新产后患热病，脉极小为顺，手足温病情容易好转，若手足寒冷则病情恶化。至汉代张仲景《金匮要略·妇人产后病脉证治》中云："产后风续之数十日不解，头微痛，恶寒，时时有热，心下闷，干呕、汗出虽久，阳旦证续在耳，可与阳旦汤。""产后中风，发热，面正赤，喘而头痛，竹叶汤主之。"这是记载产后中风发热持续不愈及产后中风发热兼阳虚的佐证。隋代巢元方《诸病源候论》列有"产后虚热候"及"产后寒热候"，介绍了其病因及证候。唐代孙思邈《千金翼方》曾列有 5 首方剂治疗"产后烦热"，但对本病机制缺少论述。宋代陈素庵《陈素庵妇科补解·产后众症门》列有"产后发热总论"等多篇，其论病因病机方面较为全面，而辨证论治尚欠。以后金、元、明、清历代医家对本病的病因病机及辨证论治不断充实完善，且各家均有自己的独到立论及经验。历来医家将产后发热分虚实两端论治，虚者如血虚发热，实者如外感发热、血瘀发热、感染邪毒发热等。现在《中医妇科学》教材总称"产后发热"，并按照传统认识分为上述 4 种证型。其中感染发热证情严重，传变迅速，应归中医温热病的范畴，如置于传统的产后发热中论述，与其他 3 种证型相提并论，则不能突出感染的严重性，造成认识的局限与不足。为全面、系统、动态发展地认识感染发热，有必要专节论述。限于历史条件，中医对邪毒感染之证未有全面充分的认识，目前也尚未有更多的报道，是中医妇科学亟待研究解决的问题。事实上中医治疗本病有独到之处，需进一步挖掘。

一、病因病机

《景岳全书·妇人规》云："产后发热……有邪火内盛而热者……"，"邪火"，即是邪毒感染，正邪交争，致令产后发热，其发生与产后的特殊生理状况有关。中医传统理论认为产后的特点是"多虚多瘀"，这是因为产时用力及出血，元气受损，以及子宫在复旧过程中余血未尽，而使产后处于"正气易虚，易感病邪，易生瘀滞"的状态，此观点通过实验及临床初步证明，产后客观存在着"多虚多瘀"的生理内环境，而这正是产生邪毒易于入侵的内在因素。产后血室开放，子宫复旧不良，邪毒乘虚直入胞中，而余血未尽，邪毒余血交织缠绵，且传变迅速，若病情得不到控制，可热入营血，甚至逆传心包，出现重证、险证，其病因病机错综复杂由此可见。

西医学对此病的认识是：致病菌侵入生殖器官是本病的重要原因。引起产褥感染的细菌种类很多，多属混合感染。常见的细菌为厌氧链球菌、大肠杆菌，其次如溶血性链球菌、金黄色葡萄球菌，少见的如肺炎双球菌、产气荚膜杆菌。若伤口局部感染多系由葡萄球菌引起。分娩后产道的创伤，如子宫腔内、子宫颈、阴道、外阴都可能留下大小不一的创面，创面被细菌感染，如接生或手术时消毒不严、产妇在妊娠晚期有过性生活、盆浴、产后卫生习惯差等原因，使外界细菌侵入产道，造成外源性感染。二是内源性感染，即产妇的自身感染，原来存在于阴道或肠道的细菌，平时不致病，当产后机体内在环境改变或产道损伤时，细菌便可繁殖于生殖道造成感染。当然决定产褥感染的发生和疾病的严重程度与产妇的机体抵抗力下降有关，尤其是分娩时的过度疲劳、滞产、胎膜残留、手术产、产道损伤、失血过多，或产前患有贫血、妊娠高血压综合征等病，患产褥感染的机会就大大增加。近年来研究表明，内源性感染更重要，因孕妇生殖道病原体不仅可以导致产褥感染，而且还能通过胎盘、胎膜、羊水间接感染胎儿，导致流产、早产、胎儿生长受限、胎膜早破、死胎等。

二、诊断与鉴别

（一）诊断要点

1. 临床表现　产褥期发热是最主要的症状，尤以新产后多见，体温升高则是主要指征，发热持续 3 天以上，体温超过 38℃，或持续高热不退。临床除发热外，还可见恶寒，头痛，食欲减退，全身不适，多伴有小腹疼痛及恶露异常。若出现脓毒血症及败血症，则可出现高热、恶寒，体温达 40℃ 以上，并可有神志不清，谵语及昏迷等，严重的革兰阴性杆菌（主要为大肠杆菌）感染常并发中毒性休克，抢救不及时，将危及生命。

2. 病史　常有妊娠晚期不禁房事，或有接生时消毒不严、早破水、产程过长、失血过多、剖宫产手术、产道损伤、胎盘胎膜残留等前驱原因。有的患者在产前则有贫血、营养不良以及妊娠高血压综合征等病史。

3. 妇科检查　若会阴、阴道、宫颈局部创面或伤口感染时，局部可见红肿、化脓，伤口边缘裂开，压痛明显。如果出现子宫内膜炎及子宫肌炎时，子宫复旧不良，小腹压痛明显，妇科检查时一侧或双侧结缔组织增厚，触痛或肿块形成，或子宫活动受限。如果炎症蔓延至输卵管、卵巢、宫旁组织时，宫旁或子宫直肠陷凹可出现炎性肿块，或形成脓肿，可见急性盆腔炎及腹膜炎的典型体征。

4. 辅助检查　测体温 38℃ 以上，血液化验白细胞总数及中性粒细胞升高。做宫腔分泌物的培养以鉴定产褥感染的病原菌，或做血培养以查清致病菌的性质分类，并做药敏试验，必要时拍摄胸部平片等。B 超：盆腔有脓肿形成时，可探及一个或数个液性暗区。腹腔积脓时可探及大片液性暗区。检测血清急性期反应物质中的 C 反应蛋白，有助于早期诊断感染。CT、磁共振等检测手段能对产褥感染形成的炎性包块、脓肿以及静脉血栓作出定位及定性诊断。

（二）鉴别

1. 产后泌尿系感染发热　尿路感染时出现发热，临床必见尿频：尿急、尿痛、肋脊角叩痛等症，尿常规化验可见红、白细胞。

2. 产后乳腺炎发热　发病时间多在产后 3~4 周，临床必见乳房局部红、肿、热、痛，甚至溃破化脓，于乳房皮下可摸到肿块，或在肿痛一侧的腋下可触及到肿大压痛的淋巴结。

3. 产后上呼吸道感染发热　临床所见必有感冒的症状，诸如鼻塞流涕、喷嚏咳嗽、咳痰、咽喉疼痛，但恶露正常，下腹无压痛等。

4. 产后中暑发热　产时正值长夏炎热酷暑之际，外受暑邪而发病，临床所见多发病急，身热多汗，可突然头昏胸闷，甚至昏迷不省人事，其发病有严格的季节性。

以上各病虽可出现在产褥期且均有发热的现象，但其各具临床证候特征，妇科检查生殖器均无异常，恶露的量、色、质亦正常，一般不伴有腹痛，均可借此与产褥热相鉴别。

三、辨病论治

对产褥期生殖道细菌感染，中医学认为主要病机是邪毒感染，瘀热不解，正邪交争。临床最常见的有单纯会阴、腹壁伤口感染或阴道裂伤感染；或由宫颈伤口感染直接扩散到宫旁组织，且常并发子宫内膜感染；或宫腔内感染向周围扩散波及宫旁组织时，则形成急性盆腔结缔组织炎。其辨病要围绕"炎症"这个中心，辨清炎症的轻重，病变的部位及性质，结合病史及患者的素体情况，尤其是分娩前所患的疾病，来进行论治。立法处方须紧扣"邪毒"与"瘀血"的病机，注意动态变化，方不至误。

1. 凉血地黄汤（《血证论》）合丹皮汤（《血证论》）

组成：生地黄 12g，当归 9g，甘草 4.5g，黄连 6g，炒栀子 3g，玄参 9g，黄芩 6g，丹皮 9g，瓜蒌 9g，桃仁 9g，朴硝 6g，大黄 3g。

凉血地黄汤原是凉心，因血者心之所生，凉心即是凉血。丹皮汤原治内痈，内痈乃热毒结血而成，毒去则其血热亦随之而去。两方合用清热凉血，化瘀散结，正适用于瘀血热毒内结之早期产褥感染。

2. 经验方（《蒲辅周医案》）

组成：茯苓皮 9g，杏仁（去皮）6g，薏苡仁 12g，白豆蔻（打）3g，茵陈 9g，猪苓 6g，法半夏 6g，滑石块 12g，黄芩（酒炒）3g，晚蚕沙（包煎）12g，白通草 4.5g，淡竹叶 6g。

功效：调和三焦，疏解湿热。

原方治疗人工流产继发感染，炎证不仅局限于子宫内膜而且波及子宫肌层，对各种抗生素皆不敏感者。中医认为证由湿热蕴伏，三焦郁闭，营卫不和，故治疗重点是使三焦通畅，郁闭畅解，营卫调和，则其热自除。

3. 经验方（《全国名医妇科验方集锦》）

组成：大黄（后下）20g，芒硝（单包，冲服）15g，牡丹皮15g，丹参20g，冬瓜仁15g，枳壳20g，厚朴15g，连翘20g，黄柏25g，香附15g，莱菔子15g，金银花50g。

功效：通便化瘀泄热。

原方主治产褥感染的高热阶段，或感染性休克的早期，即中医的"感染邪毒型产后发热"，证见产后高热不退，烦渴饮冷，大便燥结，恶露不畅或臭秽如脓，小腹剧痛拒按，甚则全腹满痛，神昏谵语，舌质紫红，苔黄燥，或焦老芒刺，脉滑数或细数等。此时宜急下存阴，本方可使大便得通，这对解决感染性休克的肠麻痹，清除肠道因素（肠管缺血，缺氧，释放出大量血管活性物质）、肠道细菌内毒素和其他内毒素中毒，有积极作用，有助于休克的抢救。对无休克者用本方加减可以治愈。临床尚有高热、腹满而大便溏泄臭秽之热结旁流证（多系葡萄球菌感染），亦可用本方通里攻下，即通因通用之意。注意，本方药量较大，形体瘦小者应用时，药量宜酌减。若大便得通后，即除去芒硝，大黄减量为10~15g，每日1剂，可服至热退再调方。

四、辨证论治

（一）辨证要点

本病为产科四大证之一，是产褥期以高热为主的疾病，临证变化最速，根据本病传变的情况，可参照温病传变的一般规律。从产褥发热发生发展的全过程来分析，邪毒感染者，应根据热型、恶露、小腹情况及伴随症状进行辨证。若高热寒战，伴小腹疼痛拒按，恶露有臭气，当属邪毒偏重的实热证。如果寒热时作，恶露量少，小腹疼痛拒按，多偏重邪毒夹瘀血的瘀热证，尤其在发病的初期及中期如是。若高热、神昏、惊厥，则属"邪毒感染产后发热"的危重症，此乃病情发展到晚期，多属虚实夹杂证。但总体则是热病为患，正虚邪实，兼夹瘀血。

（二）治疗原则

治疗产褥感染，清热解毒、凉血化瘀是其常法，因属妇科热证范畴，故应参照温病的传变规律辨证论治。另外要注意产后诚多虚证，不宜过于攻下；且产后又诚多瘀证，不可不问证情而补虚，本病传变迅速，在晚期病情危重时治疗需中西医结合。

（三）分证论治

1. 瘀热阻胞证

（1）临床见证：产后数日乍寒乍热，体温升高至38℃以上，恶露不畅持续不下，量少色紫黯有血块，小腹疼痛拒按，口干不欲饮，舌质紫黯，苔白或淡黄，脉弦细或弦涩。

新产后胞宫复旧不良，恶露排出不畅，瘀热停滞胞中，阻碍气机，营卫失调而致寒热时作。他证、舌脉亦为瘀血之征。

本证属于产褥感染的初期，病情并不严重，关键在于控制病情发展，不使细菌扩散蔓延，需严密观察。若体温持续38℃以上不解，或腹痛加重，恶露有臭气，则说明病情加重。

（2）辨证依据

1）发热特点为乍寒乍热，小腹疼痛拒按，恶露量少、色黯、有块。

2）舌质紫黯，脉弦涩。

3）产后恶露排出不畅史。

（3）治法与方药

治法：活血化瘀，清热解毒。

方药：桃红消瘀汤（《中医妇科治疗学》）加益母草、贯众、败酱草。

组成：丹参、牛膝、当归尾、桃仁、红花、乳香、鱼腥草、益母草、贯众、败酱草。

本方是卓雨农先生治疗产后发热瘀血证的主方。用于此证乃因方中桃仁、红花、丹参、当归尾活血化瘀，乳香止痛，鱼腥草清热解毒，牛膝引血下行以助瘀血排出，益母草收缩子宫祛瘀生新，贯众收缩子宫清热解毒，败酱草清热解毒排脓止痛。全方具有活血祛瘀、促进宫缩、排除瘀热的作用，使瘀血去、气机畅、热毒解、营卫和，则病自安。

2. 瘀热互结证

（1）临床见证：产后高热恶寒，恶露排出不畅，色黯味臭，腹痛拒按，大便秘结，舌红苔黄腻，脉弦数。

瘀血不排，停滞日久与热毒互结胞中，则发热恶寒，腹痛，恶露味臭；实热瘀血互结阳明，致大便秘结；舌脉亦为瘀热内结之征。此证型相类于产褥感染急性盆腔炎开始形成的阶段。

（2）辨证依据

1）体温继续升高，发热特点为高热恶寒，腹痛拒按，恶露量少、紫黯、有臭气。

2）大便秘结。

3）舌红苔黄腻，脉弦数。

4）有产褥感染的先兆期病史。

（3）治法与方药

治法：清热逐瘀，排脓通腑。

方药：大黄牡丹汤（《金匮要略》）加败酱草、红藤、生薏苡仁、益母草。

组成：大黄、丹皮、桃仁、冬瓜仁、芒硝、败酱草、红藤、生薏苡仁、益母草。

此方是仲景治疗湿热郁结、气血凝聚的肠痈证之方。用于此以泄热逐瘀，排脓散结，畅通阳明腑道，有使瘀热脓毒排出之功，加红藤、败酱草清热解毒，生薏仁利湿排脓，益母草促进宫缩，排出瘀血。

全方泄热逐瘀，排脓散结，畅通阳明腑道，使瘀热脓毒排出。

3. 热在气分证

（1）临床见证：产后高热不退，烦渴汗出，大便燥结，尿少色黄；恶露臭秽，量或多或少，色如败酱；舌红，苔黄燥少津，脉虚大。

邪毒感染不解，向气分传变，气热不消，而致诸症。

（2）辨证依据

1）持续高热不退，烦渴汗出，大便燥结，小便黄少。

2）恶露臭秽，色如败酱。

3）舌红少津，舌苔黄燥，脉虚大。

4）产后感染史。

（3）治法与方药

治法：清热透邪，益气生津。

方药：五味消毒饮（《医宗金鉴》）、失笑散（《太平惠民和剂局方》）合白虎加人参汤（《伤寒论》）。

组成：金银花、野菊花、蒲公英、紫花地丁、天葵子、蒲黄、五灵脂、知母、生石膏、粳米、甘草、人参（用西洋参）。

五味消毒饮原治脏腑蕴热、火毒结聚之痈疮疔毒。失笑散原治产后腹痛属血瘀证。白虎加人参汤治疗阳明气分热盛之证，表证已解，热盛于里而津气两伤。用于此证乃因五味消毒饮解毒透邪；失笑散活血化瘀，利于恶露排出；白虎汤清热除烦止渴；共奏解毒凉血、透邪排瘀、清气泄热之效，西洋参清热益气生津止渴。

4. 热入营血证

（1）临床见证：产后高热持续不降，心烦汗出，皮肤斑疹隐隐；恶露或多或少，色黯臭秽；小腹疼痛拒按，大便秘结，小便黄少，舌质红绛，苔黄燥，脉细弦数。

邪毒向内传变，热入营血，神明不安，致心烦汗出。邪毒炽热内陷血分，迫血妄出脉络则皮肤斑疹隐隐。感染邪毒不解，毒瘀聚于胞中则恶露臭秽，腹痛拒按。便秘溲黄、舌脉亦为热入营血伤津之征。

（2）辨证依据

1）产后高热不减，心烦汗出。

2）皮肤斑疹隐隐。

3）恶露臭秽，腹痛拒按。

4）舌红绛，苔黄燥，脉细弦数。

（3）治法与方药

治法：解毒清营，凉血救阴。

方药：清营汤（《温病条辨》）加败酱草、紫花地丁、益母草。

组成：水牛角、玄参、生地黄、麦冬、金银花、连翘、竹叶、黄连、丹参、败酱草、紫花地丁、益母草。

清营汤是吴鞠通治疗邪入营分证之方。水牛角清热凉血，解毒退热；玄参、生地黄、麦冬清热凉血，养阴生津；金银花、连翘、竹叶、黄连清心解毒；丹参清热活血散瘀。添入败酱草、紫花地丁加强解毒排脓之力，益母草促进宫缩，利于恶露排出。全方意在清营退热，活血散瘀，养阴安神，使血中之热得清，心神得安，引火热毒邪外出。

热在气分证与热入营血证，类似急性盆腔炎、盆腔腹膜炎的表现，一定要抓紧治疗，以防病变。

5. 热入心包证

（1）临床见证：高热持续不退，神昏谵语，甚则昏迷，面色苍白，四肢厥冷；恶露或多或少，色紫红臭秽；小腹疼痛，舌质紫绛，脉细微而数。

热毒不解逆传心包，心神不宁则谵语昏迷。热毒内陷，热深厥深，则见面白肢冷。舌脉均为热传心包之征。

此种证型相当于产褥感染败血症、中毒性休克阶段，病情危急。

（2）辨证依据

1）高热40℃不退，谵语神昏。

2）面色苍白，四肢厥冷。

3）恶露臭秽，小腹疼痛。

4）舌质紫绛，脉细微而数。

（3）治法与方药：凉血托毒，回阳救逆。

1）清营汤（《温病条辨》）送服安宫牛黄丸（《温病条辨》）或紫雪丹（《温病条辨》）。

安宫牛黄丸：牛黄、郁金、黄连、朱砂、梅片、麝香、珍珠、山栀、雄黄、黄芩、金箔衣，犀角易为水牛角。

紫雪丹：生石膏、磁石、滑石、羚羊角、沉香、玄参、木香、升麻、丁香、麝香、朱砂、炙甘草、朴硝，犀角易为水牛角。

安宫牛黄丸原治热邪内陷心包，痰热蒙闭心窍的温热病。吴鞠通论此方云："此芳香化秽浊而利诸窍，咸寒保肾水而安心体，苦寒通火腑而泻心之方也。"紫雪丹原治热邪内陷心包所致的高热神昏痉厥。功能均为凉血托毒，清热开窍，镇惊安神。

2）独参汤、（《十药神书》）或参附汤（《校注妇人良方》）。

独参汤原治体虚欲脱，脉微欲绝之证。参附汤为峻补元气以救暴脱之剂。用于热深厥深四肢不温之证，目的是上助心阳，下补肾阳，中健脾气，挽救暴脱之机。

6. 产褥感染　病情较轻的，单用中药治疗常常有很好的效果。对于危急重症，则需要以中西医结合的多种方法进行治疗。

上述是按温病传变的一般规律辨证论治，在临床上错综复杂变化多端，证候并非单一而可相兼并见，临证时当详细审证辨治，灵活掌握。必要时采取中西医结合的方法积极治疗。服中药的同时可配合西医方法治疗，如伤口处理、脓肿切开引流等手段。尚需静脉滴注杀菌力强的足够的抗生素及静脉补液，必要时输入小剂量鲜血增强抵抗力。在用抗生素的同时，可应用氢化可的松加入补液中静脉滴注，以增强抗炎解毒的作用；抑制机体炎症的全身反应。若出现休克，按中毒性休克急救处理。

五、其他疗法

（一）针灸疗法

取穴：劳宫、太冲、血海、涌泉。

刺法：以泻为主，不宜灸。

方义：产褥感染发热，邪在营血，是因邪热内陷所致，治当清心泄热凉血解毒。劳宫为心之荥穴，中冲为心之井穴，二穴相配清心火泄毒热。血海为足太阴脾经腧穴，有清泄血热之功。太冲为足厥阴经原穴，涌泉为足少阴经井穴，二穴相配可退热开窍。诸穴相伍以图内陷之热得除，心火得泄，心神得安。

（二）中药输液疗法

1. 清开灵静脉滴注　用清开灵注射液每日20～40ml稀释于10%葡萄糖注射液200ml或生理盐水100ml内，静脉滴注。或用2～4ml肌内注射，每日2次。以镇痉安神，透热开窍。

2. 穿琥宁静脉滴注　用穿琥宁注射液160mg，加入5%葡萄糖注射液或0.9%氯化钠溶液 500ml 中，静脉滴注，每日 2 次。

（三）中药灌肠疗法

丹参 30g，鸡血藤 30g，桃仁、红花、三棱、莪术各 20g，五灵脂 15g，蒲黄 15g，红藤、金银花、败酱草各 25g 浓煎至 200ml，保留灌肠，每日 1 次。

（四）饮食疗法

（1）紫花地丁、蒲公英、败酱草各 30g，红糖适量。以上各药同加水 500ml 煎后取汁加红糖适量温服。每次 200ml，每日 2 次。用此方至热退即停，不可久服，适用于产后感染发热。

（2）清宫粥：莲子心 10g，竹叶卷心 30 根，连心麦冬 10g，水牛角 10g，粳米 100g。先将前 3 味药水煎取汁再与粳米煮为稀粥，粥成将水牛角研末调入和匀，缓缓喂服。适用于产后发热属热毒型早中期者。

（3）马齿苋红糖饮：马齿苋 30g，红糖 30g。将马齿苋洗净加水煮开，放入红糖煎 20 分钟后饮用。本方具有清热凉血止血的功效。

（4）桃仁莲藕糖汤：桃仁 10g，白莲藕 250g，红糖适量。将桃仁去皮尖，莲藕洗净切片，放煲内加水煮汤，再放入红糖，食藕饮汤。本方具有活血化瘀的作用。

六、预防与调护

（一）预防

加强孕期卫生宣教工作，孕妇要保持全身清洁，妊娠 7 个月后禁用盆浴，严禁房事，尽量避免不必要的阴道检查。接生时要严格实行无菌操作，尽量避免产道损伤及产后出血，有损伤者应及时仔细缝合。认真做好孕期保健，摄取足够营养，获得充分休息。积极治疗产前慢性病，增加机体抵抗力。产褥期必须保持外阴清洁，使用消毒洁净的会阴垫，禁止性交，防止感染。

（二）调护

分娩时室内空气要新鲜，并要注意保暖，保持心情舒畅。采用半卧位，既有利于炎性渗出物局限于盆腔，亦有利于恶露的排出。发热期间多饮水，给予流质或半流质饮食，并配合物理降温。不宜吃大量的滋补品，可多吃新鲜蔬菜和水果等，为了防止便秘，也要吃些粗粮。汗多者要常换内衣；饭后要刷牙漱口，预防口腔感染和牙周炎。

七、疗效判定

痊愈：治疗后体温恢复正常，腹痛消失，恶露排出正常，其他症状消失，体征及实验室检查恢复正常。

显效：治疗后体温恢复正常，腹痛消失，恶露排出正常，其他症状减轻或消失，体征及实验室检查好转或恢复正常。

有效：治疗后体温下降，腹痛减轻，恶露排出好转，体征好转及实验检查指标均有所改善。

无效：治疗后体温不降，腹痛不减，恶露仍臭秽，色、质、量异常，体征及实验室检查均无改善，甚至病情恶化。

八、调养

（一）中药方剂

1. 牛黄清心丸

材料：牛黄0.75克，朱砂4.5克，黄连15克，黄芩9克，山栀子9克，郁金6克。

制法：上药全部研细末，炼蜜为丸，每丸重1.5克。

用法：每次2丸，每日2~3次，温开水化服。

功效：清热解毒，开窍安神。适用于产褥感染，热入心包。

2. 加味荆防败毒汤

材料：荆芥30克，柴胡15克，黄芪15克，防风10克，薄荷10克，当归10克，陈皮10克，白芍10克，党参12克。

制法：上药加适量水煎煮，连煎2次，去渣取汁，将2次药汁合并。

用法：每日1剂。早、晚各1次，温热口服。

功效：发汗解毒，益气活血，解毒退热。适用于产褥感染邪毒高热。

3. 银翘生化汤

材料：桃仁9克，川芎9克，贯众9克，当归15克，连翘15克，丹参15克，炮姜6克，炙甘草6克，益母草30克，金银花30克，牡丹皮12克。

制法：上药加适量水煎煮，连煎2次，去渣取汁，将2次药汁合并。

用法：每日1剂。早、晚各1次，温热口服。

功效：活血化瘀。适用于产褥感染，瘀热互结。

（二）药茶

1. 金银花饮

材料：金银花10克，山楂10克，菊花10克，蜂蜜15~30克。

制法：前3味用清水共煎取药汁约1碗，再加入蜂蜜和匀。

用法：缓缓饮用。

功效：清热解毒。适用于产褥感染邪毒。

2. 二鲜三花饮

材料：鲜竹叶30克，鲜荷梗30克，北沙参30克，绿豆30克，丝瓜花20朵，扁豆花20朵，南瓜花5朵。

制法：上药用水洗净，将绿豆、北沙参入砂锅，加水共煮，等到绿豆皮开后，再入其他各味，煎半小时左右，去渣取汁。

用法：代茶饮，每日1剂。

功效：清热解毒。适用于产褥感染邪毒。

3. 三生饮

材料：生地黄100克，生藕100克，生麦冬100克。

制法：上药洗净，榨取药汁。

用法：每次50毫升，饮服，每日3次。

功效：清热滋阴凉血。适用于产褥感染，热传营血。

（三）药粥

1. 解毒活血粥

材料：连翘 12 克，生地黄 12 克，赤芍 12 克，葛根 9 克，柴胡 9 克，枳壳 9 克，甘草 9 克，桃仁 10 克，红花 10 克，金银花 15 克，益母草 15 克，石膏 30 克，粳米 100 克，白糖适量。

制法：将前 12 味中药加水煎煮，去渣取汁，加入洗净的粳米中煮粥，粥成后加入白糖调味。

用法：每日 1 剂，分 2 次温热食。

功效：清热解毒，凉血化瘀。适用于产褥感染邪毒。

2. 解毒退热粥

材料：金银花 10 克，黄柏 10 克，当归 10 克，蒲公英 15 克，紫花地丁 15 克，连翘 15 克，黄芩 15 克，生地黄 15 克，黄连 3 克，甘草 3 克，粳米 100 克，白糖适量。

制法：将前 10 味中药加水煎煮，去渣取汁，放入粳米煮粥，粥成后加入白糖调味。

用法：每日早、晚各 1 次，温热食。

功效：清热解毒，利湿退热。适用于产褥感染邪毒而致高热寒颤等。

3. 清宫粥

材料：麦冬 10 克，莲子心 10 克，水牛角 10 克，竹叶卷心 30 克，粳米 100 克。

制法：将莲子心、竹叶卷心、麦冬洗净，加水共煎，去渣取汁，和粳米一同煮为稀粥，粥成时将水牛角锉细末调和均匀。

用法：缓缓喂服。

功效：清心开窍。适用于热陷心包型产褥感染。

4. 益母草丹参粥

材料：益母草 15 克，丹参 15 克，生地黄 10 克，当归 10 克，大黄 6 克，芒硝 6 克，粳米 100 克，白糖适量。

制法：将前 5 味中药加水煎煮，去渣取汁，加入洗净的粳米同煮，粥成后放入芒硝和白糖溶化。

用法：每日 1 剂，早、晚温热食。

功效：凉血逐瘀，清热泻下。适用于产褥感染，瘀热互结。

5. 金银花粥

材料：金银花 30 克，鱼腥草 30 克，芦根 30 克，益母草 15 克，粳米 50 克，白糖适量。

制法：将前 4 味中药加水煎煮，去渣取汁，加入洗净的粳米煮粥，粥成后加入白糖调味。

用法：每日 1 剂，温热食。

功效：清热解毒，活血化瘀。适用于产褥感染邪毒而致高热寒颤，恶露量少而紫黯等。

（四）药汤

【公英地丁绿豆汤】

材料：蒲公英 30 克，紫花地丁 30 克，绿豆 60 克。

制法：将蒲公英与紫花地丁洗净切碎，入锅中加水煎煮，去渣取汁 1 大碗，放入绿豆共炖至熟即成。

用法：吃豆饮汤，每日1剂，连服5～7日。

功效：清热解毒，凉血化瘀。适用于产褥感染，邪毒发热。

（五）保健菜肴

1. 枸杞鲤鱼汤

材料：鲤鱼500克，豆腐200克，莴笋半根，枸杞子15克，姜片适量，盐适量。

制法：将鲤鱼去鳃和鳞，处理干净后切段，备用。将豆腐切成块状，莴笋去皮，洗净后切块。锅内倒油烧热、下入鲤鱼段，煎到鱼表皮稍变黄后注入足量清水，再下入枸杞子、豆腐块、姜片，用大火煮约10分钟，改为中火，放入莴笋块煮约10分钟，最后加入适量盐调味即可。

用法：佐餐食用。

功效：调养气血。适用于产褥感染。

2. 三妙鹌鹑汤

材料：肥嫩鹌鹑1只，薏苡仁30克，黄柏12克，苍术6克，盐适量。

制法：将鹌鹑去毛，薏苡仁炒至微黄，去火气，诸料加清水，用大火煮沸后，改用小火煲2小时，汤成后去药渣，调味即可。

用法：喝汤吃肉。

功效：清热解毒利湿，适用于湿热下注型产褥感染。

（六）熏洗法

组方：苍术30克，大青叶30克，黄柏9克。

用法：将上药加适量水煎煮，去渣取汁2 000毫升。用药液熏洗会阴，每日2次，连用3日为1个疗程。

（七）敷贴法

组方：生大黄1份，芒硝4份。

用法：将上药分别研为细末后混匀，放入6厘米×5厘米大小的两个软布袋中，封好袋口。先将1个药袋敷在会阴侧切伤口硬结处，用吊带固定，等到袋内药面形成硬块时更换另一药袋，两个药袋交替使用。

第二节　产后汗症

产后汗症指产后汗液排泄异常，含自汗与盗汗。产妇于产后出现涔涔汗出，持续不止，动则益甚，称产后自汗；寐中汗出湿衣，醒来即止，为产后盗汗。本病指产后因气血暴虚，血虚阴亏所致汗出不止。

若产妇仅汗出稍多于平时，尤以进餐、活动或睡眠时明显，数日内自退，无伴见症，乃产后多虚，营卫不调所致，不属本病。汉代《金匮要略·妇人产后病脉证治》曰："产妇喜汗出者，亡阴血虚，阳气独盛，故当汗出，阴阳乃复"，说明了产后多汗为生理现象，故曰"当汗出"。西医认为，产褥早期，皮肤排泄功能旺盛，排出大量汗液，以夜间睡眠和初醒时更明显，不属病态，于产后一周内自行好转。

本症始见于《金匮要略》"产后血虚，多汗出，喜中风，故令病痉"。仲景认为是产后三大症病因之一。汗多不止不仅伤津液，气亦随之耗失；严重者大汗如雨，汗出如珠，则有亡阴亡阳之虞。

隋代《诸病源候论》专设"产后汗出不止候"，指出"阴气虚弱不复者，则汗出不止"的病机，认为汗出由阴气虚，而阳气加之。里虚表实，阳气独发于外，故汗出也。血为阴，产则伤血，是为阴气虚也。气为阳，其气实者，阳加于阴，故令汗出。而阴气虚弱不复者，则汗出不止也。凡产后皆血虚，故多汗。并说明汗出不止，津液衰竭可导致"痉"或"经水断绝"。

《经效产宝》用黄芪、白术、牡蛎、茯苓、防风、干地黄、麦冬、大枣治疗产后汗不止。此方以玉屏风散益气固表止汗，加养阴益津和营及收涩之品，配伍颇为周全。《济阴纲目》的黄芪汤即上方去大枣、甘草而成，至今为临床治疗产后自汗所常用。宋代《妇人大全良方》提出了"产后虚汗不止"和"产后盗汗不止"之病名，已将产后汗出不止分为"虚汗"和"盗汗"两类。

明代薛己《校注妇人良方·卷十九》则明确提出"产后自汗盗汗"之病名，并在治产后自汗盗汗加按说："今立一方，以补手足厥阴之血，兼益阳气。"他根据产后亡血伤津，气随血伤的病理特点，认为产后自汗盗汗均可用补血兼益阳气之法。《景岳全书·汗证》云："诸古法云自汗者属阳虚，……盗汗者属阴虚……自汗盗汗亦各有阴阳之征，不得谓，自汗必属阳虚，盗汗必属阴虚也。"所论甚有见地，临证需慎辨之。

清代医家论治产后自汗盗汗，十分重视产后亡血伤津，强调兼气血而调治之，对产后自汗、盗汗的认识和治疗，日臻完善。如《傅青主女科·产后编》："自汗阳亏，盗汗阴虚，然当归六黄汤又非产后盗汗方也，惟兼气血而调治之，乃为得耳"，"若分娩后倦甚，溅溅然汗出，形色又脱，乃亡阳脱汗也；汗本亡阴，阳亡则阴随之，故又当从权，速灌加参生化汤，倍参以救危，毋拘块痛。妇人产多汗，当健脾以敛水液之精，益荣卫以噓血归源，灌溉四肢，不使妄行。"

一、病因病理

中医学说对"汗"的生理、病理和治疗有其独特之处。《素问·宣明五气》说："五脏化液，心为汗"，故有"汗为心之液"之说，认为出汗是由于阳气蒸发阴液所致，故《素问·阴阳别论》说："阳加于阴，谓之汗。"汗为人体津液所化，为心阳所主司，又肾主五液，汗为肾所藏，以心阳化气而为用，排出体外为汗液。汗有生理性和病理性之分。

产后汗症的主要病因病理是因产后耗气伤血，气虚则卫阳不固，血虚则阴虚内热，以致自汗盗汗。据其临床表现又分为气虚与阴虚两类。

素体虚弱，产时元气受损，肺气益虚，卫阳不固，营阴不内守，漏而为汗，表现为自汗不止。如《校注妇人良方》云："产后汗出不止，皆由阳气频虚，腠理不密，而津液妄泄也。"

阴虚体质，或产时出血过多，营阴耗伤，阴虚生内热，阳浮不敛，迫津外泄，致盗汗。

不论自汗盗汗均可进一步损伤津液，津液内耗，轻则可致乳源缺乏而缺乳，或津枯肠燥而大便难，甚则阴血不濡，筋脉失养而发为痉病。病甚者可因汗出如油，阴气耗伤，而为亡阳之变。

二、诊断与鉴别

（一）诊断要点

（1）产褥期出现的汗出过多、持续时间长。

（2）产后汗出不止，动辄益甚，持续多日不减。

（3）产后入睡则周身涔涔汗出，可湿衣裤，醒后渐止。

（二）鉴别

1. 产后中暑　虽二者均见多汗，但产后中暑发自夏日炎热酷暑之季，感受暑邪，以骤发高热，汗出，神昏，嗜睡，甚则躁扰抽搐为特征，而产后自汗无季节性，无发热及神志的改变。

2. 产后血晕　产后血晕脱证虽有汗多之象，但为冷汗淋漓且见头晕目眩心跳，胸闷，四肢厥冷，甚者渐而昏厥，不省人事诸候，易于鉴别。

3. 产后发热　也可出现汗出较多，但以高热多汗，汗出后热退为特征，起病急，病程短。而产后汗证为汗出过多而无发热。

三、辨病论治

汗证分自汗与盗汗两种，自汗为阳虚，盗汗属阴亏。产后汗证以自汗较为多见。因产后失血脱气，元气损耗，卫气失固，故也。

1. 经验方（《何子淮女科经验集》）

组成：党参、炙黄芪、糯稻根、当归、炒白芍、炒枣仁、稽豆衣、瘪桃干、淡附片、远志炭、炙甘草。

功效：扶正益气固表。

自汗者，益气固表，常法也。"汗为心之液"，养心神亦为治本之道。稍佐敛汗之品，则可相辅为助，标本同治。但不可过用固涩收敛之品，一防瘀滞，二虑回乳。

2. 经验方（《女科临证验方集要》）

组成：龙齿15g，牡蛎20g，白芍10g，生地黄20g，当归30g，阿胶（另烊化冲服），10g，菊花10g，天麻6g，党参15g，麦冬10g，五味子6g，炙甘草6g。

功效：益气生津，育阴潜阳。

产后百脉空虚，自汗不止，可变生不测，甚而演变为烦躁、昏迷、循衣摸床等虚脱危候，本方益气生津敛汗，育阴潜阳，寓有治未病之旨，盗汗者宜服之。

四、辨证论治

（一）辨证要点

本病属虚，故古人有"产后虚汗不止"之说。常见气虚和阴虚两种。汗出过多，或汗出持续时间过长而不能自止者多为气虚；若寐中汗出较多，醒来即止者多是阴虚之候。其次是据兼证及舌脉定病性，汗出而见恶风身冷、气短懒言、倦怠乏力者，属气虚，伴头晕耳鸣、口燥咽干、五心烦热者，属阴虚之证。

（二）治疗原则

治疗产后汗症补气固表、和营止汗和益气养阴、生津止汗是其常法，自汗者，重在益气固表止汗；盗汗者，养阴潜阳敛汗。但应注意气为血之帅，血为气之母和阴阳互根的特点，互兼调治，务使阴阳平衡，营卫和调，腠理固密，而无自汗盗汗之患。治疗用药又须勿忘产后，产后宜温，恶露应下，故当询问恶露之有无、量之多少，有无腹痛及其性质、程度或是否有复感邪气等情况，综合分析，权衡而用药。对产后盗汗需及时处理，盖产后多虚弱，大量汗出，甚而周身大汗，可致气血津液随汗而泄，使气阴更亏，造成亡阳虚脱，则危矣。

（三）分证论治

1. 气虚证

（1）临床见证：产后涔涔汗出，不能自止，动则益甚，时或恶风，或兼见缺乳；亦有但头汗出，面色㿠白，气短懒言，语言低怯，倦怠乏力，舌淡苔白，脉虚弱。

素体气虚，因产耗气，气虚益甚，卫阳不固，腠理疏松，以致阳不敛阴，阴津外泄而为自汗；动则伤气，故自汗益甚；气血虚弱，复因汗出不止，内伤津液，乳汁生化不足，故可兼见缺乳；因卫阳不固，故时或恶风；余症、舌脉均为气虚之象。

（2）辨证依据

1）产后涔涔汗出，不能自止，动则更甚。

2）面色㿠白，气短懒言，舌淡苔白或苔薄，脉虚弱。

3）素体气虚。

（3）治法与方药：养阴益气，生津止汗。

1）黄芪汤（《济阴纲目》）：黄芪、白术、防风、熟地黄、牡蛎（煅为粉）、白茯苓、麦冬、甘草、大枣。

全方既补气固表，又资气血生化之源，使脾胃健旺，肌表充实，邪不易侵，津液不泄，于产后失血伤津之体，因气虚卫阳不固而自汗者，服之尤宜。

若表证重，兼有恶寒发热头痛者，宜调和营卫，敛阴固阳止汗，方用桂枝加龙骨牡蛎汤（《金匮要略》：桂枝、芍药、甘草、生姜、大枣、龙骨、牡蛎）。

若气血两虚，元阳不足，汗出畏冷，面色㿠白，少气懒言，治宜益气养血，温阳敛汗，可用大补黄芪汤（《魏氏方》：党参、黄芪、白术、茯苓、熟地黄、当归、肉苁蓉、牡蛎、五味子、吴茱萸、防风）去吴茱萸。该方补气血，调阴阳，使阳气收敛，阴液固守，汗出自止。

2）麻黄汤（《傅青主女科》）：人参、当归、黄芪、白术、桂枝、甘草、麻黄根、牡蛎、浮小麦。

方中黄芪、白术、人参益气健脾固表，当归养血和营，桂枝调和营卫，麻黄根、浮小麦、牡蛎止汗固涩。全方有益气固表，养血和营，止汗固涩之效。

气短懒言，神倦乏力甚者，重加人参、怀山药补气固涩。汗多不止，加龙骨、五味子增强收敛之功。纳差不思饮食者，加炒扁豆、砂仁增加健脾之力。心慌心悸者，加五味子、制远志、酸枣仁。

2. 阴虚证

（1）临床见证：产后熟睡后烘然汗出，甚则湿透衣衫，醒来即止，面色潮红，头晕耳鸣，口燥咽干，或五心烦热，腰膝酸软，舌红少苔，脉细数。

素体阴虚，复因产时失血伤津，阴血益虚，则阳气偏盛。入熟睡后，阳气潜藏；偏盛之阳内蒸，则迫津外出而为盗汗，故见入睡后涔涔然汗出，甚至湿透衣衫；醒来阳气外卫，充腠理，实皮毛，故汗即止；面色潮红等悉属阴虚内热之象。

（2）辨证依据

1）产后熟睡后汗出，醒来即止。

2）面色潮红，口燥咽干，五心烦热。

3）舌红少苔，脉细数。

（3）治法与方药：养阴益气，生津止汗。

1）生脉散（《内外伤辨惑论》）合玉屏风散（《世医得效方》）加山萸肉、煅牡蛎。

组成：人参、麦冬、白术、防风、黄芪、山萸肉、五味子、煅牡蛎。

生脉散气阴双补，玉屏风散益气固表，伍山萸肉酸敛止汗，煅牡蛎固涩敛汗。

如口燥咽干甚者，去黄芪，加石斛、乌梅、玉竹以生津滋液。五心烦热者，加丹皮、白薇、栀子以清热除烦。

2）止汗散（《傅青主女科》）：人参、当归、熟地黄、麻黄根、黄连、浮小麦、大枣。

功效：益气养阴，生津敛汗。

五、其他疗法

（一）针灸疗法

1. 针法

（1）取穴：大椎、合谷、肾俞、脾俞、足三里、复溜。

刺法：针用补法，加灸。

方义：大椎属督脉，为督脉与诸阳之会，针之可固表祛邪敛汗；大肠与肺互为表里，针刺合谷能调和营血，泄热止汗；取肾俞、复溜以补元气，补阴和营，配脾俞、足三里，以鼓舞中气，中焦健旺，自能生化气血。诸穴合用，可达补气固表，和营止汗之目的。

大汗淋漓不止加气海。心悸加内关。

（2）取穴：气海、后溪、阴郄。

刺法：用补法。

方义：方中气海穴为人体原气生发之根，补之助阳气，使卫阳固表；阴郄为手少阴心经之穴，"汗为心液"，针之可益心气而敛汗；后溪为八脉交会穴之一，通督脉，刺之可激发阳气而固表。诸穴合用，具有益气固表止汗之功。肺脾气虚者，加肺俞、足三里以补益肺气，健运脾胃，使气血旺，汗自止。心血不足者，加内关、三阴交养血补心而敛汗。肺肾阴虚者，加百劳、肺俞、鱼际以滋阴润肺，清热敛汗。

2. 灸法

（1）艾条灸Ⅰ：神阙、气海、关元、大椎、合谷、复溜，每次选2~3个穴。

方法：重灸，每日1次。适用于自汗患者。

（2）艾条灸Ⅱ：左阴郄穴。方法：艾灸5分钟，患者可感自阴郄穴沿手少阴经上传至心前区，20分钟后，阴郄穴处无感觉而心前区则感热如火灼，约40分钟后，此感觉消失则停灸。适用于盗汗患者。

3. 耳针疗法

（1）主穴：肺、交感、肾。

配穴：内分泌、肾上腺、三焦。

方法：局部消毒后取王不留行籽贴压穴位，按压3分钟，每日5次。3~5日换1次。适用于自汗患者。

（2）主穴：交感、心、肺、肾。

配穴：神门、三焦、肾上腺、内分泌。每次选用3~4个穴。

方法：取王不留行籽贴压耳穴，按压每日5次，每次3~4分钟，3日换一次穴位，适用于盗汗患者。

（3）主穴：肺、耳迷根、心、交感、肾。

方法：选2~3穴，中等刺激，留针15~30分钟。适用于自汗者。

（二）推拿疗法

（1）以手掌于神阙、气海、关元、大椎、复溜穴，作揉摩动作。每次30分钟，每日1次，适用于自汗患者。

（2）以手掌于神阙、中脘、气海、关元、合谷、复溜、阴郄、后溪穴作婉转回环的动作。每次30分钟，每日1次。适用于盗汗患者。

（3）以中脘、气海、关元为重点，摩腹6~8分钟，直擦背部督脉，以透热为度，按揉阴郄。加减：气虚者，加按揉肺俞、肾俞、脾俞、足三里、内关，每穴约1分钟；血虚者，加按揉心俞、膈俞、足三里、三阴交，以微微酸胀为度；阴虚者，按揉阴郄、膈俞、复溜，每穴约3分钟。

（三）饮食疗法

（1）淡竹叶15g，北麦60g，煎汤，微温服之。

（2）梧桐子（去壳炒黄）3g，大枣60g，小麦60g，内服。

（3）仙鹤草60g，黄芪30g，红枣60g，麻黄根15g，煎水内服，1日2次。

（4）牡蛎、小麦等分炒黄研粉，每次6g，用肉汤调服。

（5）淮小麦30g，红枣6枚，甘草6g，桂圆肉5g，水煎喝汤，吃枣和桂圆肉。

（6）乌骨鸡1只，生地黄250g，食糖适量。将鸡宰杀去毛及内脏，生地黄切碎与食糖和匀，置于鸡腹，蒸熟，单吃鸡肉。适用于产后盗汗。

（四）外治法

1. 敷法

（1）五倍子1.5g，研粉加醋调，敷脐部，每日1次，共敷3日。治疗产后汗出。

（2）牡蛎粉3两，麻黄根2两，捣细末为散，用时扑身上，汗即自止。

（3）牡蛎煅细研末，小麦曲炒黄为末，绢袋盛扑之。

（4）龙骨、牡蛎、赤石脂共研为粉末，以绢布包扑于身上，以止自汗。

（5）自汗膏：五味子、郁金各等分，蜂蜜适量（炼），二药混合粉碎为末，过筛，入蜜成膏剂。取膏适量，分别贴于神阙、涌泉、灵墟，纱布固定，一日一换，7~10天见效。适用于产后自汗。

（6）盗汗膏：五味子（蜜灸）、枯矾各等分，粉碎为末，过筛，入人乳适量成膏。贴敷神阙、气海、肾俞，一日一换，10～15天见效。适用于产后盗汗。

2. 罨法

（1）黄芪15g，麻黄根、艾叶各20g，白术、防风、白芷各10g，加水600ml，煎至300ml，去渣。将两洁净口罩浸泡其中，温度适中后，将口罩敷盖于神阙、关元穴15分钟。再用上法敷肺俞、大椎两穴15分钟，每日1次。适用于气虚自汗。

（2）乌梅10枚，生地黄10g，浮小麦15g，黄芪、透骨草各12g，大枣5枚，白芷10g，加水600ml，煎至300ml，去渣。将两洁净口罩浸泡其中，温度适中后，将口罩敷盖于神阙、气海穴15分钟。然后重新将口罩泡药汁，再敷肺俞、心俞两穴15分钟，每日1次。适用于阴虚盗汗。

3. 熏洗法　生黄芪、生牡蛎、生地黄各30g，知母、黄芩各10g，麻黄根15g，茯苓20g，加水适量，煎至3 000ml，去渣取汁，趁热熏蒸涌泉、神阙。待药液温度适中后，用纱布蘸药液擦洗肺俞、心俞及神阙穴，每次擦洗10分钟。每日1次。适用于阴虚盗汗。

4. 溻浴法　麦冬、艾叶各30g，五味子50g，黄柏40g，上药煎煮1桶，在避风保暖处沐浴全身，有条件者可浸泡于浴池，3～4次。适用于产后盗汗。

5. 药枕法

（1）桂枝1 000g，白芍500g，大枣、甘草各200g，雄黄、辛夷、藿香、佩兰各100g，皂角20g。上药分别烘干，共研细末，混匀，装入枕芯，制成药枕枕头。适用于产后自汗患者。

（2）黑豆、磁石各1 000g，分别打碎，混匀，装入枕芯，制成药枕枕头。适用于产后盗汗患者。

6. 离子透入法　取白芍15g，乌梅20g，沙参、五味子、煅牡蛎各10g，鱼腥草3g，白芷9g，加水600ml，煎至300ml，去渣，将两块折叠纱布浸泡后取出（以不滴水为度），敷于中极、关元、神阙、肺俞穴。再将两块电极板置于两纱布上将电流控制钮调到最低档，接通电流，然后逐渐调大电流至患者可耐受为度。每日1次，每次约30分钟。适用于产后盗汗患者。

7. 磁疗法　取穴：心俞、肺俞、神门、内关、三阴交为主治之穴位，每次选2～4个穴。方法：将粘有小磁石的胶布对准穴位敷贴。4～6日换一次穴位。适用于产后盗汗患者。

六、预防与调护

（一）预防

产后汗症由素体虚弱，加之产时耗气伤血，以致气阴两亏所致，因此必须贯彻预防为主的精神。

1. 增强体质　平时坚持体育锻炼，在妊娠期也注意适当的活动和运动。增强体质使气血通畅协调，为顺利分娩，减少创伤奠定基础。

2. 饮食适度　产后脾胃多虚，饮食必须适度，以多餐、富营养又易消化为原则，不能因"产后多虚"而大补，否则势必会损伤脾胃，气虚益甚，变生产后诸疾。

3. 注意调养　素体虚弱的产妇，及时休息，不宜穿过厚的衣服或盖过厚的被子。

4. 环境适宜　慎勿感受外邪，暑日也不可过捂，居处通风适宜。

（二）调护

汗出之时，极易感邪，应注意护理，及时用温水或干毛巾擦浴，勤换内衣裤，注意保暖。

七、疗效判定

治愈：自汗、盗汗已止，其他症状消失，产褥期汗液排泄如常人。

显效：自汗盗汗已明显减少，近如常人，其他症状减轻或消失。

无效：自汗盗汗及其他症状均未改变。

八、调养

（一）中药方剂

1. 黄芪玉屏风散加减

材料：黄芪 20 克，白术 15 克，防风 9 克，牡蛎 30 克（先煎），大枣 10 枚，煅龙骨 18 克，熟地黄 12 克，当归 12 克，升麻 6 克，神曲 12 克。

乳汁稀少者：加山海螺 30 克，鹿角片 9 克（先煎）。恶露多者：加炮姜 6 克，生蒲黄 12 克（包煎）。腰酸者：加巴戟天 10 克，淮牛膝 10 克。

制法：上药加适量水煎煮，连煎 2 次，去渣取汁，将 2 次药汁合并。

用法：每日 1 剂。早、晚各 1 次，温热口服。

功效：补气固表，和营止汗。适用于气虚型产后自汗。

2. 生脉散加减

材料：太子参 20 克，麦冬 15 克，五味子 9 克，生牡蛎 30 克（先煎），当归 9 克，炒白芍 15 克，黄芩 9 克，知母 10 克，碧桃干 10 克，浮小麦 30 克。

汗出形寒者：加桂枝 3 克。神疲乏力者：加黄芪 12 克，当归 10 克。

制法：上药加适量水煎煮，连煎 2 次，去渣取汁，将 2 次药汁合并。

用法：每日 1 剂。早、晚各 1 次，温热口服。

功效：滋阴生津，益气敛汗。适用于阴虚型产后盗汗。

3. 麦枣汤

材料：浮小麦 50 克，大枣 50 克。

制法：上药加适量水煎煮，去渣取汁。

用法：每日 1 剂，早、晚各 1 次。

功效：补气养血敛汗。适用于气虚型产后自汗、盗汗。

4. 阴虚盗汗方

材料：麦冬 9 克，白芍 9 克，麻黄根 9 克，柏子仁 9 克，酸枣仁 9 克，茯神 9 克，党参 9 克，白薇 9 克，牡蛎（先煎）24 克，浮小麦 30 克，五味子 3 克。

制法：上药加适量水煎煮，连煎 2 次，去渣取汁，将 2 次药汁合并。

用法：每日 1 剂，早、晚各 1 次，温热口服。

功效：养阴生津，益气敛汗。适用于阴虚型产后盗汗。

（二）药茶

1. 糯稻根大枣茶

材料：糯稻根 50 克，大枣 50 克。

制法：将上 2 味加水煎汤。

用法：代茶频饮，每日 1 剂，连服 4~5 天。

功效：敛汗止汗。适用于气虚型产后自汗、盗汗。

2. 产后止汗茶

材料：糯稻根 30 克，浮小麦 30 克，煅牡蛎 20 克，黄芪 15 克。

制法：水煎取汁。

用法：代茶饮，1 次温服。

功效：养心益胃，固表止汗。适用于气虚型产后自汗、盗汗。

3. 盗汗茶

材料：黑豆衣 9 克，生黄芪 9 克，浮小麦 9 克，大枣 7 枚。

制法：将上药煎汤，取汁去渣。

用法：代茶饮，每日 1 剂，分 2 次服用。

功效：益气敛汗，调和营卫。适用于气虚型产后自汗、盗汗。

（三）药粥

1. 玉屏风粥

材料：黄芪 15~30 克，白术 12 克，防风 6 克，粳米 100 克，红糖适量。

制法：将前 3 味中药加水煎煮，去渣取汁，再加入粳米一并煮粥，加红糖适量即可。

用法：早、晚温热食用。

功效：益气健脾，固表止汗。适用于气虚型产后自汗。

2. 二地萸肉粥

材料：生地黄 15~20 克，熟地黄 15~20 克，山茱萸 15~20 克，粳米 100 克，红糖适量。

制法：将生地黄、熟地黄、山茱萸洗净水煎，去渣。取药汁与粳米煮粥，待粥将成时，加入红糖稍煮即可。

用法：每日 1~2 次，温热食用。

功效：滋阴补肾，敛汗。适用于阴虚型产后盗汗。

3. 生脉粥

材料：人参 6 克（或党参 15 克），麦冬 15 克，五味子 6 克，粳米 100 克，红糖适量。

制法：将人参（或党参）、麦冬、五味子加适量水煎煮，取汁去渣，再加入粳米及适量水，共煮成粥，入红糖调味。

用法：每日 1 剂，分 2 次温热食用。

功效：养阴益气，生津敛汗。适用于阴虚型产后自汗、盗汗。

4. 五味补虚正气粥

材料：黄芪 30 克，浮小麦 30 克，人参 10 克，五味子 6 克，粳米 90 克，红糖适量。

制法：将黄芪、人参切片，放入冷水浸泡半小时，与五味子、浮小麦一同放入砂锅中，加适量水煎煮，连煎 2 次，去渣取汁，将 2 次药汁合并后分成 2 份。早、晚各用 1 份药汁加入粳米和水煮粥，粥成后入红糖调味。

用法：每日早、晚餐空腹食，5 日为 1 个疗程。

功效：大补元气，固表止汗。适用于气虚型产后自汗。

（四）药汤

1. 黄芪黑豆羊肚汤

材料：黄芪 50 克，黑豆 50 克，羊肚 1 只，精盐等调料适量。

制法：将羊肚用精盐搓去内壁附着物，洗净，切成小块，放砂锅中，加入黄芪、黑豆、调料等，用小火炖煮，至羊肚熟烂即可。

用法：分数次佐餐食用。

功效：益气，止汗，敛阴。适用于气虚型产后自汗。

2. 参芪鸽肉汤

材料：党参 20 克，黄芪 20 克，山药 30 克，净白鸽 1 只，精盐等调料适量。

制法：将白鸽肉切块放砂锅中，加党参、黄芪、山药、精盐等调料和水适量，小火炖煮 50 分钟，肉熟烂即成。

用法：饮汤食肉。隔日 1 次，连用 10 日。

功效：益气健脾，补中和胃。适用于气虚型产后自汗。

3. 黄芪防风牛肉汤

材料：黄芪 30 克，防风 15 克，大枣 15 克，牛肉 100 克。

制法：将牛肉去筋膜，洗净切块；大枣去核，用清水浸泡 30 分钟；其余用料洗净。将全部用料放入锅内，加清水适量，小火煮 2 小时，加精盐调味。

用法：佐餐食用，一天之内服完。

功效：补气固表，和营止汗。适用于气虚型产后自汗。

禁忌：湿热内盛、外感发热及阴虚者不宜服用。

（五）保健菜肴

1. 川贝母甲鱼

材料：甲鱼 1 只，川贝母 5 克，精盐、黄酒、花椒、生姜、葱各适量。

制法：将甲鱼切块，放蒸钵中，加入贝母、精盐、黄酒、花椒、生姜、葱，上笼蒸 1 小时。

用法：趁热佐餐食用。

功效：养阴清热。适用于阴虚型产后盗汗。

2. 贻贝浮小麦煲

材料：贻贝、浮小麦等份。

制法：将贻贝、浮小麦洗净，放入砂锅中同煮至贻贝熟烂。

用法：佐餐食用。

功效：滋阴补血敛汗。适用于阴虚型产后盗汗。

（六）熏洗坐浴法

1. 方法一

组方：麦冬 30 克，艾叶 30 克，五味子 50 克，黄柏 40 克。

用法：取上药加水煎煮 1 桶，沐浴全身或泡浴，3 ~ 4 日 1 次。

2. 方法二

组方：生黄芪 30 克，生牡蛎 30 克，生地黄 30 克，知母 10 克，黄芩 10 克。

用法：取上药加3 000毫升水，煎取药汁，趁热熏蒸涌泉、神阙等穴。待药液温度适中后，用纱布蘸药液洗肺俞、心俞及神阙等穴，每次洗10分钟，每日1次。

（七）敷贴法

1. 湿敷法

组方：黄芪15克，麻黄根20克，艾叶20克，白术10克，防风10克，白芷10克。

用法：上药加水600毫升，煎至300毫升，去渣。将两只干净的纱布口罩浸泡其中，温度适中后，将纱布口罩敷盖在神阙、关元穴上15分钟。同样用上法敷肺俞、大椎两穴15分钟，每日1次。

2. 湿敷法二

组方：乌梅10枚，生地黄10克，浮小麦15克，黄芪12克，透骨草12克，白芷10克。

用法：上药加水600毫升，煎至300毫升，去渣。将两只干净的纱布口罩浸泡其中，温度适中后，将口罩敷盖在神阙、气海穴上15分钟。同样用上法敷肺俞、心俞两穴15分钟，每日1次。

3. 外敷法一

组方：龙骨、赤石脂、牡蛎各适量。

用法：上药共研为粉末，敷于脐部以绢布包扎。

4. 外敷法二

组方：五倍子10克，朱砂0.3克，醋适量。

用法：将前2味药共研细末，用醋调敷脐。

5. 外敷法三

组方：黄柏2克。

用法：将黄柏研末，用温开水调糊，敷脐部。每日1次。

6. 外敷法四

组方：文蛤3克，何首乌3克，醋适量。

用法：将前2味药共研末，醋调糊状，敷脐部，纱布包扎。

7. 外敷法五

组方：五味子10克，醋适量。

用法：将五味子捣烂如泥，加适量醋调糊，摊在纱布上敷脐。

8. 外敷法六

组方：桑叶15克，五倍子30克，麻黄9克，若气虚加生黄芪15克。

用法：上药研粉，用食醋（气虚以黄芪煎汁代醋）调匀敷于脐中，并用胶布固定，每天换药1次。

9. 外敷法七

组方：五味子100克，五倍子100克，70%酒精适量。

用法：将前2味药共研为细末，过筛，加入70%的酒精适量，调成稠糊状，装入瓶中密封待用，或现调现用。使用时将厚糊剂如鸽蛋大小置于事先准备好的5～6平方厘米的塑料薄膜或不透水的蜡纸上，然后将药贴在肚脐正中（冬天应加温），并以纱布覆于药膜上，用胶布固定，24小时换药1次。

10. 外敷法八

组方：五倍子、煅龙骨各等份，醋适量。

用法：研成细末。每次取适量，用醋调成药饼，敷脐中，用胶布固定。于晚间睡前用，次日晨起剥去，连用 3 日。

11. 足敷法

组方：酸枣仁、五倍子各等份，蜂蜜适量。

用法：共研为细末，贮瓶备用。临睡前取药粉 20～30 克，加入蜂蜜调成糊状，敷于两足心涌泉穴，外用绷带或布条包扎固定，次日晨起除去，每天换药 1 次。一般敷药 3～7 次可痊愈。

（八）扑粉法

1. 方法一

组方：麻黄根 30 克，硫黄粉 30 克，牡蛎 30 克。

用法：上药混合研粉外扑。

2. 方法二

组方：牡蛎、糯米粉各等份。

用法：将牡蛎研极细末，与糯米粉一同研匀，扑于易出汗部位。

（九）药枕法

1. 方法一

组方：桂枝 1 000 克，芍药 500 克，大枣 200 克，甘草 200 克，雄黄 100 克，辛夷 100克，藿香 100 克，佩兰 100 克，皂角 20 克。

用法：药分别烘干，共研细末，混合均匀，装入枕芯，制成药枕枕头。

2. 方法二

组方：黑豆 1 000 克，磁石 1 000 克。

用法：黑豆、磁石分别打碎，混合均匀，装入枕芯，制成药枕枕头。

第三节 产后乳汁自出

妇人产后，乳汁不经婴儿吮吸随时自然流出，甚或终日不断，称为乳汁自出。若体质壮健，乳汁充沛满则溢者，属气血旺盛；或届授乳时，而未哺乳以致乳汁溢出；或断乳之期，因乳汁难断，时有溢乳，均非病态，不属本节讨论范围。

本病首见于唐代《经效产宝·产后乳汁自出方论》："产后乳汁自出，盖是身虚所致，宜服补药以止之"。宋代《妇人大全良方·卷二十三》曰："产后乳汁自出，乃胃气虚，宜服补药止之"，并附有独参汤、十全大补汤治验的案例，均以虚立论，补而治之。明代《景岳全书·妇人规》指出："产后乳自出，乃阳明胃气之不固，当分有火无火而治之，无火而泄不止，由气虚也，宜八珍汤、十全大补汤；若阳明血热而溢者，宜保阴煎或四君子汤加栀子；若肝经怒火上冲，乳胀而溢者，宜加减一阴煎；若乳多胀痛而溢者，宜温帛熨而散之。"张景岳之说，较完整的归纳了本病病因病机，一直为后世医家所推崇，沿用至今。现代研究也未完全明确乳汁自出的机制。

一、病因病机

乳汁为气血所化，赖气以摄纳、运行，乳房系肝、胃两经经脉循行之处。产后气血虚弱，固摄失权，或郁怒伤肝，肝横犯胃，或郁久化热，疏泄失度发为本病。

因产耗伤气血或饮食劳倦伤及脾肾，中气不足，乳房属足阳明肾经，肾气不固，摄纳无权，乳汁随化随出；产后情志抑郁，郁久化火；或忿怒伤肝，肝火亢盛，乳头属足厥阴肝经所主，疏泄太过，迫乳外溢。

二、辨证论治

证分虚实，辨证要点相类缺乳。虚者，乳汁不充，质清稀如水，终日浸溢而出，乳房柔软，且见气血两虚脉证。实者，乳汁自出，绵绵不绝，质稠，乳房胀痛，必见形气俱实脉证。治法仍本"虚者补之"、"热者清之"的原则，以益气补血、疏肝清热法分治之。收涩药的适当选加，有利于乳汁的摄纳。

1. 气血两虚证

（1）临床见证：产后乳汁自出，量少质清稀，乳房柔软无充胀感，面色不荣，精神疲乏，食欲不振，或大便时溏，舌淡苔少，脉细弱。

（2）辨证依据

1）乳汁自出，量少，质清稀，乳房柔软无胀感。

2）精神疲乏，食欲不振，舌淡苔少，脉细弱。

3）素体脾胃虚弱，或产时、产后失血耗气，产后操劳过度史。

（3）治法与方药：益气补血，健脾和胃。

1）加减八珍汤（《中医妇科临床手册》）：党参、白术、茯苓、熟地黄、白芍、当归、黄芪、五味子、芡实、甘草。

即八珍汤去川芎，气血双补，加黄芪益气，加五味子涩精敛气，加芡实扶脾敛乳。

2）人参养荣汤（《太平惠民和剂局方》）：人参、白术、茯苓、当归、白芍、熟地黄、黄芪、肉桂、五味子、远志、陈皮、甘草。

3）固奶方：黄芪60g，覆盆子15g，乌贼骨15g，煎水频服，一日量。

口干烦渴者，加石斛、乌梅。眠差，加酸枣仁、夜交藤。若久治不愈，可试用断奶法。用神曲3.0g或麦芽60g，煎水频服。

2. 肝经郁热证

（1）临床见证；产后乳汁时时自出，甚则淋漓不绝，乳房胀满或胀痛不适，心烦易怒，或时有热冲，口苦咽干，或大便时秘，舌质红，苔黄，脉弦滑而数。

乳头属肝经所主，产后怒气伤肝，郁而化热，疏泄太过，致乳汁自出。

（2）辨证依据

1）产后乳汁时时自出，量乍多乍少，乳汁浓稠。

2）乳房胀满或胀痛不时。

3）心烦易怒，口苦咽干，舌红苔黄，脉弦数。

4）产后情志过激内伤史。

（3）治法与方药：疏肝理脾，清热凉血。

1）丹栀逍遥散（《内科摘要》）：丹皮、栀子、柴胡、当归、白芍、白术、茯苓、薄荷、煨姜、甘草。

2）滋水清肝饮（《医宗己任编》）：生地黄、山药、山萸肉、茯苓、泽泻、丹皮、当归、白芍、栀子、柴胡、大枣。

方中寓丹栀逍遥散疏肝清热，又寓有地黄丸滋肾柔肝，以达到滋水清肝的目的。

3）疏郁清肝汤：当归、白芍、白术、柴胡、香附、郁金、黄芩、山栀仁、丹皮、甘草。

各方均以柴胡为要药，于乳汁自出者，以醋炒为佳。眠差者，加夜交藤、柏子仁、酸枣仁。便秘酌加大黄泻热通便。乳房胀痛加佛手、瓜蒌、炒川楝子。若久治不愈者，亦可考虑试用断奶法。

诊断要点：

1. 病史　素体虚弱，劳倦过度，贫血或其他慢性病史或性格抑郁。

2. 症状　产后未经婴儿吮吸或乳汁自动流出，尤其在哺乳时，吸吮一侧乳头而另一侧乳头乳汁自然流出，乳汁清稀或稠可伴有疲乏无力，饮食不佳；或乳房胀痛，烦躁易怒，口苦咽干等。

3. 检查　可见双乳头或一侧乳头乳汁点滴而下，渗透衣衫。乳头未见皲裂，乳房柔软或胀满，无包块，红肿。

鉴别诊断：

1. 乳泣　妊娠期若乳汁自然流出则属乳泣。

2. 乳癌　乳房溢出为血性液、乳房有块者，应警惕乳癌的发生。

三、其他疗法

1. 针灸

（1）取膻中、气海、少泽、乳根、膈俞、行间固摄止乳；取足三里、脾俞、胃俞、肺俞、心俞补脾益气固摄止乳。针用补法加灸。适用于气血两虚证。

（2）取膻中、气海、少泽、乳根、膈俞、行间以固摄止乳；取太冲、中都、期门、肝俞、肩井、足临泣以疏肝解郁止乳。针灸并用，针用泻法。适用于肝经郁热证。

2. 耳针　取穴选内分泌、肝、胸区。

四、预防与调护

（1）注意产褥保健，解除对哺乳的思想负担。

（2）节制饮食，控制饮量。必要时暂不直接喂乳，可将溢出之乳，暂用乳瓶贮以哺喂，但要注意乳汁和乳瓶的清洁。

五、疗效判定

治愈：乳汁蓄溢正常，停药后无复发者。

好转：乳汁自出改善或乳汁蓄溢正常，停药后乳汁又复自出。

未愈：乳汁仍自溢不止。

六、调养

(一) 中药方剂

1. 柴胡栀子汤

材料：柴胡 10 克，山栀子 10 克，陈皮 6 克。

制法：上药加适量水煎煮，连煎 2 次，去渣取汁，将 2 次药汁合并。

用法：每日 1 剂，分 2 次服。

功效：清肝解郁。适用于肝经郁热型产后乳汁自出。

2. 黄芪防芷汤

材料：生黄芪 25 克，防风 25 克，白芷 10 克。

制法：上药加适量水煎煮，连煎 2 次，去渣取汁，将 2 次药汁合并。

用法：日 1 剂。早、晚各 1 次，温热口服。

功效：补气摄乳。适用于气血虚弱型产后乳汁自出。

3. 丹栀逍遥散

材料：柴胡 30 克，当归 30 克，白芍 30 克，白术 30 克，茯苓 30 克，炙甘草 15 克，牡丹皮 3 克，栀子 3 克。

制法：上药加适量水煎煮，连煎 2 次，去渣取汁，将 2 次药汁合并。

用法：每日 1 剂。早、晚各 1 次，温热口服。

功效：疏肝解郁，清泄郁热。适用于肝经郁热型产后乳汁自出。

(二) 药茶

1. 麦皮薄荷茶

材料：大麦芽 6 克，青皮 6 克，陈皮 6 克，薄荷 3 克，红糖适量。

制法：将青皮、陈皮洗净，切丝；薄荷切段；大麦芽洗净，然后同放入大茶杯中，以沸水冲泡，1 小时后入红糖调味。

用法：代茶频饮。

功效：行气解郁。适用于肝经郁热型产后乳汁自出。

2. 七福茶

材料：熟地黄 15 克，人参 10 克，当归 10 克，炒白术 10 克，酸枣仁 10 克，炙甘草 6 克，炙远志 3 克。

制法：上药加适量水煎煮，连煎 2 次，去渣取汁，将 2 次药汁合并。

用法：每日 1 剂，分 2 次空腹服。

功效：补气益血固摄。适用于气血虚弱型产后乳汁自出。

3. 三仙茶

材料：炒麦芽 30 克，山楂 30 克，神曲 30 克，红糖适量。

制法：将前 3 味药放锅中，加水煎煮，取汁，复煎 1 次。两次药汁混合，放入红糖调味。

用法：每日 1 剂，代茶饮。

功效：退奶回乳。适用于肝经郁热型产后乳汁自出。

（三）药粥

1. 滋肾清肝粥

材料：生地黄 10 克，山茱萸 10 克，山药 10 克，麦冬 10 克，牡丹皮 10 克，栀子 10 克，当归 10 克，白芍 10 克，柴胡 10 克，茯苓 10 克，甘草 3 克，粳米 100 克，红糖适量。

制法：将前 11 味中药加水煎煮，去渣取汁，加入洗净的粳米同煮成粥，调入红糖即可。

用法：早、晚空腹温热食。

功效：滋阴补肾，清肝解郁。适用于肝经郁热型产后乳汁自出。

2. 通肝收乳粥

材料：当归 9 克，白芍 9 克，白术 9 克，麦冬 9 克，熟地黄 12 克，柴胡 6 克，远志 6 克，通草 6 克，炒麦芽 30 克，甘草 3 克，粳米 100 克，红糖适量。

制法：将前 10 味中药加水煎煮，去渣取汁，加入洗净的粳米煮粥，即成时入红糖调味。

用法：早、晚空腹温热食。

功效：疏肝解郁，养血收乳。适用于肝经郁热型产后乳汁自出。

3. 益气收乳粥

材料：党参 16 克，黄芪 30 克，当归 10 克，白芍 10 克，麦冬 10 克，山茱萸 12 克，甘草 3 克，粳米 100 克，红糖适量。

制法：将前 7 味中药水煎，去渣取汁，加入洗净的粳米煮粥，待粥成时加入红糖调味。

用法：每日 1 剂，分 2 次服食。

功效：补气养血。适用于气血虚弱型产后乳汁自出。

（四）药汤

【柴胡丹栀牡蛎汤】

材料：柴胡 15 克，栀子 15 克，牡丹皮 15 克，鲜牡蛎肉 60 克，黑豆 30 克，大枣（去核）15 克。

制法：将牡蛎肉和其余用料洗净，黑豆先用清水浸渍 1 小时。将所有用料放入锅内，加清水适量，大火煮沸后，改小火再煲 2 ~ 3 小时，加精盐调味。

用法：随意饮服。

功效：舒肝，解郁，清热。适用于肝经郁热型产后乳汁自出。

禁忌：气血虚弱者忌用。

（五）保健菜肴

1. 黄芪猪蹄汤

材料：猪前蹄 1 只，黄芪 30 克，芡实 30 克，食盐适量。

制法：将猪蹄去毛，洗净，用刀切开，与黄芪、芡实同煮汤，煮至肉烂，加入食盐即可。

用法：饮汤食肉。

功效：补气固摄。适用于产后气虚引起的乳汁自出。

2. 黄芪淮山药鹌鹑汤

材料：黄芪 30 克，淮山药 30 克，熟地黄 15 克，芡实 30 克，鹌鹑 1 只（重约 400 克），大枣 15 克。

制法：将鹌鹑去毛和内脏，洗净，切块；其余用料洗净，用清水浸泡约30分钟，大枣去核。将所有用料放入锅内，加清水适量，小火煮2.5～3小时，加精盐调味。

用法：佐餐食用，一天内服完。

功效：补气益血，佐以固摄。适用于气血虚弱型产后乳汁自出。

禁忌证：阴虚内热者慎用。

（六）敷贴法

1. 外敷法一

组方：朴硝500克。

用法：将朴硝分装纱布袋内，敷于两侧乳房并包扎，等到湿硬时更换。

2. 外敷法二

组方：芒硝200克。

用法：将芒硝用纱布包裹，分置于两侧乳房上，用胸罩固定。24小时（夏季12小时）后应取下。如1次未见效，可继续敷1～2次。

第四节　产后抑郁

产后抑郁是以产后情绪低落精神抑郁为主要临床表现的一种精神障碍，是介于产后抑郁性精神病和产后郁闷之间的一种精神疾患，临床表现为疲乏、爱哭、孤僻、失眠、厌世悲观、有犯罪感等症状。通常于产后1周开始出现症状，产后4～6周逐渐明显，平均持续6～8周，甚则长达数年。本病若不及时治疗，产妇可出现自杀倾向或伤害婴儿、影响夫妻关系或整个家庭，应当予以重视。

本病中医目前尚无专篇论述，根据其临床表现，当属产后情志异常、产后脏躁范畴。有关本病病因、症状、辨证及治疗等散见于历代医籍的相关论述中。

《金匮要略》中有"妇人脏躁，喜悲伤欲哭"的论述，《妇人良方大全》中产后癫狂、产后不语、产后乍见鬼神、产后脏虚心神惊悸、产后中风恍惚等方论均当属本病范畴。明代《万氏妇科》对本病的病因及症状有了较详尽的描述，曰："产后虚弱，败血停积，闭于心窍，神志不能明了，故多昏迷；又心气通于舌，心气闭则舌强不语也。"又云："心主血，血去太多，心神恍惚，睡卧不安，言事失度，如见鬼神。"阐述了产后抑郁可因血气虚弱、心神失养或瘀血停积、闭于心窍所致。临床表现为产后情绪低落、默默不语或自觉思考能力下降、失眠、多梦等症状。《证治准绳》中也有："产后心神恍惚，言事失度，睡卧不安"的描述。归纳其主要症状有：倦怠嗜卧、表情淡漠、懒言不语或喃喃自语、喜悲伤欲哭、欠伸、恍惚、惊悸、不寐、郁闷不乐、烦躁、甚则发狂、妄言妄语、出现幻觉、如见鬼神或毁物伤人等。

清代对本病的认识，除在病因、症状方面有了更详尽记载外，更进一步完善了本病的辨证论治，如清代吴谦《医宗金鉴·妇科心法要诀》中有"产后血虚心气弱，惊悸恍惚不安宁，养心须用茯神散，参芪地芍桂茯神，琥珀龙齿归牛膝，忧思归脾砂齿灵"的记述。指出产后阴血虚少，心气衰弱，血虚心神不宁，常会出现心惊心悸、恍惚不安的症状，宜用茯神散养心安神。若是由忧愁思虑过度，耗伤心脾而起，宜用归脾汤加朱砂、龙齿以补益心脾，安神镇惊。《陈素庵妇科补解·产后恍惚方论》中指出"产后恍惚，由心血虚而惶惶不定也。心在方寸之中，有神守焉，失血则神不守舍，故恍惚无主，似惊非惊，似悸非悸，欲安而忽烦，欲静而反忧，甚或头旋目眩，坐卧不安，夜则更加，饥则尤剧，宜天王补心丹。"指出本病的病因，多因产后气血亏虚，血不养心，心失所养，神明失守所致，对产后抑郁的临床症状，有了更形象的描述。

西医学关于产后抑郁的研究较早，但最早的一些研究受到了许多方法学的限制。医学界普遍重视且进行大量研究工作的是 20 世纪 80 年代，由于研究设计、测量工具、样本大小、抑郁诊断标准及研究时间的不同，临床报道产后抑郁的发病率亦有差别。

大量研究认为，产后抑郁的严重性和持续时间均较孕期抑郁重，和孕期抑郁有不同的心理社会因素，关联类型也不同，处于"危险"状态的妇女群也不同。其症状为：虽经产妇设法克服，但仍长期表现为爱哭、孤僻、厌世悲观、烦躁易怒、有犯罪感，主诉疲乏。在部分病例中，此种抑郁可持续 1 年。近来研究发现以前从无心理问题的妇女甚至有更长时期的变化。严重者，持续发作有自杀倾向，不照料婴儿甚至伤害婴儿。由此可见，产后抑郁对婴儿及家庭其他成员均可产生不良影响，严重者影响夫妻关系，甚至影响到整个家庭。

目前，我国对产后抑郁的有关研究尚属起步阶段，应广泛宣传引起妇产科工作者的重视，积极预防以减少其不良影响，这对保证母婴健康极为重要。

一、病因病机

产后抑郁多因体质虚弱，产时失血耗气，阴血亏虚，血不养心，心神失养；或素性抑郁，胆怯心虚，气机不畅，产后因情志所伤或突受惊恐魂不守舍者。过度忧愁思虑，损伤心脾；或产后元气本亏，再因劳倦，气虚无力运血，败血滞留成瘀，败血攻心发为本病。正如明代《万氏女科》曰："产后虚弱，败血停积，闭于心窍，神志不能明了，故多昏困。"又云："心主血，血去太多，心神恍惚，睡卧不安，言语失度。"《普济方·妇人产后诸疾门》中亦有"夫人忧愁思虑则伤心，心虚故邪从之。新产之人，内亡津液而血虚气弱，使人精神混乱，言语错谬，恍惚不宁，甚至变狂癫之证"的论述。

现代研究认为，产后抑郁与许多因素有关，如原有精神病史，社会逆境，早年丧母，孩提时期父母离异，婚前即存在婚姻矛盾，性交稀少，与母亲不和，保守、守纪律、认真和固执的性格，焦虑的个性，有剖宫产史或产钳术史，分娩后母体内分泌系统功能急剧变化，产后雌激素和孕激素含量迅速下降，胎盘类固醇分泌减少，产后皮质酮消失，尿中去甲肾上腺素减少，甲状腺功能降低，孤啡肽含量升高，5－羟色胺及多巴胺含量下降以及分娩后出血，疲劳，子宫复旧不良，照料婴儿等家务琐事不顺心等。

二、诊断与鉴别

（一）诊断要点

1. 病史　体质素弱，素性抑郁，产时失血耗气；过度忧愁思虑；过度劳倦；以及难产病史。

2. 临床变现　产后 1 周出现情绪低落，伤心、流泪，且呈昼夜变化的趋势，即夜间加重；尚有内疚、焦虑、易怒、食欲减退、睡眠障碍、性欲减低、易疲劳、处理事情的能力低下，不能履行做母亲的职责等。

3. 妇科检查　可无异常。

4. 辅助检查　血常规检查可提示血红蛋白低于正常或各项指标检查正常。

（二）鉴别

1. 产褥郁闷　从开始分娩至产褥第 7 天间所出现的一过性哭泣或忧郁状态，占产妇的 50%～70%，以产后 3 日内发病者最多，又称"三日闷"，其病程短，病情轻，发病率高。

2. 产后抑郁性精神病　多发生于产后 2 周，属精神病学范畴，有精神分裂症状如迫害妄想和幻听、躁狂和抑郁、自杀行为等。此属中医"产后发狂"。发病率低于 1‰，需采用精神病治疗之法。

三、辨病论治

（一）辨病要点

部分产后抑郁患者，仅见产后情绪低落、伤心、爱哭，余无他症可供辨证，病史资料亦难以提供有价值的参考，素体状况未见特殊。此时，应注意抓住本病主体病机——血不养心，神明失守来遣方用药。

（二）治疗方法

1. 甘麦大枣汤（《金匮要略》）

组成：小麦、甘草、大枣。

功效：甘润滋补，养心益脾安神。

原治心脾两亏之脏躁者。因产后亡血，致使精血内亏，五脏失于濡养，心脾亏虚，心神失养可致产后情志抑郁，心神不宁。本方以小麦养心，甘草、大枣润燥缓急，专以甘平之味宁神健脾，可酌加枣仁、柏子仁宁心安神。若失眠多梦，坐卧不安，加龙骨、牡蛎、磁石重镇安神，陈皮理气和中，麦冬、生地黄滋阴，其效果更佳。

2. 四物补心汤（《中西合纂妇科大全》）

组成：当归、川芎、白芍、生地黄、白术、半夏、桔梗、茯神、陈皮、甘草、炮姜。

功效：调和气血，补虚安神。

原治心脾亏虚、气血不足之怔忡惊悸者。产褥妇之心理往往非常敏锐，虽极微之事，触感也颇甚；产时、产后大出血或产褥期中营养障碍，疲劳时授乳等，致心血耗损，脾气亏耗，心脾两虚，心神失养，而引起抑郁不舒，屡欲自裁，故当养血补心，健脾安神。以四物补心汤主之，可酌加枣仁、远志等宁心安神之品。

3. 天王补心丹（《摄生秘剖》）

组成：人参、当归、丹参、生地黄、玄参、麦冬、天冬、朱砂、茯苓、远志、枣仁、柏子仁。

原治阴血不足之惊悸怔忡者。因其具益气补血，养心安神之功，于产后抑郁者服之亦对证相宜。

四、辨证论治

（一）辨证要点

本病辨证，首应重视产后多虚多瘀及气血变化的特点，贵在辨明属虚属实、在气在血以分治之。一般而言，产后自觉疲乏、爱哭，时感内疚、焦虑，食欲减退，性欲减退，伴头晕、心悸、面色苍白、气短懒言，舌淡无苔或少苔，脉细弱无力者，属虚；伴见心下满闷，小腹疼痛，阴道出血量少夹血块，面色晦暗，舌紫黯，脉沉弦者属实。

（二）治疗原则

治疗产后抑郁，以调和气血，安神定志为常法。肝郁胆虚，魂不归藏者，宜疏肝解郁，镇静安神；血虚气弱，心神不宁者，宜补血益气，养心安神；败血停积，闭于心窍者，宜逐瘀通窍，安神定志；忧愁思虑，损伤心脾者，宜补养心脾，安神定志。《景岳全书·妇人规》云：“凡产后气血俱去，诚多虚证，然有虚者，有不虚者，有全实者。凡此三者，但当随证随人，辨其虚实，以常法治疗，不得执有诚心，概行大补，以致助邪。”故勿拘于产后补虚，亦勿忘于产后多瘀，慎勿犯虚虚实实之戒。

（三）分证论治

1. 血虚气弱证

（1）临床见证：产后焦虑，伤心，流泪，失眠，食欲减退，性欲减低，疲乏，气短懒言，面色苍白，头晕，心悸，昏困，恶露量少，色淡、质清稀，唇、舌淡，苔少或无苔，脉细弱无力，或浮大中空或细数。

（2）辨证依据

1）情绪不能控制，伤心，流泪，焦虑不安。

2）恶露量少，色淡，质清稀。

3）气短懒言，面色苍白，唇舌色淡，脉细弱无力。

4）素体虚弱，产时失血耗气，产后疲劳过度。

（3）治法与方药：补血益气，养心安神。

茯神散《医宗金鉴》

组成：茯神、人参、黄芪、赤芍、牛膝、琥珀、龙齿、生地黄、桂心、当归。

本方原用于治疗因惊而致的言语错乱、神志不宁诸症。因其具有补血养气、宁心安神之功，故用于产后抑郁属气血虚弱者。如恶露日久不止，可酌加龙骨、牡蛎、血余炭等固涩止血。

2. 败血停积证

（1）临床见证：产后默默不语，焦虑，易哭而无声，神思恍惚，记忆力下降，食欲减退，恶露淋漓日久不止，色黯有块，面色晦暗，心前区憋闷刺痛，唇舌紫黯或边有瘀点，脉沉涩。

（2）辨证依据

1）默默不语，悲伤易哭，神思恍惚，记忆力减退。

2）心前区憋闷、刺痛。

3）恶露淋漓日久不止，色黯夹块，或伴小腹疼痛，块出痛减。

4）外感寒邪或七情内伤史。

（3）治法与方药。

1）调经散（《太平惠民和剂局方》）：当归、肉桂、没药、琥珀、赤芍、白芍、细辛、麝香。

原治产后瘀血留滞经络，四肢面目水肿者。因方中当归、白芍、赤芍、肉桂、细辛、没药温经养血，活血化瘀；琥珀、麝香辛香开窍，安神宁志。合用于此，亦恰切相宜。

2）芎归泻心汤（《普济方》）：当归梢、川芎、延胡索、蒲黄、牡丹皮、桂心，另包五灵脂冲服，饭后服。

本方原治产后乳悬，产后恶露不下之腹痛等。因具活血逐瘀、镇静安神之效，故用于此，另加朱砂清心安神，石菖蒲开窍宁神，其效尤佳。

3. 心脾两虚证

（1）临床见证：产后抑郁，焦虑，心神不安，喜悲伤欲哭，不能控制，失眠多梦，反应迟钝，健忘，精神委顿，神疲乏力，倦怠嗜卧，面色萎黄，纳少便溏，脘闷腹胀，舌淡，苔薄白，脉细弱。

《灵枢·本神》曰："思出于心而脾应之"，产后思虑太过，所思不遂，影响气血正常运行。正如《素问·举痛论》中指出："思则心有所存，神有所归，正气留而不行，故气结矣"。气结于中，脾失运化；素体不足，因产重虚，思虑太多，心血暗耗，心失所养，诸症生焉。

（2）辨证依据

1）忧郁，焦虑，心神不安，喜悲伤欲哭，失眠健忘，反应迟钝，精神委顿。

2）神疲乏力，面色萎黄，倦怠嗜卧，纳呆便溏，脘闷腹胀。

3）舌淡，苔薄白，脉细弱。

4）产前忧虑太多，产时失血耗气，产后又操劳过度。

（3）治法与方药

1）治法：健脾益气，养心安神。

2）归脾汤（见月经先期）。

五、其他疗法

（一）心理治疗

了解患者心理状态和个性特征，设身处地为患者着想。树立良好、融洽的家庭环境氛围。给予患者足够的社会支持和重视，增强战胜疾病的信心。可采用暗示疗法等心理治疗。

（二）药物治疗

（1）对症治疗：有助于恢复睡眠，缓解抑郁。

三环类抗抑郁剂（TCD）：如丙米嗪、氯米帕明、阿米替林、多塞平（多虑平）。

四环类抗抑郁剂：如马普替林，不良反应较三环类略小。

5-羟色胺（5-HT）回收抑制剂：氟西汀（百忧解）、帕罗西汀、舍曲林等。

单胺氧化酶类抗抑郁剂：起效快，不良反应大，一般不作为首选药。

雌激素：雌激素有多种神经调节功能，包括直接的细胞内效用和作用于5-HT系统间接效用，在特定女性人群中，这些效用可能共同发挥抗抑郁作用。

接受药物治疗的妇女，停止母乳喂养。

（2）电休克（ECT）治疗、用于急性抑郁者。

（3）其他：睡眠剥夺、光疗等。

六、预防和调护

（一）预防

（1）产前检查的同时简要了解孕妇的人格情况、有无精神病家族史和抑郁症表现等。做好产前保健工作，对孕妇及家人宣教，使其正确认识妊娠、分娩生理，促进家庭成员之间的相互支持，减少孕妇的各种压力。

（2）医务人员服务时使用语言技巧，避免医源性负面影响，如不宜安排正常产妇与生育畸形儿、死胎、死产的产妇同住。

（3）分娩过程及疼痛对产后抑郁影响较大，对分娩过程给予充分的关注，在生理上、心理上全力支持，如开展陪伴分娩及分娩镇痛，重视丈夫的参与对产妇的积极作用。

（4）对具有高危因素（孕前情绪异常、手术产、难产、滞产等）者进行干预，及早进行心理咨询与疏导。

（5）帮助调解家庭中的人际关系（如婆媳间、夫妻间不和），缓解孕妇对分娩的"不安期待"，减轻产后的应激压力。

（二）调护

产后给予充分的睡眠、休息，避免过劳和过重的心理负担，教会患者处理情绪问题的技巧。了解患者的心理状态和个性特征，设身处地为患者着想，做好思想工作。

七、疗效判定

痊愈：治疗后情绪恢复正常，其他症状消失。

显效：治疗后主要症状消失，其他症状明显减轻或部分消失。

好转：治疗后主要症状有所缓解，其他症状亦有不同程度减轻。

无效：症状无改善，或较治疗前加重。

第五节　产后缺乳

产后乳汁甚少，或逐渐减少，或全无，称为产后缺乳。产后缺乳多发生在产后数天至半个月内，也可发生在整个哺乳期。我国目前产后 1 个月纯母乳喂养率为 47% ~ 62%，产后 4 个月纯母乳喂养率为 16% ~ 34.4%，其主要原因之一就是乳量不足。产后 1 个月内及以后母乳喂养失败，因乳量不足者约占 34.39%，且有上升趋势。本病又称"产后乳汁不行"、"无乳"、"乳难"、"乳汁不通"、"乳无汁"、"乳汁不足"、"乳汁不下"、"乳迟不来"等。

一、病因病机

（一）中医

产后缺乳的病因及发病机制较为复杂。其主要原因是乳汁化源不足和乳汁运行不畅两方面。中医学认为，产后失血，或素体脾虚，脾失健运，或先天禀赋不足等，均可致乳汁生化乏源，则无乳可下；或产后忧思过度，肝失条达，或产后恣食膏粱厚味、辛辣刺激，损伤脾胃，痰湿内阻，或产后瘀血阻滞，或产后外邪侵袭留滞等，均可致乳络壅滞不通，则乳不得下。以上原因均可导致产后缺乳。

（二）西医

西医学认为乳汁分泌是一个复杂的生理过程，受神经内分泌系统的调节，其中有多种内分泌的参与和影响。除少数因乳腺发育不良外，多因内分泌及神经调节失常而导致产后缺乳。因为下丘脑功能受情绪的影响较大，故产妇焦虑、抑郁等不良情绪会抑制垂体释放催乳素（PRL）而影响乳汁的生成。或因哺乳方法不当，产后开乳过迟，未按需哺乳或哺乳后乳汁不能排空；或早产儿或先天性腭异常儿吸吮力弱，降低对垂体的反射性刺激，均可抑制垂体释放PRL，使乳汁分泌减少。或产妇体质虚弱，产后调理不当，营养不良，乳汁生成减少。此外，剖宫产率大大增加，穿戴化纤织物引起的乳腺管堵塞，都会造成产后缺乳。

二、临床表现

（一）症状

产后开始哺乳即见乳汁量少清稀，甚至点滴皆无，乳房无胀感；或哺乳期期间乳汁本足而突见减少，或泌乳不畅，甚或全无，乳房胀痛。

（二）体征

乳腺发育正常或欠佳，乳房柔软，挤压乳汁点滴而出，质稀；或乳房丰满，按之松软，乳汁不多，质稀；或乳房胀硬，或有积块，皮色不变，挤压乳房疼痛，乳汁难出，质稠。

（三）常见并发症

产后缺乳一般很少有并发症发生。若产后缺乳属因乳腺腺叶或小叶的导管堵塞或不良哺乳习惯（不按需哺乳、乳汁不吸空）致乳汁未能排空等，可并发积乳囊肿。此外，若乳汁郁积得不到及时疏通者，则易于继发感染，可表现为乳汁缺少，伴恶寒发热，乳房红肿热痛，有块或有波动感，继而化脓成痈，由此并发急性乳腺炎。

三、诊断要点

根据病史（先天乳腺发育不良；产后失血过多；产后情志不畅；产后过食肥甘；劳逸失常；哺乳不当——开乳过迟，未按需哺乳），产后乳汁不足，或点滴皆无，不能满足哺乳的需要，即可明确诊断。

四、鉴别诊断

临床上应与乳积症相鉴别。乳积症中医称"妒乳"，指产后乳汁正常排出障碍，乳汁郁滞于导管内，临床表现以"疼痛有核，乳汁不出"为特征，常是急性乳腺炎的前期症状表现，与缺乳症不难鉴别。

五、治疗

对于产后缺乳的治疗，目前西医尚缺乏有效的治疗方法。相比之下，中医治疗产后缺乳有着悠久的历史，积累了丰富的治疗经验，有明显优势。除中药治疗外，还应配合饮食疗法、针灸疗法、推拿按摩、情志调理等，综合多种方法治疗。

（一）内治法

1. 辨证治疗　产后缺乳不外乎虚实两端。虚者，多为气血虚弱，而致乳汁化源不足；实者，则因肝郁气滞，或瘀血阻滞，或痰浊壅阻而致乳汁不行。临床治疗以"虚者补而行之，实者疏而通之"为总的治疗原则。但是，由于缺乳的病因复杂，涉及面广，因此临床上不能拘泥于一方一法，必须细加分析，灵活辨证。

（1）气血虚弱

证候特点：产后乳汁不足，量少清稀，甚或全无，乳房柔软而无胀感；或乳汁自行漏出，伴面色少华，神疲乏力，气短懒言，头昏眼花，心悸怔忡，纳少便溏。舌质淡白或淡胖，舌苔薄白，脉细弱。

治法：补气养血，佐以通乳。

推荐方剂：通乳丹（《傅青主女科》）加减。

基本处方：党参15g，黄芪30g，当归30g，麦门冬15g，桔梗6g，通草6g，王不留行12g，炙甘草6g，猪蹄1只（煎汤代水若干）。每日1剂，水煎服。

加减法：气虚为主者，重用黄芪至45～90g，加肉桂1～3g（焗服）、升麻6g以补气升阳，鼓舞气血；若血虚为主，加熟地黄、何首乌各15g，阿胶10g（烊化）以补血荣脉。若乳汁清稀如水，漏乳特甚，伴四肢清冷，脉沉微者，加干姜6g（炒黄）、熟附子15g（先煎）、怀山药15g、砂仁6g（后下）以补益脾肾通乳；若食少便溏，脘胀，脾胃运化不足者，加炒白术10g、砂仁6g（后下）、陈皮10g以滋化源。

（2）肝郁气滞

证候特点：产后情志抑郁寡欢，泌乳不畅或不行，质稠，乳房胀痛或有积块，伴口苦咽干，胸胁胀满，暖气食少，舌质黯红或尖边红，苔薄白，脉弦。

治法：疏肝理气，通络下乳。

推荐方剂：下乳涌泉散（《清太医院配方》）加减。

基本处方：柴胡9g，青皮6g，白芍12g，当归10g，川芎6g，生地黄12g，天花粉10g，桔梗6g，通草6g，炮山甲10g（先煎），王不留行10g，甘草6g。每日1剂，水煎服。

加减法：胸胁胀闷窜痛，腹胀纳谷不香者，加橘叶6g、白蒺藜9g以疏肝解郁，行气发乳；烦躁易怒，口苦目赤，小便黄为肝郁化热，加夏枯草12g、丝瓜络10g、路路通10g以疏肝清热，通络下乳；身热，舌苔黄者，加黄芩9g、金银花15g以清热泻火；乳房结块，胀满而痛，按之感热者，加蒲公英30g、瓜蒌15g、路路通9g以清热化痰，散结通络。

（3）痰浊壅阻

证候特点：产后乳汁稀少或点滴全无，乳房肥大，按之柔软无胀感，形体肥胖，胸闷呕恶，大便溏或黏滞不爽，舌质胖，苔白腻，脉弦滑。

治法：健脾化痰，通络下乳。

推荐方剂：苍附导痰丸（《叶天士女科证治秘方》）加减。

基本处方：苍术10g，香附10g，陈皮10g，法半夏10g，胆南星12g，茯苓15g，炙甘草6g，白芥子6g，通草6g，石菖蒲6g，白芷6g。每日1剂，水煎服。

加减法：口淡纳呆，脘腹胀闷，小便清长，大便稀溏者，加桂枝9g、干姜10g以温阳散寒；若见乳汁行而渐少，乳汁稠黄，乳房胀痛，胸脘痞闷为痰浊化热，上方去苍术、香附、白芥子，加全瓜蒌15g、漏芦10g、天花粉10g、浙贝母15g，以清热宽胸，化痰通乳。

（4）瘀血阻滞

证候特点：产后乳汁不行，乳房硬痛拒按或乳房柔软，少腹疼痛拒按，恶露不行或恶露不绝而量少，色紫黯而有块，面色青白，舌质黯紫，或舌边有瘀斑，脉沉紧或弦涩。

治法：活血祛瘀通乳。

推荐方剂：加味生化汤（《胎产秘书》）加减。

基本处方：当归30g，川芎10g，桃仁6g，炮干姜3g，红花5g，泽兰10g，益母草30g，瞿麦30g，炙甘草3g。每日1剂，水酒各半煎服。

加减法：胸胁胀闷者，加柴胡10g、青皮10g以增强行气之功；少腹块痛消失而泌乳仍不增加者，加党参15g、黄芪30g、升麻6g以升补通乳。

2. 中成药

（1）增乳保育膏：通络催乳，补血和阴，行气开郁。适用于产后血虚而致缺乳。每次25ml，每日3次，饭后开水冲服。

（2）补血生乳颗粒：益气补血、通络生乳。适用于气血亏虚之产后缺乳。每次4g，每日2次，温开水冲服。

（3）乳泉颗粒：通经，活血，下乳。适用于产后肝郁气滞之乳少乳汁不畅。每次4g，每日2次，温开水冲服。

（4）通络生乳糖浆：通经活络下乳。适用于肝郁气滞之产后乳汁不行，乳少不畅。每次40ml，每日3次，温开水冲服。

（5）香砂六君子丸：益气健脾，和胃降逆。适用于脾虚痰滞之产后缺乳。每次6g，每日2次。

（二）外治法

1. 体针　主穴：膻中、乳根、少泽。配穴：气血虚弱证加足三里、脾俞、三阴交穴；肝郁气滞证加太冲、肝俞、期门穴；痰浊壅阻证加内关、丰隆；虚证加足三里、脾俞；瘀血阻滞证加血海、三阴交穴。手法：每次选3～4个穴位。实证用泻法，或于少泽穴点刺放血；虚证用补法，或加灸法。虚实夹杂用平补平泻针刺法。得气后留针30分钟，每10分钟行针1次，或加电针。每日1次，一般3～5次为1个疗程。

2. 穴位注射　主穴：膻中、乳根。配穴：肝俞、脾俞、液门、期门、足三里、三阴交。药物：当归注射液、复方丹参注射液。方法：每次选用主穴及1～3个配穴，上述注射液各选一种（亦可将当归注射液和复方丹参注射液混合使用），于注射针刺入穴位得气后，每穴各注入1ml药液。每日1次，一般3～5次为1个疗程。

3. 耳穴贴压　取穴：胸、乳、内分泌、交感、神门、皮质下、脑、肝、脾、胃。材料：王不留行籽、磁珠等。方法：上述耳穴辨证伍用，每次双侧各选取3～5个穴位，用王不留行籽或磁珠贴压，于哺乳前30分钟按压1次，每次约5分钟，每日按压5～6次。

4. 耳针　取穴：同上述"耳穴贴压"。针具：宜选用26～28号0.5～1寸毫针。方法：上述耳穴辨证伍用，每次双侧各选取3～5个穴位。常规消毒，针刺得气后，施先泻后补手法，每隔10分钟行针1次，留针30分钟，出针后用乙醇棉球按压针孔。每日治疗1次。

5. 按摩疗法　用温湿毛巾揉拭乳房5分钟，再用拇指及另外四指指腹轻轻揉抓乳房，从乳房周围向乳头方向缓慢按摩，每次5～10分钟，每日2～3次。用于各型缺乳。

6. 走罐法　嘱患者脱去上衣，骑在椅子上，两手交叉放在椅把上，下颌压住上肢，头尽量向下低，两腿向前伸。从颈后脊椎两边，由内向外排着拔罐，每罐向下走至腰部，连走3～4遍。再用中型罐于下肢足三里穴拔罐，向下顺着足阳明经的循行至踝部。每日1次或隔日1次，一般3～5日可见效。

7. 其他

（1）橘叶、葱白适量，煎汤熏洗双乳，每日1次。洗后用手掌来回轻揉乳房。

（2）双柏散（黄柏、侧柏叶、大黄、薄荷、泽兰）水蜜调敷双乳，每日1～2次。

（3）乳房结块胀痛者，①用仙人掌（剪去刺）切薄片贴敷局部，或生马铃薯捣烂成糊状外敷患处，干则调换，不可中断，1～2日可消肿痛。②局部用金黄膏外敷，每日1次。③局部用蒲公英捣烂外敷，每日2次。

参考文献

[1] 冯冬兰，李改非．中医妇产科学．长春：吉林大学出版社，2015.

[2] 刘敏如，谭万信．中医妇产科学．北京：人民卫生出版社，2011.

[3] 贺丰杰，吴克明．中西医临床妇产科学．北京：中国医药科技出版社，2012.

[4] 张晓丹．中西医结合妇产科学．北京：人民军医出版社，2006.

[5] 杜惠兰．中西医结合妇产科学．北京：中国中医药出版社，2016.

[6] 刘敏如，欧阳惠卿．实用中医妇科学．上海：上海科学技术出版社，2010.

[7] 魏睦新．中医妇科一本通．上海：科学技术文献出版社，2009.

[8] 钱静，湖波，杨利侠，马惠荣，宋素英．中医妇科学．北京：科学出版社，2013.

[9] 付素洁，谷风．中医妇科学．北京：中国中医药出版社，2010.

[10] 刘颖．试管婴儿的中医干预实录．北京：中国医药科技出版社，2014.

[11] 胡荣．妇科中医药膳精粹．武汉：华中科技大学出版社，2015.

[12] 沈元良．名老中医话妇科疾病．北京：金盾出版社，2011.

[13] 杨慧霞，狄文．妇产科学．北京：人民卫生出版社，2016.

[14] 周艳艳．产科病方剂证治．北京：人民军医出版社，2014.

[15] 韩永梅．妊娠病方剂证治．北京：人民军医出版社，2014.

[16] 胥京生，胥波．流产中医特色疗法．北京：人民军医出版社，2015.

[17] 李廷俊，郭力．妊娠疾病预防与调养．北京：中国中医药出版社，2016.

[18] 郭力，李廷俊．产后疾病预防与调养．北京：中国中医药出版社，2016.

[19] 曹泽毅．中华妇产科学．北京：人民卫生出版社，2014.

[20] 俞钢．临床胎儿学．北京：人民卫生出版社，2016.

[21] 张玉泉，王华．妇产科学．北京：科学出版社，2016.